宁夏药品监管事业发展历程

（2018—2022）

宁夏回族自治区药品监督管理局　编

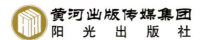

阳光出版社

图书在版编目（CIP）数据

宁夏药品监管事业发展历程：2018—2022 / 宁夏回族自治区药品监督管理局编 . -- 银川：阳光出版社，2023.5

ISBN 978-7-5525-6779-3

Ⅰ.①宁… Ⅱ.①宁… Ⅲ.①药品管理 – 监管制度 – 历史 – 宁夏 – 2018-2022 Ⅳ.① R954

中国国家版本馆 CIP 数据核字（2023）第 071342 号

宁夏药品监管事业发展历程（2018—2022）　　宁夏回族自治区药品监督管理局　编

责任编辑	丁丽萍　李媛媛
封面设计	马　冬
责任印制	岳建宁

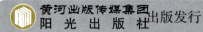出版发行

出 版 人	薛文斌
地　　址	宁夏银川市北京东路 139 号出版大厦（750001）
网　　址	http://www.ygchbs.com
网上书店	http://shop129132959.taobao.com
电子信箱	yangguangchubanshe@163.com
邮购电话	0951-5047283
经　　销	全国新华书店
印刷装订	宁夏银报智能印刷科技有限公司
印刷委托书号	（宁）0026218
开　　本	787 mm×1092 mm　　1/16
印　　张	22.5
字　　数	350 千字
版　　次	2023 年 6 月第 1 版
印　　次	2023 年 6 月第 1 次印刷
书　　号	ISBN 978-7-5525-6779-3
定　　价	178.00 元

版权所有　侵权必究

宁夏药品监管事业发展历程（2018—2022）编纂委员会

主 任 委 员：王生礼

副主任委员：郭　涛　　白军生　　杨学礼　　刘　峰　　杨秋蓉

委　　　员：（以姓氏笔画为序）

　　　　　　马宗卫　　马海涛　　王少波　　王松安　　邓　平
　　　　　　冯　琳　　刘建军　　刘　斌　　李永杰　　李永清
　　　　　　李　锐　　张福宝　　罗　磊　　海学武　　黄　烨
　　　　　　黑生虎

《宁夏药品监管事业发展历程（2018—2022）》编辑部

主　　编：王生礼

副 主 编：刘　峰　　刘建军　　王少波　　邓　平

总　　纂：张明鹏

编　　辑：王晓华　　刘建军　　邓　平

编　　委：戎晓钰　　陈思宇　　吕　莉　　王　涛　　王占军
　　　　　王梦华　　马　勇　　王弋琳　　施晓雨　　撖志明
　　　　　周晓涛　　姚立兵

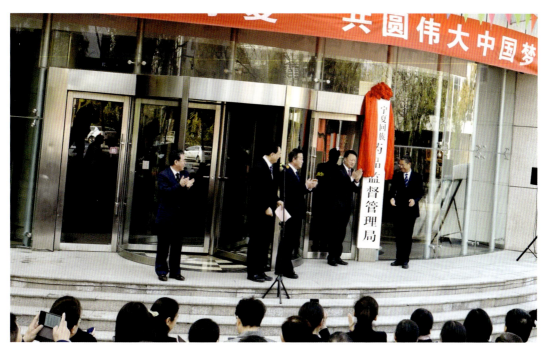

2018年11月13日，宁夏回族自治区药品监督管理局举行挂牌仪式。自治区副主席王和山（右二）和自治区药监局局长王生礼（右一）为宁夏回族自治区药监局揭牌，自治区政府副秘书长薛刚（右四）、自治区市场监管厅党组书记李耀松（左一）、自治区市场监管厅厅长罗万里（右三）参加揭牌仪式。

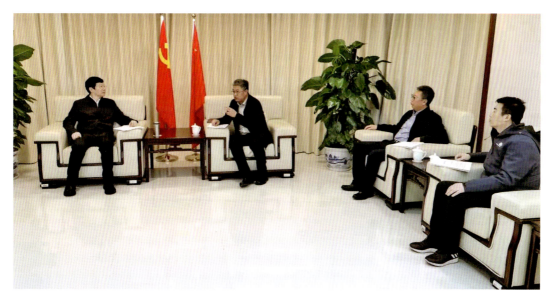

2020年11月23日，自治区药监局局长王生礼（右）赴国家药监局汇报工作时与国家药监局党组书记李利（左）座谈。

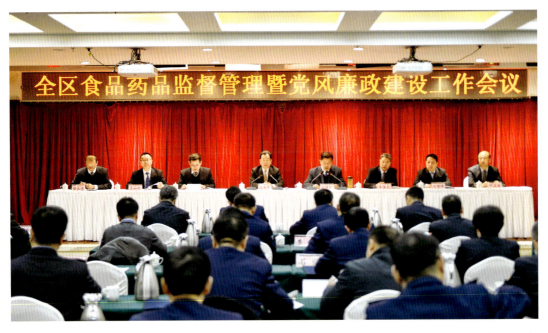

2018年2月28日,自治区食品药品监督管理局召开全区食品药品监督管理暨党风廉政建设工作会议。

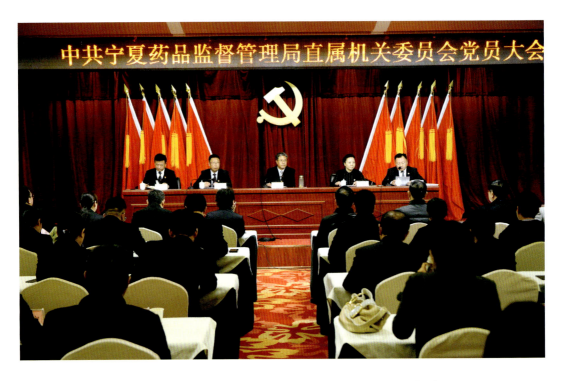

2019年11月1日,自治区药监局机关党委召开第一次党员大会。

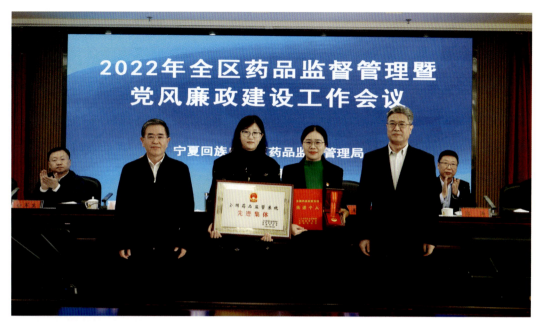

2022年2月22日,自治区市场监管厅党组书记李耀松(前排左一)和自治区药监局党组书记、局长王生礼(前排右一)代为向荣获国家药监局2021年先进集体和先进个人授予奖牌和证书。

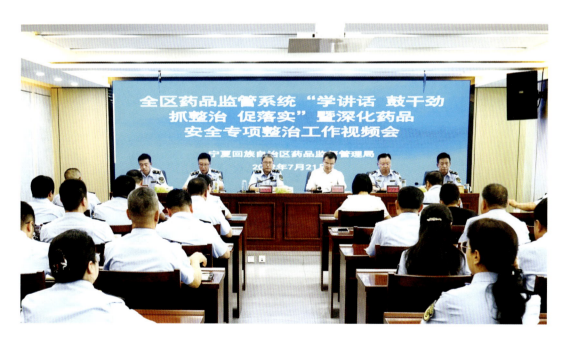

2022年7月21日,自治区药监局召开全区药品监管系统"学讲话 鼓干劲 抓整治 促落实"暨深化药品安全专项整治工作视频会。

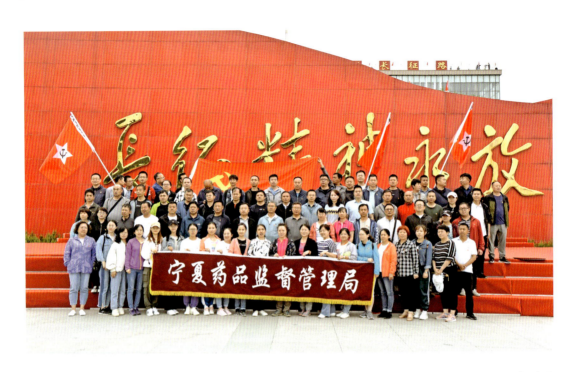

2020年,自治区药监局开展庆祝建党99周年系列活动暨"信仰与忠诚"主题党日活动。

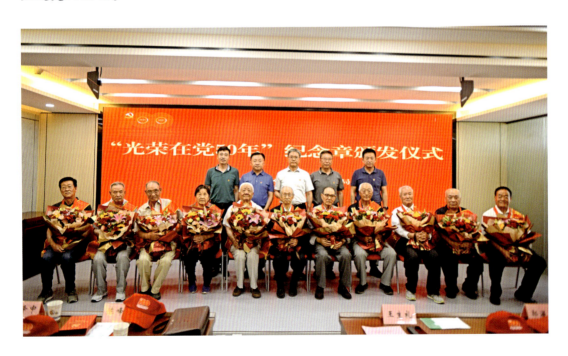

2021年6月,自治区药监局党组向"光荣在党50年"的离退休老干部颁发纪念章。

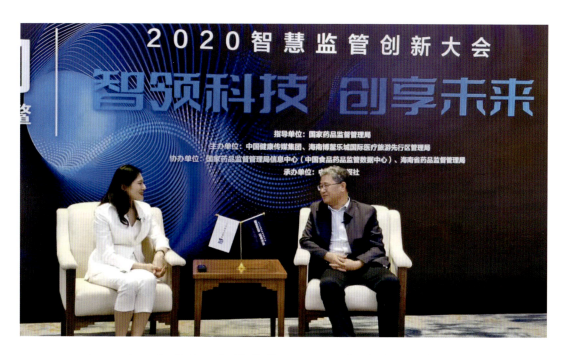

2020年12月，宁夏药品智慧监管平台"阳光药店"信息系统被国家药监局评为智慧监管典型案例，自治区药监局局长王生礼接受2020智慧监管创新大会专访。

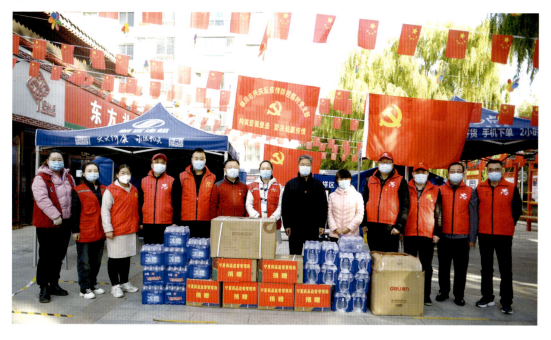

2021年11月4日，新冠肺炎疫情期间自治区药监局慰问下沉社区的志愿服务人员。

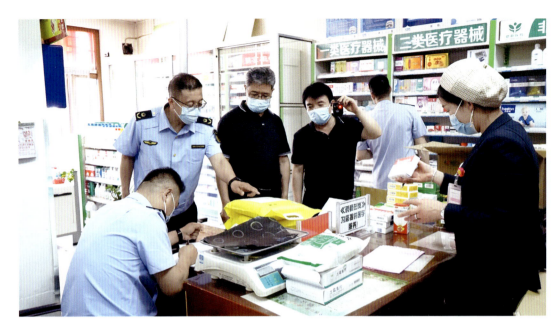

2022年6月,自治区药监局局长王生礼(第二排中)带队赴固原市对药品安全专项整治工作开展情况进行督导调研。

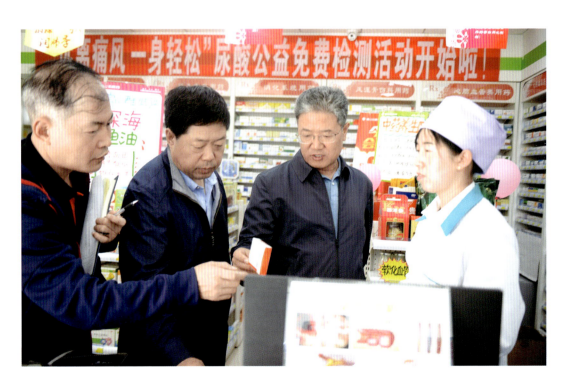

自治区药监局局长王生礼(右二)在基层调研。

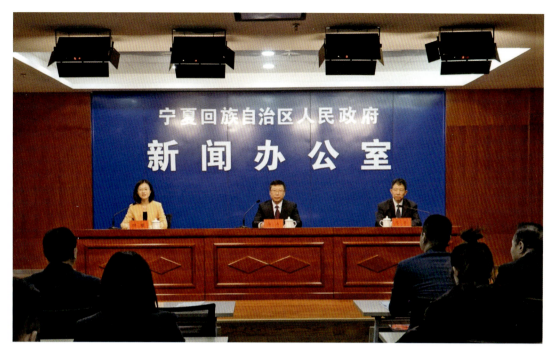

2019年8月,自治区药监局副局长郭涛(中)出席药品监管新闻发布会。

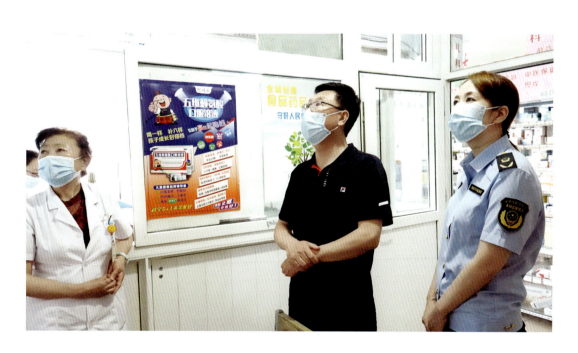

2021年,自治区药监局副局长郭涛(中)在基层调研。

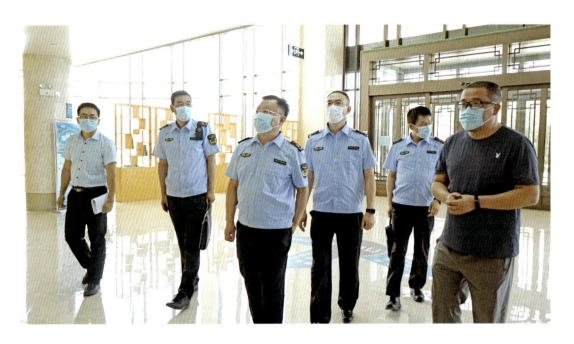

自治区药监局副局长白军生（前排中）在医疗机构就新冠肺炎病毒防疫用疫苗、检测试剂、医疗器械等物资质量安全监管工作进行督导调研。

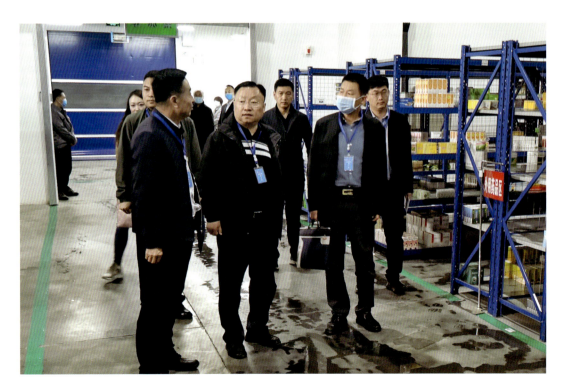

自治区药监局副局长白军生（前排中）在药品经营企业督查调研。

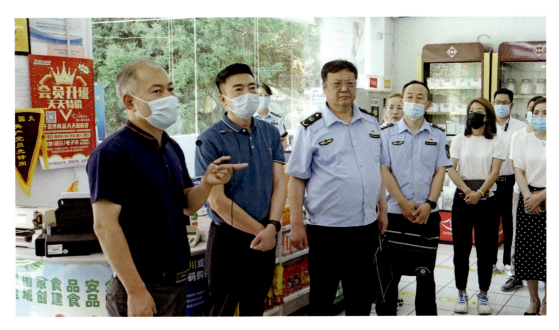

自治区药监局药品安全总监刘峰（左二）在药品经营企业督查调研。

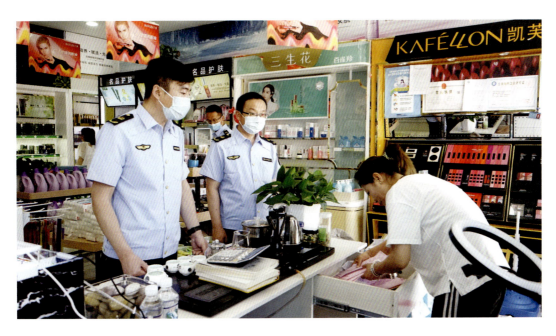

自治区药监局安全总监刘峰（左一）深入基层调研。

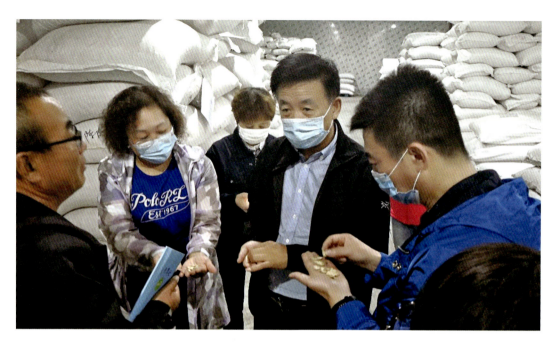

自治区药监局二级巡视员（时任区药监局副局长）杨学礼（右二）到固原市市场监管检验检测中心和明德中药饮片有限公司调研帮扶。

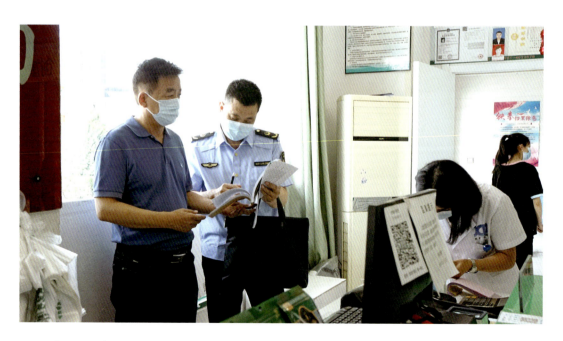

自治区药监局二级巡视员（时任区药监局副局长）杨学礼（左一）在药品经营企业督查调研。

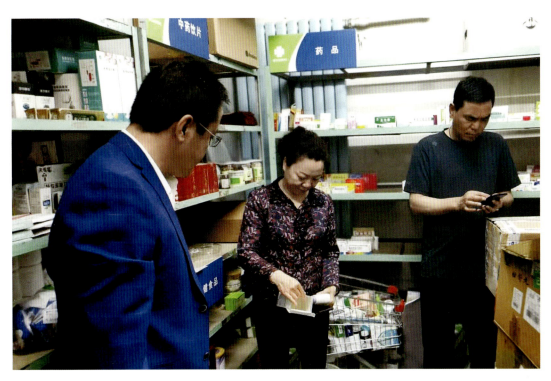

时任自治区药监局副局长杨秋蓉（中）带队到药品批发企业调研指导工作。

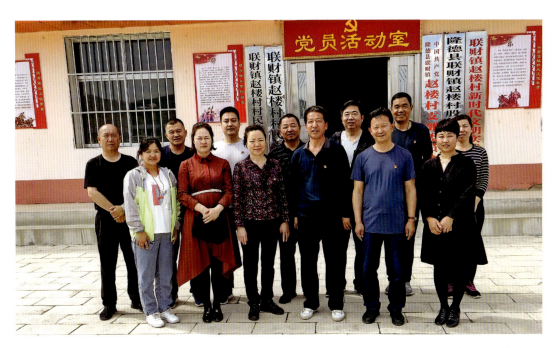

时任自治区药监局副局长杨秋蓉（前排左三）到隆德县联财镇赵楼村看望驻村扶贫工作队。

宁夏药品监管事业发展历程（2018—2022）

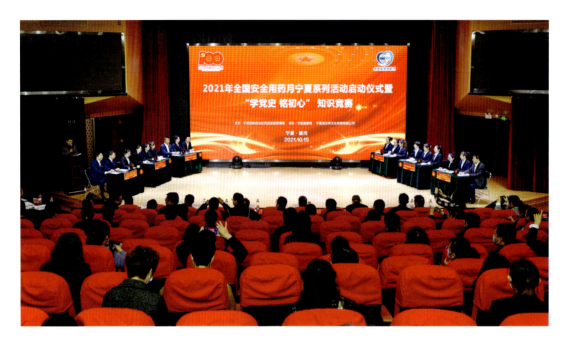

2021年10月15日，举办2021年全国安全用药月宁夏系列活动启动仪式暨"学党史 铭初心"知识竞赛。

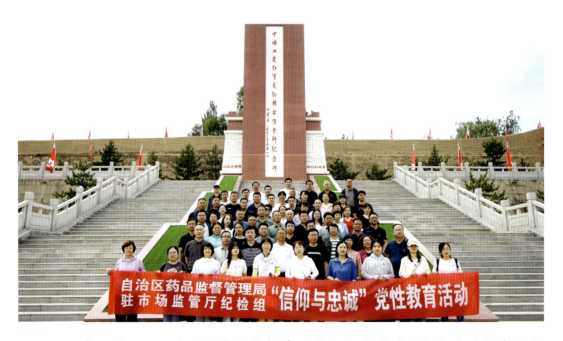

2022年7月1日，自治区药品监督管理局组织开展"信仰与忠诚"党性教育活动。

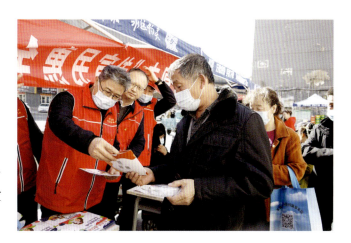

2022年3月4日,自治区药监局开展"药品安全惠民宣传"志愿服务活动。

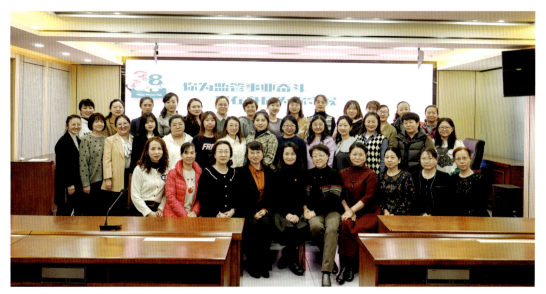

2022年3月7日,自治区药监局庆祝"三八"国际劳动妇女节系列活动。

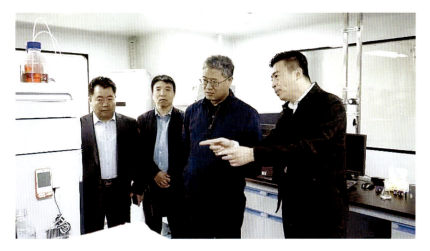

自治区药监局领导对自治区药检院药品检验检测能力建设工作进行调研。

宁夏药品监管事业发展历程（2018—2022）

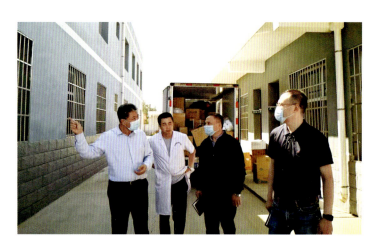

新冠肺炎疫情期间，自治区药监局加大对疫苗储存运输企业监督检查力度，确保疫苗质量安全与保障供应。

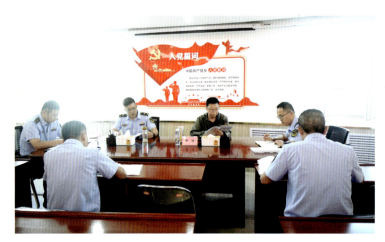

自治区药监局党组认真履行"一岗双责"，定期组织党组成员到分管处室、单位讲党课。图为党组成员、副局长郭涛在分管单位讲党课。

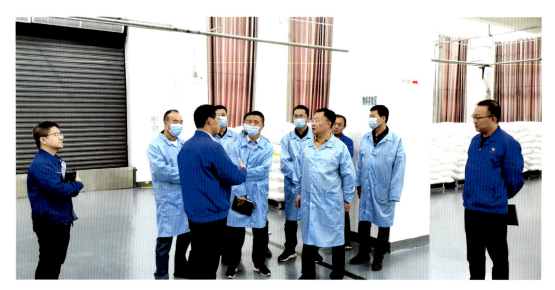

2022年5月，自治区药监局对药品生产企业注册工作进行调研。

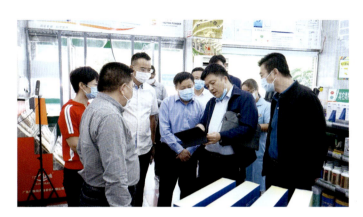

2022年9月7日,江西省药监局来宁考察调研宁夏"药品智慧监管平台"与"阳光药店"系统建设与运用工作情况。

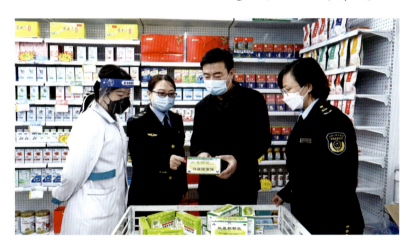

在全区药品安全专项整治工作中,自治区药监局始终开展常态化督查工作。

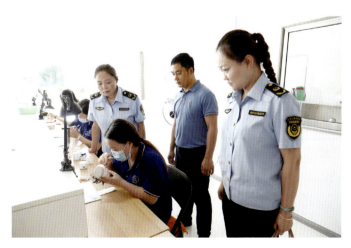

执法人员在宁夏雅鑫义齿制造有限公司检查义齿上瓷工序。

宁夏药品监管事业发展历程（2018—2022）

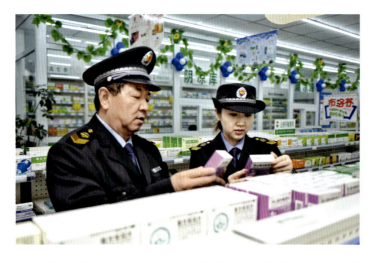

药品安全专项整治活动中执法人员进行现场检查。

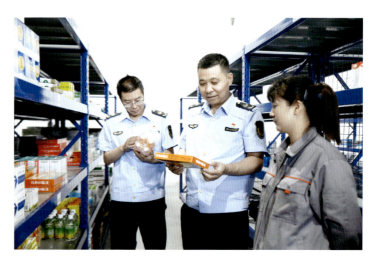

执法人员在药品流通企业进行现场检查。

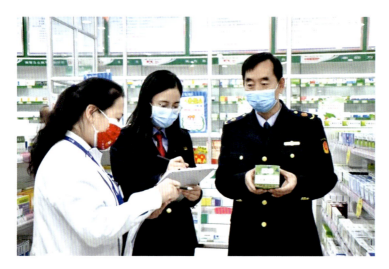

执法人员进行日常监督检查。

序

习近平总书记指出："修史立典，存史启智，以文化人，这是中华民族延续几千年的一个传统。""我们党一步步走过来，很重要的一条就是不断总结经验、提高本领，不断提高应对风险、迎接挑战、化险为夷的能力水平。"回顾过往历程、总结实践经验，从中得出规律性认识，进而映照现实、指导实践，远观未来、把握大势，是我们党的一个好传统。

党的十九大以来，在以习近平同志为核心的党中央坚强领导下，全区药品监管工作坚持以习近平新时代中国特色社会主义思想为指导，深入贯彻"四个最严"要求，按照自治区党委、政府和国家药监局的工作部署，紧密结合宁夏药品安全形势和监管工作实际，坚持依法行政，不断深化改革，积极探索创新，推动宁夏药品监管事业高质量发展取得了明显成效。特别是2018年10月新一轮机构改革以来，新成立的宁夏回族自治区药品监督管理局于2018年11月13日正式挂牌，同年12月6日5位党组成员全部到任，在以张乐琴、薛塞峰、武晓平、马云海同志为历任班长的原宁夏回族自治区食品药品监督管理局党组打下的坚实工作基础上，结合新的形势任务和工作要求，全面完成机构改革任务，接续推进宁夏药品、医疗器械、化妆品（以下简称"两品一械"）监管各项工作，扎实履行新冠肺炎疫情联防联控责任，奋力开创全区"两品一械"监管工作新局面。通过精准实施依法监管、从严监管、智慧监管、信用监管、专业监管、阳光监管等"六个精准"监管，大力推进企业主责筑基、智慧监管增效、信用监管赋能、监管能力提升、制度和标准体系创新、宣传共治聚力等"六项工程"，推动宁夏药品安全治理体系和治理能力现代化迈上了一个新的台阶。

五年来，自治区党委、政府先后印发《关于深化审评审批制度改革鼓励药品医疗器械创新的实施意见》《关于改革和完善疫苗管理体制的实施意见》以及《关于全面加强药品监管能力建设的实施意见》等10余份专门针对药品安全工作的重要政策性、改革性、规范性文件。全区新开办"两品一械"生产企业44家。宁夏康亚药业股份有限公司的羟苯磺酸钙胶囊（0.5g）成为宁夏第一个通过国家仿制药质量和疗效一致性评价的仿制药品种，医用口罩生产能力实现"零的突破"。自治区药品检验研究院首次通过CNAS认证，获批设立宁夏药物创制与仿制药研究重点实验室、设立宁夏回族自治区药品监督管理局中药质量控制重点实验室并开展相关科研工作，获批筹建国家枸杞产品质量检验检测中心（宁夏）。全区连续多年没有发生重大及以上级别的药品安全事故或重大涉药负面舆情事件，药品安全形势持续稳定向好发展。宁夏药品智慧监管平台、阳光药店信息化系统先后被评为全国药品智慧监管典型案例，"宁夏药安早知道"被评为全国省级药品监管政务新媒体科普贡献奖，新冠肺炎疫情防控、信用监管、行刑衔接、"双打"等多项工作受到国家药品监督管理局等上级单位的肯定和表扬，并涌现出了原自治区食品药品监督管理局稽查局、自治区药品监督管理局医疗器械监督管理处、银川市市场监督管理局药品监管科及邢世瑞、王英华、顾海波、马玲、夏莉娟、逯海龙、陈思宇、周慧娟等一批受到省部级以上表彰奖励的先进集体和先进个人，2021年宁夏药品监管工作在全国考核排名首次进入B级行列。

取得这些成绩，是以习近平同志为核心的党中央坚强领导的结果，是习近平新时代中国特色社会主义思想在宁夏药品监管领域生动实践的结果，是自治区党委、政府和国家药监局鞭策激励的结果，是全区各级党委政府、各有关部门以及新闻媒体和社会各界乃至全国各兄弟省区市药品监管部门关心支持的结果，也是全区各级药品监管部门、监管干部团结奋斗的结果。

古人云："以铜为镜，可以正衣冠；以古为镜，可以知兴替；以人为镜，可以明得失。"我们回顾党的十九大以来宁夏药品监管事业的发展历程，不是为了从成功中寻求慰藉，更不是为了躺在功劳簿上、为回避今天面临的困难和问题寻找借口，而是为了总结历史经验、把握历史规律，增强开拓前进的勇气和力量。编纂《宁夏药品监管事业发展历程（2018—2020）》，目的就是要把党的十九大以来，全区特别是自治区本级层面推进"两品一械"监管工作的主要做法及取得的成就记录下来，把广大干部职工励精图治的奋斗足迹保存下来，把宁夏药品监管工作的成就和经验总结出来，使之传承后世，发挥"存史、资政、教化"的重要作用，让宁夏药品监管事业发展的历史不断积累沉淀、发展致远。在即将迎来党的二十大胜利召开之际完成这样一项工作，对于深入学习贯彻习近平总书记视察宁夏重要讲话和关于药品安全工作重要指示批示精神，学习贯彻党的二十大和自治区第十三次党代会精神，深刻领悟"两个确立"的决定性意义，不断增强"四个意识"、坚定"四个自信"、做到"两个维护"，全面推进宁夏药品监管事业高质量发展具有重要意义。

本书的编纂凝聚了自治区药监局机关各处室、直属各事业单位全体党员干部职工的心血和汗水。在局党组的领导下，大家精诚团结、各尽所能，在做好本职工作的同时，积极搜集提供资料，为书稿编纂工作做出了积极贡献。马云海、杨秋蓉等已离任的领导同志也对书稿进行了认真审读和校阅，提出了中肯意见。借此向参与和支持本书编纂的同志们致以诚挚的谢意。

在书稿即将付梓之际，聊表数语，与读者共勉。

是为序。

王生礼

2022.10.8

凡 例

一、《宁夏药品监管事业发展历程（2018—2022）》（以下简称"本书"）的编纂工作坚持以马克思列宁主义、毛泽东思想、邓小平理论、"三个代表"重要思想、科学发展观、习近平新时代中国特色社会主义思想为指导，坚持辩证唯物主义和历史唯物主义的立场、观点和方法，全面、客观、准确地记述党的十九大以来宁夏药品监管事业发展历程中的主要事件、主要做法和主要成就。

二、本书所记述内容的时间断限为：上起 2018 年 1 月 1 日，下迄 2022 年 8 月 31 日，为保持记述内容的完整性，个别内容适当上溯或下延。记述的地域范围：以本书下限时间前宁夏回族自治区药品监督管理局业务所辖范围为限。

三、本书由述、记、志、传、图、表、录 7 种体裁组成，以志为主。除概述外，各篇均述而不论，寓观点于记述之中。篇目结构主要分章、节、目 3 个层次，必要时延伸分目、子目结构，"目"以"一、二、三、……"为序；"子目"以"（一）（二）（三）……"为序；"子子目"以"1.2.3.……"为序。

四、本书大事记采用编年体与记事本末体相结合，依时为序，日期不详者，排于月末，用"是月"表示。月份不详者，排至年末，用"是年"表示。是年、是月、是日数事者，用"△"表示。

五、本书均使用现代语体文、记述体，文字力求简洁、朴实、流畅，统一使用国家公布的简化字体。称谓一律用第三人称记述。

六、本书中的图、照采取彩色与黑白兼收，分别置前集中编排。

七、本书中涉及的各种机关单位名称，同一章内第一次出现时一律使用当时的规范全称，如"中国共产党宁夏回族自治区委员会""宁夏回族自治区人民政府"，以后均使用规范简称"自治区党委""自治区政府"或"自治区党委、政府"，国家药品监督管理局简称国家药监局，其他类推。人物称谓在第一次出现时，姓名之前冠以职务或职称，第二次出现时直书其名，姓名之后不加"同志、女士、先生"（外籍人士除外）等称呼；同一人物职务或职称发生变更的，变更后首次出现时冠以新的职务或职称。缩略语运用，第一次出现时使用全称，括注后可用缩略语：如："学党章党规、学系列讲话，做合格党员"（以下简称"两学一做"）；药品、医疗器械、化妆品合述时简称"两品一械"或用药品指代。

八、本书数字使用、计量单位使用，遵守 2011 年 7 月 29 日由国家质量监督检验检疫总局、国家标准化管理委员会发布，2011 年 11 月 1 日正式实施的《出版物上数字用法》（GB/T 15835—2011）的规定和国家标准计量单位的规定。

九、本书人物类记述内容坚持"生不立传"原则，对 2018—2022 年自治区药监局（含原自治区食品药品监督管理局）领导班子成员及获得省部级以上奖励的人物予以简介。

十、本书资料主要来自自治区档案馆馆藏档案、自治区药监局档案室所藏档案、地方志书、《宁夏年鉴》和各类报刊资料等。

目 录

序	1
凡例	1
概述	1
第一章　组织机构	7
第一节　机构沿革	7
第二节　机构编制与职责	10
第三节　直属事业单位	15
第二章　药品监管	20
第一节　药品研发、生产、经营企业基本情况	20
第二节　药品研制和生产环节监管	51
第三节　药品生产环节风险等级评定	55
第四节　企业质量安全主体责任落实	56
第五节　药品经营和使用环节监管	58
第六节　特殊药品监管	64
第七节　疫苗质量安全监管	68
第八节　药品质量安全监督抽检	73
第九节　药品不良反应和药物滥用监测	76
第三章　医疗器械监管	78
第一节　医疗器械生产经营企业基本情况	78
第二节　医疗器械生产经营企业规范化管理	83
第三节　医疗器械监督管理	85
第四节　医疗器械安全专项整治	93
第五节　医疗器械质量安全监督抽检	95
第六节　医疗器械不良事件监测	97

第四章　化妆品监管··99
第一节　化妆品生产经营企业基本情况································99
第二节　化妆品监管制度建设··100
第三节　化妆品质量安全监管··100
第四节　化妆品安全专项整治··104
第五节　化妆品质量安全监督抽检及不良反应监测············107

第五章　法规制度建设和审评审批改革································110
第一节　法治政府建设··110
第二节　学法用法··115
第三节　法治宣传教育··117
第四节　药品审评审批制度建设及改革成效······················120
第五节　医疗器械审评审批制度建设及改革成效··············124
第六节　化妆品审评审批制度建设及改革成效··················127

第六章　行政执法··130
第一节　稽查办案制度建设··130
第二节　行政执法能力建设··131
第三节　行刑衔接··132
第四节　药品安全信用体系建设··135
第五节　药品安全专项整治行动··139
第六节　历年查办案件基本情况··142
第七节　典型案例··152

第七章　科普宣传和社会共治··162
第一节　宣传工作制度和能力建设······································162
第二节　科普宣传活动··164
第三节　新闻发布会··166
第四节　宁夏药安早知道宣传品牌建设······························168
第五节　全国安全用药月宁夏系列活动······························169
第六节　医疗器械监管宣传··172
第七节　化妆品监管宣传··176

第八章　发展规划和专业监管能力建设 ······ 179

- 第一节　宁夏药品安全"十三五"规划实施情况 ······ 179
- 第二节　宁夏药品安全及高质量发展"十四五"规划编制实施 ······ 190
- 第三节　全域创建食品药品安全区 ······ 197
- 第四节　药品安全应急体系和应急能力建设 ······ 200
- 第五节　检验检测能力建设 ······ 202
- 第六节　药品智慧监管能力建设 ······ 203
- 第七节　职业化专业化检查员队伍建设 ······ 207
- 第八节　执业药师继续教育 ······ 212

第九章　党员干部队伍和党建精神文明建设 ······ 214

- 第一节　干部队伍建设基本情况 ······ 214
- 第二节　党员队伍和党群组织设置 ······ 221
- 第三节　思想政治建设 ······ 223
- 第四节　党员管理教育培训 ······ 226
- 第五节　基层组织建设 ······ 228
- 第六节　党风廉政建设和全面从严治党 ······ 231
- 第七节　精神文明创建 ······ 232

第十章　人物 ······ 235

- 第一节　历届领导班子成员简介（按出生年月排序） ······ 235
- 第二节　人物获奖简介（按出生年月排序） ······ 237

大事记 ······ 244

附录

强化思想引领　勇于担当作为　奋力谱写新时代食品药品监管
　工作新篇章 ······ 281

坚持底线思维　防范风险挑战　奋力开创新时代药品监管事业
　发展新局面 ······ 299

聚焦问题抓监管　补齐短板防风险　加快推进药品安全治理
　体系和治理能力现代化 ······ 316

把握新发展阶段　贯彻新发展理念　着力构建新时代全区药品

　　监管事业新发展格局……………………………………………… 320

坚持稳中求进总基调　牢记初心使命显担当　努力为党的二十大

　　召开营造良好药品安全环境…………………………………… 333

概述

党的十九大以来，宁夏回族自治区药品监督管理工作坚持以习近平新时代中国特色社会主义思想为指导，深入贯彻"四个最严"（最严谨的标准、最严格的监管、最严厉的处罚、最严肃的问责）要求，按照自治区党委、政府和国家药监局的工作部署，紧密结合全区药品安全形势和监管工作实际，坚持依法行政，持续深化改革，积极探索创新，推动药品监管事业高质量发展取得明显成效。全区连续多年没有发生重大药品安全事故，药品安全形势持续稳定向好。

一

深化改革，完善法治，涉药营商环境进一步优化。全区各级药品监管部门将制度、机制、方式、手段创新作为深化改革的重点，推动执法效能持续提升。一是重大体制性改革稳步推进。全面完成新一轮药品监管机构改革。自治区党委、政府先后印发《关于改革和完善疫苗管理体制的实施意见》《关于建立自治区级职业化专业化药品检查员队伍的实施意见》《关于全面加强药品监管能力建设的实施意见》等重要改革性文件，为完善"两品一械"（药品、医疗器械、化妆品）监管体制机制、促进监管事业高质量发展提供了重要政策指引。二是重大政策性改革稳步落地。按照党中央、国务院深化药品医疗器械审评审批制度改革要求和自治区党委、政府推进实施创新驱动发展战略有关部署，自治区药监局提请自治区党委办公厅、人民政府办公厅印发了《关于深化审评审批制度改革鼓励药品医疗器械创新的实施意见》，全面完成宁夏药物创制与仿制药研究重点实验室建设，协调宁夏4家药品生产企业对26个品种仿制药启动一致性评价工作，截至2022年9月底，先后有5个仿制药品种通过一致性评价。其中，宁夏康亚药业股份有限公司研制生产的羟苯磺酸钙胶囊（0.5g）成为宁夏第一个通过国家一致性评价的仿制药品种。医用口罩生产能力于2020年3月实现了"零的突破"。三是监管法规制度体系逐步完善。自治区药监局先后制定印发了《关于支持药品经营企业转型发展的指导意见》《宁夏药品医疗器械化妆品风险分级分类监督管理办法（试行）》等相关制度，及时依法调整部门权责清单，大力推动政务服务事项"网上办""掌上办"，为推进药品安全治理体系和治理能力现代化打下良好基础。2018年1月1日至2022年8月31日，自治区药监局累计办结各类审批服务事项18224件。

二

聚焦问题，突出重点，药品安全治理水平进一步提升。全区各级药品监管部门深入贯彻"四个最严"要求，强化问题导向，统筹规划，精准发力，解决突出问题，有力保障了公众用药用械用妆安全。一是深化专项整治。自治区党委办公厅、人民政府办公厅先后印发《关于深入开展全区城乡结合部和农村地区药品质量安全专项整治的通知》《宁夏回族自治区全域创建"食品药品安全区"实施方案》等文件。自治区药监局聚焦"两品一械"质量安全薄弱环节，先后部署开展药品零售企业执业药师"挂证"行为、城乡结合部和农村地区药品质量安全、严厉打击药品经营使用违法违规行为、药品"净网2018"、中药饮片、医疗器械"清网"行动、"五大类"出口药械、"靓发行动"、"美妆行动"等多个专项整治行动，严厉打击各类违法犯罪，有力保障了"两品一械"生产经营秩序和质量安全。特别是在新冠肺炎疫情防控期间，各级监管部门主动作为、联防联控，及时出台多项特殊监管政策，支持企业转产防护用药械产品和复工复产，支持医疗机构应用传统工艺配制中药制剂，并组织对全区药店、医疗机构、新冠病毒疫苗接种单位等进行全覆盖执法检查，有效服务全区疫情防控工作大局。二是强化专业监管。2018年至2022年，累计完成药品、医疗器械、化妆品抽检任务55085次，对抽检发现的357批次不合格产品及时进行核查处置；累计监测上报药物滥用报告2877份，药品不良反应报告40467份，医疗器械不良事件报告7855份，化妆品不良反应报告2117份，"两品一械"上市后风险监测能力持续提升。三是强化稽查办案。坚持对药品违法违规行为零容忍、出重拳，结合扫黑除恶和"双打"工作，加强案源线索管理，落实行刑衔接机制，不断加大案件查办力度。2018年1月1日至2022年8月31日，全区各级监管部门累计办结"两品一械"普通程序违法案件2917起，向公安机关移送并被立案侦办涉刑案件25起。特别是2019年会同公安机关联合侦破1起涉案金额达

1500多万元的重大案件，是新中国成立以来宁夏查办的涉案金额最大的药品涉刑案件，有力增强了稽查办案的震慑力。

三

提升技术，强化保障，专业监管能力建设进一步增强。全区各级药品监管部门坚持以人民为中心的发展思想，聚焦事业发展的短板弱项，抓重点、求突破，进一步构筑保障人民群众用药用械用妆安全的"防火墙"。一是有序推进职业化专业化检查员队伍建设。完善了自治区本级药品、医疗器械、化妆品监管专家库。对检查员进行统一管理和培训，不断满足对药品、医疗器械、化妆品进行现场检查等专业化监管需求，专业人才队伍建设不断加强。二是持续推进技术支撑体系建设。原自治区药品检验所更名为自治区药品检验研究院，完成整体搬迁后对实验室质量管理体系进行了全面修订完善，获得了实验室计量认证，取得了2140个参数（项目）的计量认证资质证书以及实验动物室使用许可证，建成自治区药检院实验室信息管理（LIMS）系统，并于2020年11月首次通过中国合格评定国家认可委员会（CNAS）现场评审并获得认证认可证书。新组建了自治区药品审评查验和不良反应监测中心、自治区药品安全技术查验中心两个专业单位。三是持续推进标准体系建设。建立健全自治区本级药品审评认证制度，先后制定出版了《宁夏中药饮片炮制规范（2017年版）》和《宁夏中药材标准（2018年版）》，并分别荣获第二十六届、二十七届中国西部地区优秀科技图书一等奖，为宁夏药品生产经营和执法监管提供了标准规范。四是持续推进信息化建设。编制《宁夏食品药品监管信息化"十三五"发展规划》，并纳入《宁夏回族自治区信息化"十三五"发展规划》建设内容。按照"机器换人、提升效能"的思路，筹资建成了首个集行政审批等9大功能模块（后发展为10个功能模块）为一体的宁夏药品"智慧监管"综合业务平台，推动后台技术审评信息数据与自治区政务大厅的药品监管审评审批信息系统实现无缝对接互通，成为破解人少事多难题的有力工具。开发建设"阳光药店"信息系统，确立了全区零售药店100%纳入"阳光药店"信息系统管理的建设目标。建立宁夏药品抽样和检验检测信息管理系统，宁夏药品"智慧监管"平台及"阳光药店"信息系统分别被国家药监局评定为全国药品"智慧监管"典型案例。

四

强化宣传，凝聚合力，社会共治格局进一步健全。全区各级药品监管部门坚持"宣传引导、共治共享"理念，认真落实意识形态工作责任制，及时修订完善了信息发布审查、网络安全管理等相关制度，集中力量打造"宁夏药安早知道"宣传品牌，在中国医药报、宁夏日报、新消息报、宁夏广播电台、宁夏电视台、宁夏新闻网等媒体开办专栏、专刊，开通"宁夏药安早知道"微信公众号、视频号、今日头条政务号等平台，加强药品安全普法科普宣传和政务公开，及时公开执法信息，曝光违法案件，解读政策法规，回应群众关切。定期举办安全用药月、医疗器械安全宣传周、化妆品安全科普宣传周等活动，每年至少举办1次新闻发布会，有效保障了群众知情权、参与权、监管权，凝聚了药品安全治理的正能量。自觉接受自治区人大常委会关于疫苗监管等专题询问，专门邀请自治区政协委员对全区药品安全工作进行了视察，联合自治区人民政府督查室对各市县落实食品药品安全党政同责情况进行了专项督查，与自治区检察院联合开展落实"四个最严"要求专项行动，进一步推动构建了药品安全社会共治新格局。

五

坚定信念，求真务实，全面从严治党进一步深化。全区各级监管部门坚持把党的政治建设摆在首位，加强理论武装，强化纪律约束，为推动药品监管事业高质量发展提供了有力保障。一是政治建设深入推进。推进"两学一做"学习教育常态化制度化。扎实开展"不忘初心、牢记使命"主题教育和党史学习教育，认真落实党组理论学习中心组学习制度和支部"三会一课"、主题党日等制度，全区药监系统各级党组织和党员干部持续深入学习习近平新时代中国特色社会主义思想，深入学习贯彻习近平总书记视察宁夏重要讲话精神和重要指示批示精神，深刻领悟"两个确立"决定性意义，不断增强"四个意识"、坚定"四个自信"、做到"两个维护"，在思想上、政治上、行动上始终同以习近平同志为核心的党中央保持高度一致，确保了全区药品监管事业始终沿着正确的政治方向持续推进。二是基层组织建设深入推进。原自治区食品药品监督管理局党组创新调整机关党支部设置,探索由党组成员兼任党支部书记。自治区药监局成立后创新提出"12321"党建工作思路,认真落实支部书记抓党建工作专项述职考核评议等有关工作制度,严格按规定完成机关党委、各支部换届选举,常态化开展党建工作互观互检活动,扎实推进星级党支部创建和党支部品牌建设,注重党的建设与业务工作深度融合,坚持开展"党员公开课,业务人人讲"活动。及时召开团员大会,成立自治区药监局机关团委,调整充实机关工会、妇委会组成人员,扎实开展各类群团活动,有效凝聚和激发了各级党员干部职工干事创业积极性主动性创造性。三是纪律作风建设深入推进。原自治区食品药品监督管理局党组、自治区药监局党组分别接受自治区党委巡视。组织开展落实中央八项规定精神、加强作风建设、违规收送红包礼金和违规借转贷或高额放贷专项整治行动并召开专题民主生活会、组织生活会,深入整治形式主义官僚主义突出问题为基层减负,常态化开展廉政警示教育,不断压紧压实全面从严治党主体责任。自治区药监局机关及自治区药检院、药品安全技术查验中心、审评查验和不良反应监测中心先后被授予区直机关文明单位。自治区药监局医疗器械监管处、银川市市场监督管理局药品监管科等先进集体,邢世瑞、王英华、顾海波、夏莉娟、马玲、逯海龙、陈思宇、周慧娟等先进个人,先后获得省部级以上表彰奖励。

总体上看,党的十九大以来,宁夏药品监管工作紧紧围绕提升人民群众用药用械用妆安全保障水平这个中心任务,精心谋划,统筹推进,有力服务了全区经济社会高质量发展大局。但从长远发展看,还存在一些问题和不足,尤其在新冠肺炎疫情防控中,更是暴露出一些短板和弱项,主要是药品、医疗器械、化妆品相关产业发展水平不高、监管信息化水平不高,"两品一械"检验检测体系不完善,质量安全风险防控压力加大,推进职业化专业化药品检查员队伍建设涉及相关改革工作量大等,推进药品安全治理体系和治理能力现代化还有大量工作要做。全区各级药品监管部门将深入学习贯彻习近平总书记视察宁夏重要讲话精神和重要指示批示精神,以及关于药品安全工作的重要指示批示精神,聚焦工作中的不足和发展上的短板,更好统筹发展和安全,坚持人民至上、生命至上,完整、准确、全面贯彻新发展理念,主动服务黄河流域生态保护和高质量发展先行区建设大局，精准实施依法监管、从严监管、智慧监管、信用监管、专业监管、阳光监管等"六个精准"监管，大力推进企业主责筑基、智慧监管增效、信用监管赋能、监管能力提升、制度和标准体系创新、宣传共治聚力等"六项工程"，不断推进全区药品监管事业高质量发展，奋力谱写全面建设经济繁荣、民族团结、环境优美、人民富裕的社会主义现代化美丽新宁夏的药品监管事业发展崭新篇章。

第一章　组织机构

第一节　机构沿革

1979年3月26日，经自治区人民政府批准，宁夏回族自治区医药管理局成立，为二级局，与自治区医药公司一个机构，两块牌子，为企业单位，隶属自治区卫生局。

1979年7月9日，根据国务院文件精神，经自治区革委会决定，自治区卫生局所属医药管理局（二级局）改为自治区医药管理局，定为一级局，是自治区革委会的职能部门，由自治区卫生局负责组建，按国务院通知归工交口。7月26日，自治区革委会制发了《关于成立自治区医药管理局的通知》。

1981年7月23日，为贯彻国务院《关于加强医药管理的决定》，自治区人民政府决定自1982年1月起，各级医药工业企业和医药商业企业的人财物、产供销由自治区医药管理局实行统一管理、统一计划、统一规划、统一核算。自此，医药行业结束多年分散管理、多头领导的局面。

1984年8月3日，根据中共中央办公厅、国务院办公厅有关通知精神，自治区人民政府决定撤销自治区医药管理局，改为自治区医药总公司，属自治区人民政府直接领导下的相当于厅、局一级的经济实体，不列入行政机构序列，委托自治区经济委员会代管。自治区医药总公司既是自治区医药行业的最高行政管理部门，又是生产和经营的经济实体。

1990年10月，为贯彻《中华人民共和国药品管理法》，加强区医药市场管理，保障人民用药安全有效，自治区人民政府批准自治区医药总公司增挂自治区医药管理局的牌子。

2000年5月8日，张乐琴任自治区药品监督管理局局长。

2000年7月12日，根据《中共中央、国务院关于宁夏回族自治区人民政府机构改革方案》（中委〔2000〕65号）文件精神，经自治区人民政府批准，《自治区人民政府办公厅关于印发自治区药品监督管理局职能配置内设机构和人员编制规定的通知》（宁政办发〔2000〕100号）明确组建自治区药品监督管理局，为自治区人民政府直属机构，是自治区人民政府主管药品监督的行政执法机构，对全区药品监督系统实行垂直管理。内设办公室、药品注册与医疗器械处、安全监管处、市场监督处、人事教育处等5个机构，并设立机关党委。自治区药品监督管理局机关行政编制为20名。

2001年8月26日，根据《国务院批转国家药品监督管理局药品监督管理体制改革方案的通知》（国发〔2000〕10号）及全国药品监督管理体制改革工作会议精神，经自治区人民政府同意，《自治区人民政府办公厅转发自治区药品监督管理局关于药品监督管理体制改革实施方案的通知》（宁政办发〔2000〕145号），改革现行药品监督管理体制。全区各市、县设立药品监督管理局，实行自治区以下药品监督管理系统垂直管理，自治区药品监督管理局领导自治区以下药品监督管理机构，履行法定的药品监督管理职能。

2001年10月24日，根据《自治区编办关于印发〈宁夏回族自治区各级药品监督管理局机构设置、人员编制有关问题的意见〉的通知》（宁编发〔2001〕48号）精神，经自治区编办审核，自治区编委批准，宁夏药品监督管理局增设财务处，内设机构调整为：办公室、财务处、药品注册与医疗器械处、安全监管处、市场监督处、人事教育处、机关党委。增加行政编制7名，自治区药品监督管理局机关核定行政编制总数为28名。核定石嘴山市、吴忠市、固原市药品监督管理局行政编制各22名；核定永宁县等17个县（市、区）药品监督管理局行政编制共126名。

2003年12月10日，根据《中共中央办公厅、国务院办公厅关于印发〈宁夏回族自治区人民政府机构改革方案〉的通知》（厅字〔2003〕29号）精神，经自治区人民政府批准，印发《自治区人民政府办公厅关于印发自治区食品药品监督管理局主要职责内设机构和人员编制规定的通知》（宁政办发〔2003〕236号），在自治区药品监督管理局基础上组建自治区食品药品监督管理局，为自治区政府直属机构。自治区食品药品监督管理局是自治区综合监督食品、保健食品、化妆品安全管理和主管药品监管的职能部门。内设办公室（政策法规处）、财务处、食品安全协调处、食品安全监察处、药品注册与医疗器械处、药品安全监管处、药品市场监督处、人事教育处等8个机构，并设立机关党委。

自治区食品药品监督管理局机关行政编制为35名。

2007年2月28日，薛塞峰任自治区食品药品监督管理局局长，免去张乐琴自治区食品药品监督管理局局长职务。

2009年4月30日，根据《中共中央办公厅、国务院办公厅关于印发〈宁夏回族自治区人民政府机构改革方案〉的通知》（厅字〔2008〕30号）文件精神，经自治区人民政府批准，印发《自治区人民政府办公厅关于印发自治区食品药品监督管理局主要职责内设机构和人员编制规定的通知》（宁政办发〔2009〕117号），设立自治区食品药品监督管理局，为自治区卫生厅管理的副厅级行政机构。内设办公室（行政审批办公室）、人事与老干部处、食品卫生监督管理处、保健食品与化妆品监督管理处、药品注册与安全监督管理处、医疗器械监督管理处、稽查处等7个机构，并设立机关党委。自治区食品药品监督管理局机关行政编制为39名。食品药品监督管理工作不再实行自治区以下垂直管理体制。

2013年2月4日，武晓平任自治区卫生厅副厅长、自治区食品药品监督管理局局长，免去薛塞峰自治区卫生厅副厅长、自治区食品药品监督管理局局长职务。

2014年7月17日，根据《中共中央办公厅 国务院办公厅关于印发〈宁夏回族自治区人民政府职能转变和机构改革方案〉的通知》（厅字〔2014〕17号）文件精神，经自治区人民政府批准，印发《自治区人民政府办公厅关于印发自治区食品药品监督管理局主要职责内设机构和人员编制规定的通知》（宁政办发〔2014〕149号），设立自治区食品药品监督管理局，为自治区人民政府直属机构。内设办公室、规划财务处、人事与老干部处、科技与法制处、综合协调与应急管理处、食品生产监管处、食品流通监管处、餐饮食品监管处、保健食品化妆品监管处、药品注册与安全监管处、药品流通监管处、医疗器械监管处、稽查局等13个机构，并设立机关党委。自治区食品药品监督管理局机关行政编制为72名。自治区食品药品监督管理局挂自治区食品安全委员会办公室牌子。

2017年1月25日，马云海任自治区食品药品监督管理局局长。同月，任命武晓平为自治区人大常委会内务司法委员会副主任委员，同时免去自治区食品药品监督管理局党组书记、局长职务。

2018年10月12日，自治区党委印发《关于设立和撤销自治区政府有关组成部门直属机构及部门管理机构党组自治区政协有关专门委员会分党组的通知》（宁党干字〔2018〕147号），决定设立中国共产党宁夏回族自治区药品监督管理局党组，撤销中国共产党宁夏回族自治区食品药品监督管理局党组。同日，王生礼任自治区药品监督管理局党组书记、自治区市场监督管理厅党组成员。

2018年10月17日，自治区党委办公厅、人民政府办公厅以（宁党办〔2018〕85号）文件联合转发《中共中央办公厅 国务院办公厅关于印发〈宁夏回族自治区机构改革方案〉的通知》，决定组建宁夏回族自治区药品监督管理局。

2018年10月19日，王生礼任自治区药品监督管理局局长。同日，自治区人民政府召开自治区市场监督管理厅、药品监督管理局干部大会。自治区副主席王和山出席会议并讲话，自治区党委组织部副部长金万宏主持会议并宣布干部任免决定。同月，马云海任自治区国资委党委书记、副主任，同时免去自治区食品药品监督管理局党组书记、局长职务。

2018年11月13日，宁夏回族自治区药品监督管理局挂牌。

2019年1月7日，根据中共中央办公厅《关于地方机构改革有关问题的指导意见》（中办发〔2018〕32号）和中共中央办公厅、国务院办公厅关于印发《宁夏回族自治区机构改革方案》的通知（厅字〔2018〕102号）精神，经自治区党委、政府批准印发《自治区党委办公厅、人民政府办公厅关于印发〈自治区药品监督管理局职能配置内设机构和人员编制规定〉的通知》（宁党办〔2019〕16号），明确自治区药品监督管理局是自治区市场监督管理厅的部门管理机构，为副厅级。内设综合处、政策法规处、药品注册与生产监督管理处、药品流通监督管理处、医疗器械监督管理处、化妆品监督管理处、稽查局等7个机构，并设立机关党委（人事与老干部处）。自治区药品监督管理局机关行政编制51名。

第二节　机构编制与职责

一、机构编制

2018年10月机构改革后，自治区药品监督管理局核定机关行政编制51

名。核定副厅级领导 1 名，正处级领导 15 名，副处级领导 10 名。

核定直属事业单位 4 个，分别是：自治区药品检验研究院（加挂自治区枸杞产品检验检测中心牌子，核定编制 55 名，2 名聘用编制）、自治区药品安全技术查验中心（核定编制 19 名）、自治区药品审评查验和不良反应监测中心（核定编制 19 名、1 名聘用编制）、自治区药品监督管理局机关服务中心（核定机关工勤编制 3 名，3 名聘用编制）。

二、职责分工

（一）主要职责

根据自治区党委办公厅、人民政府办公厅（宁党办〔2019〕16 号）文件规定，自治区药品监督管理局是自治区市场监管厅的部门管理机构，主要职责是：

1. 负责药品（含中药、民族药，下同）、医疗器械和化妆品安全监督管理。起草自治区药品、医疗器械、化妆品安全监督管理方面的地方性法规、政府规章草案和政策规划，并组织实施。

2. 监督实施国家药品、医疗器械、化妆品标准。组织制定、发布中药材地方标准和中药饮片炮制规范并监督实施。组织实施分类管理制度，配合实施国家基本药物制度。

3. 依职责实施药品、医疗器械、化妆品相关行政许可和备案。

4. 负责药品、医疗器械、化妆品质量管理。监督实施生产质量管理规范。依职责监督、指导实施经营和使用质量管理规范。

5. 负责药品、医疗器械和化妆品上市后风险管理。组织开展药品不良反应、医疗器械不良事件、化妆品不良反应的监测、评价、处置等工作。组织开展药物滥用监测工作。依法承担药品、医疗器械、化妆品应急管理工作。

6. 贯彻执行国家执业药师资格准入管理制度，负责执业药师注册工作。

7. 负责组织指导药品、医疗器械和化妆品监督检查，依职责组织指导查处药品、医疗器械、化妆品生产、经营和使用环节的违法行为。

8. 负责指导市县药品、医疗器械、化妆品监督管理工作。

9. 完成自治区党委和政府交办的其他任务。

（二）职能转变

1. 深入推进简政放权。执行并监督落实国家药品、医疗器械、化妆品领域简政放权有关政策措施，减少具体行政审批事项。

2. 强化事中事后监管。贯彻药品、医疗器械全生命周期监管制度，强化全过程质量安全风险管理，创新监管方式，加强信用监管，全面落实"双随机、一公开"和"互联网＋监管"，严惩违法违规行为，推进监管信息共享，提高监管效能，满足新时代公众用药用械需求。

3. 有效提升服务水平。完善审批服务便利化措施，推进审批备案事项清单化、电子化，简化优化行政许可、备案的相关程序、流程，提高效率，营造激励创新、保护合法权益环境。

4. 全面落实监管责任。按照"最严谨的标准、最严格的监管、最严厉的处罚、最严肃的问责"要求，完善药品、医疗器械、化妆品许可、检查、检验、检测、处罚等体系，提升监管队伍职业化水平。加快仿制药质量和疗效一致性评价，推进追溯体系建设，落实企业主体责任，防范系统性、区域性风险，保障药品、医疗器械安全有效。

（三）有关职责分工

1. 与市场监督管理厅的有关职责分工。自治区药品监督管理局负责制定并监督实施药品、医疗器械和化妆品监督管理制度，负责药品、医疗器械和化妆品生产环节的许可、检查和处罚，以及药品批发许可、零售连锁总部许可、互联网销售第三方平台备案及检查和处罚。市县两级市场监管部门负责药品零售、医疗器械经营的许可、检查和处罚，以及化妆品经营和药品、医疗器械使用环节质量的检查和处罚。

2. 与自治区卫生健康委的有关职责分工。药监局会同自治区卫生健康委建立重大药品不良反应和医疗器械不良事件相互通报机制和联合处置机制。

3. 与自治区商务厅的有关职责分工。自治区商务厅负责拟订药品流通发展规划和政策，药监局在药品监督管理工作中，配合执行药品流通发展规划和政策。自治区商务厅发放药品类易制毒化学品进口许可证前，应当征得药监局同意。

4. 与自治区公安厅的有关职责分工。自治区公安厅负责组织指导药品、医疗器械和化妆品犯罪案件侦查工作。药监局与自治区公安厅建立行政执法和刑事司法工作衔接机制。药品监督管理部门发现违法行为涉嫌犯罪的，按照有关规定及时移送公安机关，公安机关应当迅速进行审查，并依法做出立案或者不予立案的决定。公安机关依法提请药品监督管理部门做出检验、鉴定、认定等协助的，药品监督管理部门应当予以协助。

三、内设机构及人员配置

表 1.1　自治区药监局内设机构及人员配置表

名称	工作职责	人员配置
综合处	负责机关日常运转，承担机要、保密、档案、安全、信访、政务公开、新闻宣传、信息化等工作；拟订并组织实施发展规划和专项建设规划；承担机关和直属单位预决算、财务、国有资产管理及内部审计工作；承担药品、医疗器械和化妆品安全应急管理工作	处长 1 名 副处长 1 名 行政编制工作人员 5 名 临聘工作人员 2 名
政策法规处	研究药品、医疗器械和化妆品监督管理政策；监督实施实验室建设标准和管理规范、检验检测机构资质认定条件和检验规范，指导全区药品、医疗器械、化妆品检验检测机构的业务工作；组织起草相关地方性法规、政府规章草案和政策规划；承担规范性文件的合法性审查、公平竞争审查工作；依职责承担药品、医疗器械、化妆品相关许可或备案管理工作；承担执法监督、行政复议、行政应诉工作；承担普法宣传工作	处长 1 名 副处长 1 名 行政编制工作人员 1 名
药品注册与生产监督管理处	监督实施国家药品标准、技术指导原则；依法监督实施药物非临床研究、药物临床试验、药品生产、医疗机构制剂配制等质量管理规范及中药饮片炮制规范；承担药品生产环节监督检查；组织实施中药品种保护制度；组织拟定中药材地方标准，中药饮片炮制规范。参与制定自治区基本药物目录；承担医疗用毒性药品、放射性药品、麻醉药品、精神药品、药品类易制毒化学品生产、经营环节监督管理工作；承担药品不良反应报告和监测，药物滥用监测的管理工作	处长 1 名 副处长 1 名 行政编制工作人员 2 名
药品流通监督管理处	依职责监管和指导实施药品经营、使用质量管理规范；拟定并组织实施药品经营、使用环节检查制度；承担药品批发企业、零售连锁总部及互联网销售第三方平台监督检查；指导药品零售、使用环节监督管理工作	处长 1 名 副处长 1 名 行政编制工作人员 2 名
医疗器械监督管理处	监督实施医疗器械标准、分类规则、命名规则和编码规则，监督实施医疗器械临床试验质量管理规范、技术指导原则；依职责监督和指导实施医疗器械生产经营、使用相关质量管理规范；承担医疗器械生产环节和网络销售第三方平台监督检查，指导医疗器械经营和使用环节的监督管理工作；承担医疗器械不良事件监测和再评价的监督管理工作	处长 1 名 副处长 1 名 行政编制工作人员 2 名

续表

名称	工作职责	人员配置
化妆品监督管理处	组织实施化妆品标准、分类规则、技术指导原则和监督检查制度；承担化妆品备案产品检查和生产环节监督检查；指导化妆品经营环节的监督管理工作；承担化妆品不良反应监测的监督管理工作	处长1名 副处长1名 行政编制工作人员2名
稽查局	承担行政执法与刑事司法衔接管理工作和信用体系建设工作；组织落实国家药品、医疗器械、化妆品质量抽检任务，组织制定并实施自治区本级抽检计划，定期发布质量公告；指导全区药品、医疗器械和化妆品稽查执法工作，依职责组织和指导查处药品、医疗器械和化妆品行政违法案件；承担不合格药品、医疗器械化妆品核查处置工作	处长1名 副处长2名 行政编制工作人员4名
机关党委（人事与老干部处）	负责机关和直属单位党群工作；承担机关和直属单位的干部人事、机构编制、劳动工资、教育培训，指导相关人才队伍建设工作；负责机关离退休干部工作，指导直属单位离退干部工作；承担执业药师注册管理工作	处长1名 副处长2名 行政编制工作人员5名

表1.2 自治区药监局直属事业单位人员配置表

名称	工作职责	人员配置
自治区药品检验研究院	承担国家药品标准提高、宁夏医院制剂质量标准制修订工作；承担国家、自治区下达的药品、化妆品、医疗器械、药品辅料、药品包装材料、枸杞及枸杞相关食品（保健品）的检验检测、标准复核、质量分析、安全性评价及各项委托检验等工作；承担药品、化妆品、医疗器械、药品辅料、药品包装材料等产品的标准修订、技术规范起草、标准物资标定等工作；承担药品、化妆品、医疗器械、药品辅料、药品包装材料等安全性、有效性的研究工作	院长1名 副院长2名 事业编制工作人员51名 聘用编制工作人员2名 临聘工作人员33名
自治区药品安全技术查验中心	承担药品（医疗器械、化妆品）行政许可的技术核查、药品安全风险因素技术分析，落实国家、自治区级药品抽样工作计划，药品监管基础数据的采集分析，生产流通环节疫苗飞行检查等工作	主任1名 副主任2名 事业编制工作人员16名 临聘工作人员7名
自治区药品审评查验和不良反应监测中心	负责药品、化妆品和医疗器械（以下简称"两品一械"）产品注册、变更的技术审评查验及上市后风险监测、预警和再评价工作；负责"两品一械"研制、生产、经营环节质量规范性合规性技术检查工作；负责疫苗等高风险药品检查的技术支撑工作；受自治区市场监管厅委托，承担全区食品生产（保健食品、特殊医学用途配方食品、婴幼儿配方食品）行政许可的技术审查及现场核查工作	主任1名 副主任2名 事业编制工作人员13名 聘用编制工作人员1名 临聘工作人员6名
自治区药监局机关服务中心	负责机关后勤服务与保障工作	事业工勤编制工作人员3名 聘用编制工作人员3名

表1.1—表1.2备注。

截至2022年10月13日各单位编制核定及使用情况：

1. 局机关：核定行政编制51名；实有49名。

2. 自治区药品检验研究院：核定全额预算事业编制55名、聘用编制2名；实有事业编制

54 名、聘用编制 2 名。

3. 自治区药品安全技术查验中心：核定全额预算事业编制 19 名；实有事业编制 19 名。

4. 自治区审评查验和不良反应监测中心：核定全额预算事业编制 19 名、聘用编制 1 名；实有事业编制 16 名、聘用编制 1 名。

5. 自治区药品监督管理局机关服务中心：核定全额预算事业编制 3 名（工勤编制）、聘用编制 3 名；实有事业编制 3 名（工勤编制）、聘用编制 3 名。

第三节　直属事业单位

一、自治区药品检验研究院

（一）历史沿革

自治区药品检验研究院的前身是自治区药品检验所，于 1959 年筹建，1960 年 7 月建立了化学室，1960 年 9 月 26 日正式成立，当时名为宁夏回族自治区卫生厅药品检验所，系正科级单位。

1961 年 4 月，自治区卫生厅药品检验所建立生测室，11 月建立中药室。

1963 年 9 月，自治区卫生厅药品检验所建立办公室。

1964 年 1 月，自治区卫生厅药品检验所升格为正处级单位，更名为宁夏回族自治区药品检验所。

1968 年，自治区药品检验所建立实验动物室。

1981 年，自治区药品检验所建立药理室，并将生测室改为抗生素室。

1982 年，自治区药品检验所建立业务管理室，负责检验业务综合管理。

1986 年 4 月，自治区药品检验所建立药品质量监督科（2002 年 3 月撤销），专门负责药品质量的检查抽样工作。

2002 年 3 月，自治区药品检验所建立医疗器械检测室和质量管理室。

2012 年，自治区药品检验所更名为自治区食品药品检验所。

2014 年 10 月，自治区食品药品检验所更名为自治区药品检验所。

2017 年 12 月 20 日，自治区药品检验所更名为自治区药品检验研究院。

2019 年 4 月 30 日，自治区药品检验研究院由银川市民族南街新光华小区整体搬迁至银川市金凤区凤悦路 163 号。同日，自治区药品检验研究院发布实施新版质量管理体系文件，标志着自治区药品检验研究院中国合格评定国家认可委员会（CNAS）质量体系正式运行。

2021年8月25日，市场监管总局办公厅印发《关于同意筹建国家食品相关产品及绿色包装质量检验检测中心（北京）等4个国家质检中心的函》（市监科财函〔2021〕1382号），同意由宁夏回族自治区市场监管厅负责，以宁夏回族自治区药品检验研究院为建设主体，按照B级国家质检中心标准，筹建"国家枸杞产品质量检验检测中心（宁夏）"。要求积极落实地方政府投入，在18个月内完成全部筹建工作，至此，国家枸杞产品质量检验检测中心（宁夏）进入紧张的筹备阶段。

2022年7月16日，自治区编办印发《关于调整自治区食品检测研究院和自治区药品检验研究院机构编制事项的通知》（宁编办发〔2022〕70号），同意将自治区食品监测研究院加挂的"自治区枸杞产品检验检测中心"牌子，调整到自治区药品检验研究院，给自治区药品检验研究院（自治区枸杞产品检验检测中心）增加："承担国家、自治区下达的枸杞及枸杞相关食品（保健品）的检验检测工作"职责，增设枸杞检验室，增加科级领导职数1正1副。调整后，自治区药品检验研究院（自治区枸杞产品检验检测中心）内设正科级机构13个，科级领导职数13正13副。

（二）资质与认证

截至2022年8月31日，自治区药品检验研究院为宁夏回族自治区药品监督管理局直属正处级公益一类事业单位，是全区唯一一家自治区级法定药品检验机构。核定全额事业编制55人，实际在编54人，聘用编制2人，临聘人员33人。其中，高级专业技术职称19名，中级专业技术职称18名，初级专业技术职称12名，其他7名；研究生16人，大学本科34人，大专6人。现有建筑总面积10100平方米，其中实验室8005平方米，内设13个正科级科室，包括5个职能科室（办公室、业务管理科、质量管理科、设备管理科、科技教育科）和8个业务科室（中药检验室、化学药品检验室、抗生素检验室、化妆品检验室、药理毒理检验室、医疗器械检验室、药品包装材料检验室、枸杞检验室）。建成LIMS、网络安全管控的实验室信息管理系统。拥有各类仪器设备近870台（套），固定资产总值近1.4亿元，中药腊叶标本900余种共计13000余份，中药材标本 1800 余种计 3000 余瓶。设有普通实验动物室和屏障环境无特异病原体级别（SPF 级）实验动物室，独立的微生物检测室、无菌净化实验室等，并获得《实验动物使用许可证》《生物安全实验室备案证明（微生物检定室）》等。1996 年首次通过药品资质认定，2005 年首次通过医疗器械资质认定，2011 年首次通过化妆品资质认定，2020 年 11 月获得 CNAS 国家实验室认可证书。具备对所有品类药品的 250 个技术参数检测能力，具备对 4 类药品包装材料的 93 个技术参数检测能力，具备对 2 类医疗器械产品和一类洁净室（区）环境的 556 个技术参数检测能力，具备对 10 类化妆品的 489 个技术参数的检测能力，具备对 1 类食品（枸杞）的 754 个技术参数检测能力。自治区药检院还是国家中药现代化产业宁夏中药材基地质量检测中心，国家药品监督管理局补充检验方法复核单位，宁夏药品质量标准化研究人才高地，是宁夏药物创制与仿制药研究重点实验室、自治区药监局中药质量控制重点实验室的依托单位、宁夏医科大学创新实践基地等科研技术平台。建院以来，累计发表学术论文 300 余篇，承担科研项目近百项，20 余项获科技进步奖，获得 6 项国家发明专利。

二、自治区药品审评查验和不良反应监测中心

自治区药品审评查验和不良反应监测中心是由原自治区食品药品审评查验中心和原自治区药品不良反应监测中心（自治区医疗器械不良反应监测中心、自治区药物滥用监测中心）两个机构整合成立的。

2020 年 3 月 4 日，自治区党委编办印发《关于整合设置自治区药品审评查验和不良反应监测中心的通知》（宁编办发〔2020〕13 号），明确同意将自治区市场监督管理厅所属自治区食品药品审评查验中心与自治区药品监督管理局所属自治区药品不良反应监测中心（自治区医疗器械不良事件监测中心反应、自治区药物滥用监测中心）整合，设置自治区药品审评查验和不良反应监测中心，为自治区药品监督管理局所属正处级公益一类事业单位，内设综合科、审评查验科、评价监测科 3 个正科级机构，核定全额预算事业编制 16 名、聘用编制 1 名。2020 年 5 月完成组建。

2022 年 7 月 16 日，根据宁编办发〔2022〕74 号文件精神，自治区药品审评查验和不良反应监测中心增加 3 名全额预算事业编制，将审评查验科分设药品审评查验科、医疗器械和化妆品审评查验科，增加科级领导职数 1 正 1 副。为自治区药品监督管理局所属正处级公益一类事业单位，内设综合科、药品审评查验科、医疗器械和化妆品审评查验科、评价监测科 4 个正科级机构。中心核定全额事业编制 19 名，聘用编制 1 名，其中主任 1 名、副主任 2 名、科级领导职数 4 正 4 副。

原自治区药品不良反应监测中心于 2001 年 10 月成立，2007 年加挂自治区医疗器械不良反应监测中心牌子，2014 年加挂自治区药物滥用监测中心牌子。2015 年，根据国家药品不良反应监测中心工作安排，承担全区化妆品不良反应监测工作职能。是自治区食品药品监督管理局所属不定级别公益一类事业单位。核定全额预算事业编制 7 名。

原自治区食品药品审评认证中心成立于 2014 年 10 月，于 2016 年 10 月 9 日按照宁编办发〔2016〕316 号文件要求，正式更名为宁夏回族自治区食品药品审评查验中心，为原自治区食品药品监督管理局所属正处级公益一类事业单位，2017 年 9 月第一次通过 ISO9001 质量管理体系认证，内设综合科、技术审评科 2 个正科级机构。有全额事业编制 8 名。

三、自治区药品安全技术查验中心

自治区药品安全技术查验中心的前身是自治区食品安全监督所，由原自治区卫生厅于 2012 年 2 月正式成立。

2014 年 10 月 23 日更名为自治区食品药品安全监督所，将内设的综合科更名为办公室、增设药品医疗器械监督科，增加正科级领导职数 1 名。调整后自治区食品药品安全监督所内设办公室、餐饮服务食品安全监督科、保健食品和化妆品安全监督科、药品医疗器械监督科 4 个正科级机构，科级领导职数 4 正 1 副。

2015 年 5 月 25 日，增加 1 名副所长领导职数（副处级），增加 1 名聘用编制，增设食品生产流通安全监督科，增加 1 名正科级领导职数。调整后，自治区食品药品安全监督所内设办公室、餐饮服务食品安全监督科、保健食品和化妆品安全监督科、药品医疗器械监督科、食品生产流通安全监督科 5 个正科级机构，全额预算事业编制 18 名、聘用编制 1 名，处级领导职数 1 正 2 副，科级领导职数 5 正 1 副。

2018 年 8 月 6 日，增加一名编制（军转），全额预算编制 19 名。

2019 年 5 月 14 日，自治区食品药品安全监督所更名为自治区药品安全技术查验中心，将原 5 个内设机构调整设置为综合科、审评查验科、技术分析科、信息管理科、抽样与快检科。

四、机关服务中心

2019 年 5 月 14 日，原自治区食品药品监督管理局机关服务中心更名为自治区药品监督管理局机关服务中心。核定机关工勤编制 3 名、聘用编制 3 名。

第二章　药品监管

第一节　药品研发、生产、经营企业基本情况

2018年1月1日至2022年8月31日，全区药品生产企业由18家发展为37家。截至2022年8月31日，各企业共持有药品批准文号368个，其中化学制剂批准文号196个（含5个医用氧批准文号），中药制剂批准文号152个，原料药批准文号20个；全区持有《医疗机构制剂许可证》的制剂室共有8家，其中3家制剂室持有医疗机构制剂批准文号35个，6家医疗机构共有43个制剂品种通过备案；全区共有3家药物临床试验机构，共有43个专业通过备案。

第二章 药品监管

表 2.1 自治区药品生产企业统计表（截至 2022 年 8 月 31 日）

序号	证书编号	分类码	社会信用代码	企业名称	法定代表人	注册地址	生产地址	生产范围	发证日期	有效期	备注
1	宁20150001	Ay	91640521554198143L	宁夏永寿堂中药饮片有限公司	张永生	宁夏中宁县城北街枸杞加工园区	宁夏中宁县城北街枸杞加工园区	中药饮片［直接口服饮片（三七粉、鹿茸粉）、净制、切制、炮炙（炒制、炙制、制炭、煅制、蒸制、炖制、煨制）、婵制、发芽、发酵］***	10/26/2020	10/25/2025	
2	宁20150002	Ahzt	91640000715028154D	宁夏启元国药有限公司	陈利红	银川市金凤区宁安大街85号	宁夏银川市金凤区宁安大街85号，宁夏银川市望远工业园区启元大道1号：中药前处理及中药提取***	硬胶囊剂、片剂、颗粒剂、硬胶囊剂（含头孢菌素类）、颗粒剂、栓剂、丸剂（水丸、水蜜丸、浓缩丸）、精神药品（地西泮片、艾司唑仑片）***宁夏银川市望远工业园区启元大道1号：中药前处理及中药提取***	5/26/2022	11/10/2025	
3	宁20150003	AhDh	91641100227756822X	上海华源药业（宁夏）沙赛制药有限公司	王 罕	宁夏银川市高新技术开发区6号路	宁夏银川市高新技术开发区6号路	大容量注射剂、小容量注射剂、冻干粉针剂、原料药（盐酸帕洛诺司琼、生长抑素、胸腺五肽、帕瑞昔布钠）***	9/16/2020	11/24/2025	
4	宁20150004	AhzChDh	91641100227748589	宁夏康亚药业股份有限公司	何仲彤	银川市金凤区宁安大街富安西巷57号	银川市金凤区宁安大街富安西巷57号：眼用制剂（滴眼剂、眼用凝胶剂）、硬胶囊剂、原料药（苯磺酸氨氯地平、苄达赖氨酸、加替沙星）、颗粒剂、小容量注射剂、片剂***宁夏银川苏银产业园水润东路2号：原料药（美洛昔康、羟苯磺酸钙）、中药前提取、眼用制剂（单剂量滴眼剂、多剂量滴眼剂）***	7/19/2022	12/2/2025	
5	宁20150006	Ahz	91640121227598963U	宁夏多维药业有限公司	陈德刚	宁夏银川市永宁县望远开发区	宁夏银川市永宁县望远开发区	片剂、散剂、硬胶囊剂、颗粒剂、丸剂***	4/27/2022	11/12/2025	

续表

序号	证书编号	分类码	社会信用代码	企业名称	法定代表人	注册地址	生产地址	生产范围	发证日期	有效期	备注
6	宁20150008	Az	91640122735976178C	宁夏泉水药业有限公司	王彦秀	银川德胜工业园区德胜大道东路5号	银川德胜工业园区德胜大道东路5号	膏药（外用）***	4/23/2021	11/12/2025	
7	宁20150013	Aq	91640221763208 2805	宁夏恒生医药有限公司	马军	宁夏回族自治区平罗县太沙工业区	宁夏回族自治区平罗县太沙工业区	医用气体［氧（气态）、氧（液态）］***	3/23/2021	1/3/2026	
8	宁20150016	Aq	91640100227792 3214	宁夏医用氧气厂（有限公司）	闫学勤	银川市良田工业园区	银川市金凤区庆祥街70号	医用气体［氧（气态分装）］***	12/3/2020	12/2/2025	
9	宁20160001	AhzDh	91640323799936271F	宁夏紫荆花制药有限公司	孙广文	宁夏盐池县城南环路东顺工业园区	宁夏盐池县城南环路东顺工业园区	原料药（苦参碱、苦参素、苦参总碱、苦豆子总碱）、片剂、硬胶囊剂、颗粒剂、栓剂（含中药前处理及提取）***	12/29/2021	11/24/2025	
10	宁20160002	Ahzy	91640181228382180A	宁夏金太阳中药饮片有限公司	徐金城	宁夏灵武市北门工业区	银川经济技术开发区发祥东路313号	片剂、颗粒剂、中药饮片（含中药前处理及提取）、中药饮片［净制、切制、炮炙（炒制、炙制、煅制、蒸制、煮制、燀制、发芽）］***	11/25/2020	11/24/2025	
11	宁20160003	Ay		宁夏春鸿圆中药饮片有限公司	李汉军	宁夏银川市金凤区创业园A区52号厂房	宁夏银川市金凤区创业园A区52号厂房	中药饮片［净制、切制、炮炙（炒制、炙制、煅制、蒸制、煮制、燀制）］	12/25/2020	12/24/2025	
12	宁20170001	Dh	91640122554164459D	宁夏泰益欣生物科技股份有限公司	陈东	宁夏银川市贺兰县暖泉工业园区	宁夏银川市贺兰县暖泉工业园区	原料药（盐酸林可霉素、盐酸克林霉素、克林霉素磷酸酯、阿奇霉素、克拉霉素）***	9/30/2022	12/24/2027	

续表

序号	证书编号	分类码	社会信用代码	企业名称	法定代表人	注册地址	生产地址	生产范围	发证日期	有效期	备注
13	宁20170002	Dh	91640100554171717U	宁夏金维制药股份有限公司	卢鹏东	宁夏宁东能源化工基地化工新材料园B区鹭鸶路以西，启源路以南，鸿雁路以东	宁夏宁东能源化工基地化工新材料园B区鹭鸶路以西，启源路以南，鸿雁路以东	原料药（甲钴胺、维生素B₁₂、腺苷钴胺）***	3/3/2022	3/2/2027	原证书编号为：宁20150007
14	宁20170004	Ay	91641100763323894L	宁夏沃福百瑞枸杞产业股份有限公司	潘泰安	银川市金凤区五里合路68号	银川市金凤区五里合路68号	中药饮片***	4/21/2022	4/20/2027	
15	宁20170005	Y	91640122MA75WXUF22	宁夏康泰隆中药饮片有限公司	许娜	银川市贺兰县良繁场	银川市贺兰县良繁场	中药饮片：净制、切制、炮炙（蒸制、煮制、燀制、炖制、煨制、制炭、炙制、炮炙（酒炙、醋炙、盐炙、砂炒、蜜炙、油炙）；制炭（炒炭、煅炭）；煅（明煅、煅淬）；蒸；煮；燀、粉碎】、毒性中药饮片［净制、切制、蒸制、煮制、炒制］***	8/1/2022	7/31/2022	
16	宁20170006	Y	91640324MA760GCEXJ	宁夏同壹药业有限公司	马福忠	同心县豫海镇城一村	同心县豫海镇城一村	中药饮片［净制；切制；炮炙；炒（清炒、麸炒；砂炒）；炙法（酒炙、醋炙、盐炙、蜜炙、油炙）；制炭（炒炭、煅炭）；煅（明煅、煅淬）；蒸；煮；燀、粉碎］***	11/20/2019	9/20/2022	
17	宁20170007	Ay	91640423710649277L	宁夏西北药材科技有限公司	解娟芳	隆德县城312国道（汽车站对面）	宁夏隆德县城312国道（汽车站对面）	中药饮片［净制、切制、炙制（制炭、燀制）、煨制］、毒性中药饮片［净制、切制、炮炙（蒸制、煮制、炒制）］***	8/4/2022	8/3/2027	原证书编号为：宁20150011
18	宁20170008	F	91640300585382242X	宁夏鑫浩源生物科技股份有限公司	张晓滨	宁夏回族自治区吴忠市金积工业园区	宁夏回族自治区吴忠市金积工业园区	药用辅料***	1/8/2020	11/15/2022	

续表

序号	证书编号	分类码	社会信用代码	企业名称	法定代表人	注册地址	生产地址	生产范围	发证日期	有效期	备注
19	宁20180001	Ay	91641100MA75XETFXU	尚药局(宁夏)制药有限公司	吕梦君	银川市高新区中小企业创业园1号厂房	银川市高新区中小企业创业园1号厂房	中药饮片（直接口服饮片，净制）***	12/4/2020	2/25/2023	
20	宁20180002	Ay	91640423083523535F	隆德县葆易圣药业有限公司	田永强	宁夏隆德县六盘山工业园区B区8号	宁夏隆德县六盘山工业园区B区8号	中药饮片（净制、切制、炒制、蒸制、煮制、煅制）	11/20/2019	5/20/2023	
21	宁20180003	Ay	91640423064753271L	宁夏隆德县六盘山中药资源开发有限公司	郑芝苓	宁夏隆德县六盘山工业园区	宁夏隆德县六盘山工业园区宁夏绿色中药产业园	中药饮片［净制、切制、炮制、炙制、蒸制、煮制］***	5/13/2022	7/16/2023	
22	宁20180004	Y	916401000750807460F	百瑞源枸杞股份有限公司	郝向峰	银川德胜工业园区德成东路1号	银川德胜工业园区德成东路1号	中药饮片（枸杞子）***	8/9/2018	8/8/2023	
23	宁20190001	Dh	91640221574877733M	丽珠集团(宁夏)制药有限公司	罗强	宁夏平罗工业园区301省道南侧头石公路西侧	宁夏平罗工业园区301省道南侧头石公路西侧	原料药（洛伐他汀）***	4/27/2022	3/10/2024	
24	宁20190002	Dy	91640500MA76DC0J4E	宁夏中宁枸杞产业发展股份有限公司	周佳奇	中卫市中宁县中国枸杞city加工城	中卫市中宁县中国枸杞加工城	中药饮片［净制（枸杞子）］***	9/14/2022	6/24/2024	
25	宁20190003	AqDq	916404026704385SH	固原润达医用充氧有限公司	马秉林	固原市原州区清水河工业园区	固原市原州区清水河工业园区	医用气体［氧（气态分装）］***	7/1/2019	7/1/2024	原证书编号为：宁20150012

续表

序号	证书编号	分类码	社会信用代码	企业名称	法定代表人	注册地址	生产地址	生产范围	发证日期	有效期	备注
26	宁20190004	Ay	91640522MA76111MX4	宁夏大河源中药饮片有限公司	李威风	海原县海兴开发区小微企业孵化园	海原县海兴开发区小微企业孵化园	中药饮片***	2/16/2022	11/27/2024	
27	宁20190005	Ay	91640404759831167U	宁夏明德中药饮片有限公司	姜德文	固原经济开发区兴源路	固原经济开发区兴源路	中药饮片（直接口服饮片），中药饮片[含毒性饮片，净制，切制，炮炙（炒制，炙制，制炭，煅制，蒸制，煮制，燀制，制霜，水飞，发芽，发酵）]	3/5/2021	12/18/2024	原证书编号为：宁20150017
28	宁20200001	Dh	91640122067777732E	宁夏佰康科技有限公司	胡治年	银川生物科技园洪胜东路	银川生物科技园洪胜东路	原料药（盐酸二甲双胍，红霉素）***	1/21/2022	1/7/2025	
29	宁20200002	Za	91640300MA75WHPE9P	宁夏西麒麟生物科技有限公司	王健	宁夏吴忠金积工业园区江南路211号	宁夏吴忠金积工业园区江南路211号	原料药***	5/11/2020	5/10/2025	
30	宁20200005	AhDh	916400007150706192	宁夏启元药业有限公司	吴永明	银川市望远工业园区启元大道1号	银川市望远工业园区启元大道1号	原料药（盐酸四环素，四环素，红霉素，阿奇霉素，克拉霉素，维生素B₂，维生素C）***	9/2/2020	9/1/2025	原证书编号为：宁20150005
31	宁20200006	Bz	91640121788225335W	宁夏唐明制药有限公司	杨玉发	宁夏回族自治区银川市兴庆区苏银产业园区水润东路1号	受托方是宁夏国药有限启元公司，地址是宁夏银川市金凤区宁安大街85号，宁夏银川市望远工业园区启元大道1号	虫草川贝止咳素，感冒颗粒，回春如意胶囊，胃康灵胶囊，风寒感冒胶囊，风热感冒颗粒，羚羊感冒胶囊，降糖宁胶囊***	12/30/2020	12/29/2025	

续表

序号	证书编号	分类码	社会信用代码	企业名称	法定代表人	注册地址	生产地址	生产范围	发证日期	有效期	备注
32	宁20210001	Ay	91640100MA76J4C0L	北京同仁堂健康药业（宁夏）有限公司	唐辉	银川经济技术开发区西区规划二号路129号	银川经济技术开发区西区规划二号路129号	中药饮片［净制、切制、炮制（炒制、炙制、煅制、制炭、煮制）、蒸制、水飞］；毒性中药饮片［净制、切制、炮制（炒制、炙制、煅制）、煮制、蒸制、水飞］***	7/19/2022	4/13/2026	
33	宁20210002	Ay	91640521564137O617	宁夏旱康生物科技有限公司	朱彦华	宁夏中卫市中宁县新堡镇宁新工业园区	宁夏中卫市中宁县新堡镇宁新工业园区	中药饮片（直接口服饮片、中药饮片（净制）***	5/26/2021	5/25/2026	
34	宁20210003	Ay	91640122MA76C989XR	宁夏康扬中药材科技有限公司	杨彬琳	银川市贺兰县德胜工业园区富强路12号	银川市贺兰县德胜工业园区富强路12号	中药饮片［净制、切制、炮制（炒制、炙制、煅制、制炭、煮制、蒸制、水飞、发芽、发酵）；饮片（净制、切制、炮制、煮制）；直接口服饮片***	9/17/2021	9/16/2026	
35	宁20220001	Dy	91640521MA761LP2W	宁夏全通药业有限公司	雍跃文	宁夏中宁县新堡镇新水农产品加工园区1号楼1-3层01号	宁夏中宁县新堡镇新水农产品加工园区1号145号	中药饮片（净制）***	6/22/2022	1/24/2027	
36	宁20220002	Ay	91640521MA76M2B86U	宁夏宁萃堂中药饮片有限公司	王峰	宁夏中宁县恩和镇规划区：恩红公路以东、G6京藏高速公路以北	宁夏中宁县恩和镇规划区：恩红公路以东、G6京藏高速公路以北	中药饮片［净制、切制、炮制（炒制、炙制、蒸制、制炭、煅制）］***	1/27/2022	1/26/2027	
37	宁20220003	Aq	91640521MA76N580F	宁夏古济堂药业有限公司	张乾坤	宁夏回族自治区中卫市中宁县新堡镇规划区（物流园区）	宁夏回族自治区中卫市中宁县新堡镇规划区（物流园区）	中药饮片（净制）***	8/11/2022	8/10/2027	

表2.2　自治区获得药品批准文号情况统计表（截至2022年8月31日）

企业名称	品种总数	原料药	化学制剂	中药制剂
宁夏启元国药有限公司	188	0	92	96
宁夏启元药业有限公司	5	5	0	0
宁夏康亚药业股份有限公司	42	4	36	2
宁夏金太阳药业有限公司	42	2	26	14
上海华源药业（宁夏）沙赛制药有限公司	27	3	23	0
宁夏紫荆花制药有限公司	22	4	7	11
宁夏多维药业有限公司	28	0	7	21
宁夏泉水药业有限公司	1	0	0	1
宁夏金维制药股份有限公司	1	2	0	0
宁夏恒生医药有限公司	2	0	2	0
宁夏医用氧气厂（有限公司）	1	0	1	0
中宁县泰丰医用氧气厂	1	0	1	0
固原润达医用氧充装有限公司	1	0	1	0
宁夏唐明制药有限公司	7	0	0	7
总计	368	20	196	152

表2.3　自治区医疗机构制剂室统计表（截至2022年8月31日）

序号	制剂室名称	地址	配制范围	制剂批准文号	制剂备案文号
1	宁夏医科大学总医院	银川市兴庆区胜利街804号	小容量注射剂、硬胶囊剂（含中药制剂）、合剂（含中药制剂）、口服溶液剂、酊剂（外用）、洗剂（含中药制剂）、涂剂、软膏剂、眼用制剂（滴眼剂、眼膏剂）、耳用制剂、鼻用制剂、麻醉药品（盐酸美沙酮口服溶液）	27	8
2	宁夏回族自治区中医医院暨中医研究院	宁夏银川市西夏区北京西路114号	硬胶囊剂、丸剂、合剂、口服溶液剂、酊剂（外用）、洗剂、软膏剂、凝胶剂、颗粒剂、煎膏剂、灌肠剂	5	18
3	银川市中医医院	银川市解放西街231号	片剂、硬胶囊剂、颗粒剂、散剂、丸剂、合剂、糖浆剂、茶剂、洗剂、贴膏剂、煎膏剂（膏滋）	3	10
4	吴忠市利通区张氏正骨医院	吴忠新区开元大道体育馆对面	软膏剂（外用）	0	3
5	固原市人民医院	固原市原州区西南新区九龙路	酒剂	0	1
6	宁夏医科大学附属中医医院	吴忠市民族路154号	散剂、胶囊剂、颗粒剂、煎膏剂、丸剂（水丸、水蜜丸）、软膏剂	0	2

续表

序号	制剂室名称	地址	配制范围	制剂批准文号	制剂备案文号
7	宁夏汉方中医医院	宁夏银川市兴庆区胜利南街709号	丸剂（水丸、蜜丸）、散剂、酒剂、搽剂、酊剂、煎膏剂	0	0
8	吴忠马莲渠张氏医院		无《医疗机构制剂许可证》，委托宁医大总院配制	0	1
			合计	35	43

表 2.4　自治区药物临床试验机构统计表（截至 2022 年 8 月 31 日）

序号	机构名称	通过备案专业总数	通过备案的专业
1	宁夏医科大学附属医院	22 个	I 期药物临床试验室、呼吸内科、心血管内科、肿瘤、妇科、骨科、麻醉、泌尿外科、内分泌、神经内科、眼科、神经外科、急诊科、感染性疾病科、儿内科、皮肤病、消化内科、耳鼻咽喉头颈外科、疼痛科、新生儿科、风湿免疫
2	银川市第一人民医院	15 个	呼吸内科、心血管内科、内分泌科、神经内科、肿瘤科、消化内科、妇科、耳科、鼻科、咽喉科、泌尿外科、血液内科、肾病学、骨科、内科（中医科）
3	宁夏回族自治区人民医院	6 个	呼吸内科、内分泌、肿瘤科、眼科、老年病（神经方面）、免疫学（内科）

截至 2022 年 8 月 31 日，全区共有药品批发企业 113 家，药品零售连锁总部 60 家，零售药店 4329 家。其中，配制、经营麻醉药品和精神药品的企业（单位）22 家，经营医疗用毒性药品的企业 6 家，使用放射性药品的机构 4 家。

第二章 药品监管

表 2.5 自治区药品批发企业统计表（截至 2022 年 8 月 31 日）

序号	许可证编号	企业名称	经营范围	注册地址	法定代表人	仓库地址	备注
1	宁AA9510071	宁夏福安达医药有限公司	生物制品、中药饮片、中成药、化学药制剂、抗生素制剂、生化药品［除体外诊断试剂（药品）］***	银川市金凤区泰康街83号隆基商务大厦1号楼23层9号	赵 桃	宁夏银川市贺兰县习岗镇德胜工业园富昌路18号	
2	宁AA9510003	宁夏众欣联合方泽医药有限公司	中药饮片、中成药、化学药制剂、抗生素、蛋白同化制剂、肽类激素、生化药品、麻醉药品、第一、二类精神药品、生物制品、医疗用毒性药品（西药品种）***	银川市兴庆区玉皇阁北街7号B段	张也池	西夏区黄河西路300号；德胜工业园富昌路；德胜工业园富昌路18号	
3	宁AA9510001	宁夏华源耀康医药有限公司	中成药、中药饮片、化学药制剂、生化药品（除体外诊断药品外）、生物制品和肽类激素、第二类精神药品	银川德胜工业园区宁平街8号	王 军	银川德胜工业园区宁平街8号（2号、3号、4号、5号仓库）	
4	宁AA9510062	宁夏德昇和堂药业有限公司	中成药、化学药制剂、抗生素制剂	宁夏回族自治区银川市兴庆区民族北街玉云台30号楼1701室	占 峰	永宁县望远镇长湖村经纬创业园1号、328号、427号	
5	宁AA9510107	宁夏瑞和堂医药有限公司	中药饮片、中成药、化学药制剂、生化药品、生物制品（药品）（不含冷藏冷冻药品）***	固原市原州区北塬街道北塬和公寓万写字楼4楼401、402室	冯向东	银川市兴庆区民族北街延伸段303号、固原市原州区北塬街道万和商业楼4楼	
6	宁AA9510023	宁夏浩济医药有限公司	中成药、化学药制剂、抗生素制剂、生化药品、生物制品（除诊断试剂药品）、蛋白同化制剂、肽类激素	银川市金凤区易大紫荆花商务中心A、B座办公楼A1701、1702、1703、1704室	罗培敏	银川市望远工业园区北方国际建材城N组团3层北侧	
7	宁AA9510099	宁夏达美医药有限公司	中药饮片、中成药、化学药制剂、抗生素制剂、生化药品、生物制品［除诊断试剂（药品）］、第二类精神药品、蛋白同化制剂、肽类激素	银川市德胜工业园区富强路16号	陈树凡	银川市德胜工业园区富强路16号、银川市德胜工业园区睦园路10号宁夏永安医药贸易有限公司2号药品库	

续表

序号	许可证编号	企业名称	经营范围	注册地址	法定代表人	仓库地址	备注
8	宁AA9510126	宁夏珍爱壹生医药有限公司	中成药、化学药制剂、抗生素制剂、生化药品	银川市金凤区易大紫荆花商务中心E座2412室	何保江	银川市兴庆区民族北街延伸路银川邮区中心局院内	
9	宁AA9510102	宁夏同康泰医药有限公司	生物制品、中药材、中药饮片、中成药、化学药原料药、化学药制剂、抗生素制剂、生化药品	银川市金凤区满城南街东侧臻君豪庭花园1号楼综合楼6层01号办公房	骆 健	苏银产业园产旺街9号（文字性变更）	
10	宁AA9510111	宁夏玖如泰医药有限公司	中成药、化学药制剂、抗生素制剂、生化药品、生物制品（除疫苗、体外诊断药品外）、蛋白同化制剂、肽类激素、医疗用毒性药品（注射用A类肉毒素）	银川经开区金凤工业园金丰路68号	杨启华	银川经开区金凤工业园金丰路68号	
11	宁AA9510024	宁夏天心医药有限责任公司	中成药、化学药原料药及其制剂、抗生素制剂、体外诊断药品、生化药品、蛋白同化制剂、肽类激素、第二类精神药品	银川市德胜工业园区宁平街1号	张 辉	银川市德胜工业园区宁平街1号	
12	宁AA9510047	宁夏博世康药业有限公司	生物制品、中药饮片、中成药、化学药制剂、抗生素制剂、生化药品	银川市兴庆区玉皇阁北街107号三层	尚晨光	永宁县望远镇闽宁产业园中小企业产业新城9幢3号	
13	宁AA9510117	宁夏利春医药有限公司	生物制品、中药饮片、中成药、化学药制剂、抗生素制剂、生化药品（以上范围不含冷藏冷冻药品）	宁夏永宁县胜利乡宁夏创业谷中小企业产业新城二期D区7-1幢3、5、6号	丁绍春	宁夏创业谷中小企业产业新城二期D区7-1幢3,5,6号	
14	宁AA9510007	宁夏众欣联合德林医药有限公司	中药材、中药饮片、中成药、生化药品、生物制品（除体外诊断药品外）、蛋白同化制剂和肽类激素、第二类精神药品	银川市德胜工业园区沁园路6号	房永常	银川市德胜工业园区沁园路6号	
15	宁AA9510066	宁夏玖华药业有限公司	中药饮片、中成药、化学药制剂、抗生素制剂、生化药品（以上范围不含冷藏冷冻药品）	银川市德胜工业园永胜西路3号	乔永红	银川市德胜工业园永胜西路3号	

续表

序号	许可证编号	企业名称	经营范围	注册地址	法定代表人	仓库地址	备注
16	宁AA9510020	宁夏永欣医药药材有限责任公司	中成药、化学药制剂、抗生素制剂、生化药品、第二类精神药品、生物制品[除体外诊断试剂（药品）外]（不含冷藏冷冻药品）	宁夏永宁县城团结西路1号办公楼2楼	王红兵	永宁县城团结西路1号	
17	宁AA9510100	宁夏康泰隆医药有限公司	中药饮片、中成药、化学原料药及其制剂、抗生素原料药及其制剂、生化药品、生物制品（除体外诊断药品）***（不含冷藏冷冻药品）	贺兰县良繁场02幢2号厂房	许佳浩	贺兰县良繁场	
18	宁AA9510070	宁夏医正药业有限公司	中成药、中药饮片、化学药制剂、抗生素制剂、生化药品、生物制品[除体外诊断试剂（药品）]、蛋白同化制剂、肽类激素	银川市兴庆区丽景南街双医路聚景丰苑15号07号营业房	王兴春	银川市贺兰县金贵镇银河村一队	
19	宁AA9510116	宁夏美康医药有限公司	中成药、化学药制剂、抗生素制剂、生化药品	宁夏永宁县望远闽宁业城中小企业创业产业新城9幢3号	王涛	永宁县望远闽宁业城中小企业宁夏创业产业新城9幢3号	
20	宁AA9510006	重庆医药集团（宁夏）有限公司	中药饮片、中成药、化学原料药及其制剂、生物制品（除体外诊断药品）、生物制品、肽类激素、第二类精神药品、医疗用毒性药品（A型肉毒素）	银川市金凤开发区6号路5号楼5层	鲁小林	固原市原州区长城梁园德慈普园原康恒农产品加工有限公司院内2号厂房；中卫市沙坡头区柔远镇砖塔村中国物流园5号仓库；宁夏银川市贺兰县习岗镇德胜工业园富昌路18号。	
21	宁AA9510109	宁夏九康医药有限公司	中药饮片、中成药、化学药制剂、抗生素、生化制品（除疫苗、诊断试剂）	宁夏永宁县望远北方国际建材物流城M6组团东二层	牧笛	宁夏永宁县望远北方国际建材物流城M6组团东二层	
22	宁AA9510036	宁夏普仁康医药有限公司	中成药、化学药制剂、抗生素、生化药品	宁夏灵武市全民创业园	吴阳	宁夏灵武市全民创业园418号	歇业
23	宁AA9510043	宁夏春晓医药有限公司	中药饮片、中成药、化学药制剂、抗生素制剂、生化药品、生物制品[含体外诊断试剂（药品）]、第二类精神药品、蛋白同化药品、肽类激素	银川经开金凤工业园康地路146号	朱逢军	银川经开区金凤工业地路146号	

续表

序号	许可证编号	企业名称	经营范围	注册地址	法定代表人	仓库地址	备注
24	宁AA9510065	宁夏众欣联合方经睦纬医药有限公司	中成药、化学药制剂、抗生素制剂、生化药品、生物制品[除体外诊断试剂（药品）]（不含冷藏冷冻药品）	银川市金凤区新昌西路金钻名座1号综合写字楼办公楼1002室	贾付宏	银川市德胜工业园区沁园路3号	
25	宁AA9510128	宁夏众邦泰瑞医药有限公司	中成药、化学药制剂、抗生素制剂、生化药品	银川市金凤区长城西路以南、规划路以东盈华商夏第十六层	丁奎华	银川市金凤区工业集中区康地路146号	
26	宁AA9510118	宁夏民信德仁药业有限公司	中药饮片、中成药、化学药制剂、抗生素制剂、生化药品、生物制品[除体外诊断试剂（药品）]、蛋白同化制剂、肽类激素	宁夏贺兰县宿安北街汽车配城2号楼6楼	王海宾	银川市贺兰县宿安北街汽车配城2号楼6楼	
27	宁AA9510072	宁夏普达医药有限公司	中药饮片、中成药、化学药制剂、抗生素、生化药品（以上范围不含冷藏冷冻药品）*****	银川市兴庆区北京东路640号综合办公楼6楼	罗鹏	银川市德胜工业园区富强路16号	
28		国药控股宁夏有限公司	中药饮片、中成药、化学原料药及其制剂（含生化药品）、第一类精神药品、第二类精神药品、医疗用毒性药品、蛋白同化制剂、肽类激素、麻醉药品、麻黄素、罂粟壳	银川市西夏区文昌南路西夏国际公铁物流城	陈战宇	银川市西夏区文昌南路西夏国际公铁物流城金积工业园中小企业创业孵化基地B13/14号，吴忠金积工业园中小企业创业孵化基地B13/14号，吴忠分库储存范围：中药饮片、中成药、化学原料药及其制剂、抗生素原料药及其制剂、生化药品、生物制剂、蛋白同化制剂、肽类激素	
29	宁AA9510080	宁夏西部医药有限公司	中药饮片、中成药、化学药制剂、抗生素制剂、蛋白同化制剂、肽类激素、生物制品（除体外诊断药品外）***	银川市德胜工业园区富强路12号	昝爱军	银川市德胜工业园区富强路12号	

续表

序号	许可证编号	企业名称	经营范围	注册地址	法定代表人	仓库地址	备注
30	宁AA9510040	宁夏正源医药有限公司	中药饮片、中成药、化学药制剂、抗生素制剂、生物制品[除体外诊断试剂（药品）]（不含冷冻药品）***	银川市贺兰工业园区食品园二期富强路12号	杨彬琳	银川市贺兰工业园区食品园二期富强路12号	
31	宁AA9510045	宁夏圣瑞禾医药有限公司	中药饮片、中成药、化学药制剂、生化药品、生物制品（除体外诊断药品）、第二类精神药品、蛋白同化制剂、肽类激素	宁夏银川市金凤区开发区1号厂房	冯有林	宁夏银川市金凤区开发区1号厂房	
32	宁AA9510113	宁夏老百姓惠仁堂医药有限公司	中药材、中药饮片、中成药、化学药制剂、生化药品、生物制品、抗生素制剂[除体外诊断药品（药品）]外、蛋白同化制剂、肽类激素	宁夏银川市兴庆区金茂花园5号楼A单元701号	刘道鑫	银川市望远工业园区国道4号路北方国际建材物流城P5组团	
33	宁AA0951002	宁夏康越药业有限公司	中药饮片、中成药、化学药制剂、生化药品、生物制品（除体外诊断药品外）（不含冷藏冷冻药品）	银川市金凤区森林公园鸣翠岛B区48-3号	牛月红	银川市兴庆区民族北街延伸路303号宁夏中邮物流有限责任公司高架库17#走廊	
34	宁AA9510005	宁夏源洋医药有限公司	中药材、中药饮片、中成药、化学药制剂、抗生素、生化药品、生物制品（除体外诊断药品外）、肽类激素、第二类精神药品***	宁夏贺兰工业园区睦园路宁夏银果饮品有限公司3号办公楼1-2层	丛培文	宁夏贺兰工业园区睦园路唐徕渠东岸	
35	宁AA9510106	宁夏杏龙医药有限公司	中药材、中药饮片、中成药、化学药制剂、抗生素、生化药品、生物制剂[除体外诊断试剂（药品）]外***	银川市金凤区恒泰商务大厦11层4号办公用房	张伟	银川金凤开发区6号路5号楼三层	
36	宁AA9510079	宁夏九州欣医药有限公司	中药材、中药饮片、生物制品[除冷藏冷冻药品（药品）]外***	银川市西夏区同心南街同安小区二期12号楼104号营业房	李少松	银川市西夏区同心南街同安小区二期12号楼下	
37	宁AA9510016	宁夏中山医药有限公司	中药饮片、中成药、中药材、化学原料药及其制剂、抗生素原料药及其制剂、生物疫苗、生物制品、体外诊断药品	银川市金凤区工业园区A区1号楼厂房	徐建华	银川市金凤区工业园A区1号厂房	
38	宁AA9510034	宁夏元康福瑞医药有限公司	中成药、化学原料药及其制剂、抗生素原料药、生化药品	宁夏银川滨河新区水润东路2号	何利云	银川滨河新区水润东路2号	

续表

序号	许可证编号	企业名称	经营范围	注册地址	法定代表人	仓库地址	备注
39	宁AA9510017	宁夏众欣联合康广有限公司	生物制品、中成药、化学药制剂、抗生素制剂、生化药品	宁夏回族自治区银川市兴庆区北京东路379号金源大厦703室	郭亚军	民族北街303号	
40	宁AA9510057	宁夏中邮物流有限责任公司	中药饮片、中成药、化学药制剂、抗生素制剂、生物制品、体外诊断试剂（药品）、蛋白同化制剂、肽类激素	银川市兴庆区民族北街303号	俞姿	民族北街303号（文字性变更）	
41	宁AA9510013	宁夏海王医药有限公司	中药饮片、中成药、化学原料药及其制剂、生物制品、蛋白同化制剂、肽类激素、体外诊断试剂（药品）外	永宁县望远镇闽宁产业城宁夏创业谷中小企业产业新城二期D区4-2号生产厂房	张友松	永宁县望远镇闽宁产业城宁夏创业谷中小企业产业新城二期D区4-2号生产厂房	
42	宁AA9510127	宁夏禾元晟医药有限公司	中成药、化学药制剂、抗生素制剂、生化药品	宁夏贺兰工业园区睦园路宁夏银果饮品有限公司3号办公楼	汪文娟	宁夏贺兰工业园区睦园路4号仓库	歇业
43	宁AA9510056	宁夏明德医药有限公司	中药材、中成药、化学药制剂、抗生素制剂、生物制品[除体外诊断试剂（药品）外]	银川市金凤区宝湖中路宝湖福邸25C-101-102号	姜建明	固原市经济开发区兴源路89号	
44	宁AA9510041	宁夏华海国药有限公司	中药饮片、中成药、化学药制剂、抗生素制剂、生化药品（不含冷藏冷冻药品）	宁夏银川市金凤区亲水大街东侧艾依雅居1号楼401室	李刚	银川市兴庆区民族北街303号银川邮政中心局院内宁夏中邮物流有限责任公司	
45	宁AA9510074	宁夏启元医药有限公司	中药材、中药饮片、中成药、化学药原料药及其制剂、生化药品、抗生素制剂、肽类激素、第二类精神药品、生物制品（除疫苗、诊断药品外）	银川市金凤区宁安大街85号	陈利红	银川市金凤区宁安大街85号	

续表

序号	许可证编号	企业名称	经营范围	注册地址	法定代表人	仓库地址	备注
46	宁AA9510026	宁夏康顺医药药材有限公司	中药饮片、中成药、化学药制剂、抗生素制剂、生化药品、生物制品[除体外诊断试剂(药品)外]	宁夏贺兰县银河东路175号	王 阳	宁夏贺兰县银河东路175号	
47	宁AA9510110	宁夏伊雪医药有限公司	中成药、化学药制剂、抗生素、生化药品(以上范围不含冷藏冷冻药品)	银川兴庆区市胜利南街万达市场11-6	沙 丹	银川望远工业园区红鹰路西侧生产车间3号库房	
48	宁AA9510129	宁夏百安堂医药有限公司	中药饮片、中成药、化学药制剂、抗生素制剂、生化药品、蛋白同化制剂、肽类激素、生物制品[除体外诊断试剂(药品)外]	银川市兴庆区掌政路东侧银川广元鸿睿工贸有限公司2号综合楼壹号房	蔡小花	银川市兴庆区掌政路东侧银川广元鸿睿工贸有限公司2号综合楼二楼	
49	宁AA9510122	宁夏佰益丰药业有限公司	中药材	银川市兴庆区新世纪花园二组团13号楼8号营业房	王冰雪	新水农产品加工创业园区2#厂房1层02	
50	宁AA9510096	宁夏凤竹医药有限公司	中药饮片、中成药、化学药制剂、抗生素、生化药品、生物制品(除体外诊断药品外)(不含冷藏冷冻药品)	银川兴庆区丽景北街商贸城13号商铺124号	王 芬	银川市贺兰县金京四正公司对面	
51	宁AA9510073	宁夏众欣联合销康医药有限公司	中成药、化学制剂、抗生素制剂、生化药品	银川市金凤区易大紫荆花商务中心A、B座办公楼A901室	王 冬	永宁县望远北方国际建材物流城N组团三层N2-C	
52	宁AA9510132	宁夏一康源医药有限公司	中成药、中药饮片、化学药制剂、抗生素制剂、生化药品	银川市兴庆区胜利南街257号	饶德玉	银川市兴庆区掌政镇银横路北侧、镇镇孔雀基地银横路北侧3号库负一层东	
53	宁AA9510134	宁夏德联众康医药有限公司	中成药、化学药制剂、抗生素制剂、生化药品(除冷藏冷冻药品)	银川市兴庆区胜利南东路绿地21商城D区9-314室	张劲峰	银川市兴庆区德胜工业园区德胜东路11号	
54	宁AA9510138	宁夏修正堂医药有限公司	中成药、化学药制剂、抗生素、生化药品	银川经开区金凤工业园服务中心7号楼2单元402-406室、408室	刘永平	银川经济技术开发区金波南路西侧一号路5号	

续表

序号	许可证编号	企业名称	经营范围	注册地址	法定代表人	仓库地址	备注
55	宁AA9510140	宁夏峰岳佰泰医药贸易有限公司	中成药、化学药制剂、抗生素、生化药品、生物制品（除体外诊断药品）（不含冷藏冷冻药品）	宁夏永宁县望远闽宁产业城宁夏创业合中小企业产业新城9幢4厂房	陈立峰	宁夏永宁县望远闽宁产业城宁夏创业合中小企业产业新城9幢4厂房	
56	宁AA9510141	宁夏宁谷医药科技有限公司	生物制品、中药饮片、化学药制剂、抗生素制剂、生化药品、蛋白同化制剂、肽类激素[除体外诊断试剂（药品）]	银川市金凤区宁安大街490号银川iBi育成中心1号楼408室	闫志	银川市兴庆区民族北街303号	
57	宁AA9510142	宁夏金太阳医药有限公司	中药材、中药饮片、中成药、化学原料药及其制剂、抗生素、生化药品、生物制品（除疫苗、体外诊断药品外）	银川市经济技术开发区发祥东路313号	徐金城	银川市经济技术开发区发祥东路313号	
58	宁AA9510143	宁夏佰和医药有限公司	中成药、化学药制剂、抗生素、生化药品	银川市兴庆区绿地21城切眼公园D区13-2011	白徐宽	银川市德胜工业园区德胜工贸城北1楼综合楼2号房	
59	宁AA9510136	宁夏富康人和医药有限公司	生物制品、中成药、中药饮片、化学药制剂、抗生素制剂、生化药品	银川市金凤区宝湖路公元130号	邢博洋	银川市德胜工业园区富强路16号	
60	宁AA9510144	宁夏圣慈医药有限公司	中药饮片、中成药、化学药制剂、抗生素制剂、生化药品、蛋白同化制剂 肽类激素制品（除体外诊断药品外）（冷藏冷冻）	宁夏回族自治区银川市兴庆区高尔夫小区24号商业办公楼702室	王涛	银川市兴庆区民族北街303号医药仓储中心	
61	宁AA9510146	北京第一生物科技集团（宁夏）医药有限公司	中成药、化学药制剂、抗生素、生化药品（以上范围不含冷藏冷冻药品）	银川市金凤区玉皇阁北路101号	王子明	银川市兴庆区民族北街延伸路银川邮政区中心局院内	
62	宁AA9510027	宁夏保安康生物药品有限公司	中成药、化学药制剂、抗生素制剂、生物制品（体外诊断药品、血液制品）	银川市兴庆区进宁北街80号	刘军	银川市兴庆区永宁县望远闽宁产业城中小企业合新城9-6号	

续表

序号	许可证编号	企业名称	经营范围	注册地址	法定代表人	仓库地址	备注
63	宁AA9520119	宁夏九州通医药有限公司	中药材、中药饮片、中成药、化学药制剂、抗生素制剂、生化药品、化学药品、生物制品[除体外诊断试剂（药品）]、第二类精神药品、蛋白同化制剂及肽类激素、医疗用毒性药品	宁夏银川市兴庆区苏银产业园产旺街9号	蔡书成	宁夏银川市兴庆区苏银产业园产旺街9号	
64	宁AA9510124	宁夏民安医药有限公司	中成药、中药饮片、化学药制剂、抗生素制剂、生化药品、生物制品（药品）[除体外诊断试剂（药品）]（不含冷藏冷冻药品）	石嘴山市大武口区青山南路颐和名郡1幢B区100号营业房二楼	于国强	石嘴山市大武口区长胜街道超平村党群服务中心二楼220-223, 2-4-2-8	
65	宁AA9520014	宁夏济仁医药有限公司	中药饮片、中成药、化学原料药及其制剂、生化药品、生物制品（不含冷藏冷冻药品）	大武口区文明北路203号	刘志宇	大武口区文明北路锦馨花园19号楼5层	
66	宁AB9520003	国药控股宁夏石嘴山有限公司分公司	中药饮片、中成药、化学原料药及其制剂、生化药品、生物制品、体外诊断试剂（药品）、第一类精神药品、肽类激素、蛋白同化制剂	石嘴山市大武口区胜利东街322号	陈战宇	石嘴山市大武口区胜利东街322号	
67	宁AA9520029	宁夏金顺医药有限公司	中药材、中药饮片、中成药、化学药制剂、抗生素制剂、生化药品***	平罗县城北门友谊医院后院	哈学广	平罗县城北门友谊医院后院	
68	宁AA9520105	宁夏德瑞轩医药有限公司	中成药、中药饮片、生化药品、化学药制剂、抗生素制剂***	宁夏回族自治区石嘴山市大武口区游艺街587号2层	李先杰	宁夏回族自治区石嘴山市大武口区游艺街587号2层	
69	宁AA9520015	石嘴山市博康医药有限公司	中成药、中药饮片、化学药制剂[除体外诊断试剂（药品）]（不含冷藏冷冻药品）	石嘴山市惠农区北大街269号	杨晓玲	石嘴山市惠农区北大街269号	
70	宁AA9520039	宁夏佳禾医药有限公司	中药材、中药饮片、中成药、生物制品[除体外诊断试剂（药品）]、蛋白同化制剂和肽类激素***	平罗县农牧场（平西公路37号）	刘耿	平罗县农牧场（平西公路37号）	

续表

序号	许可证编号	企业名称	经营范围	注册地址	法定代表人	仓库地址	备注
71	宁AA9510145	宁夏嘉懿药业有限公司	中药材、中药饮片	平罗县惠民农贸市场北大门东侧1-1	丁宁	平罗县惠民农贸市场北大门东侧1-1	
72	宁AA9510098	宁夏仁德堂医药药材有限公司	中药饮片、中成药、化学原料药及制剂、抗生素、生化药品、生物制品（不含冷藏冷冻药品）	宁夏同心县工业园区扶贫产业园	锁晓娟	宁夏同心县杨家河湾	
73	宁AA9530042	宁夏永宏医药贸易有限公司	中药饮片、中成药、化学药制剂、抗生素制剂、生化药品、生物制品［除体外诊断试剂（药品）外］、蛋白同化制剂、肽类激素、第二类精神药品**	盐池县城花马池西街气象局南侧	赵永禄	盐池县城花马池西街气象局南侧，银川市贺兰县奥莱路10号3号药品库A库	
74	宁AA9530049	宁夏开元医药有限公司	中药饮片、中成药、化学药制剂、抗生素制剂、生化药品	吴忠市红寺堡区罗山北路147号	秦志国	吴忠市红寺堡区罗山北路125号	
75	宁AA0953004	宁夏新鸿原医药有限公司	中药饮片、中成药、化学药制剂、抗生素制剂、生化药品、生物制品（除体外诊断试剂、冷藏冷冻药品外）	吴忠市上桥农民失地创业园54号	原博	吴忠市上桥农民失地创业园54号	
76	宁AB9530004	国药控股宁夏有限公司吴忠分公司	中药饮片、中成药、化学药制剂、生化药品、生物制品［除体外诊断试剂（药品）］、第二类精神药品、蛋白同化制剂、肽类激素、麻醉药品、第二类精神药品	吴忠市利通区上桥失地农民创业园南侧营业房29号	陈战宇	吴忠金积工业园中小企业创业孵化基地B区13/14号	
77	宁AA9530044	盐池县医药药材有限公司	中药材、中药饮片、中成药、化学药制剂、抗生素制剂、生化药品	盐池县盐州北路	陆海波	盐池县盐州北路	
78	宁AA9530048	同心县同康医药药材有限公司	中药饮片、中成药、化学药制剂、抗生素制剂、生化药品、生物制品（不含冷藏冷冻药品）	同心县预海镇兴隆村（新区预海中学对面）	马文军	同心县预海镇兴隆村（新区预海中学对面）	
79	宁AA9530131	宁夏福百姓福医药贸易有限公司	中药饮片、中成药、化学药制剂、生化药品、生物制品［除体外诊断试剂（药品）外］（不含冷藏冷冻药品）	吴忠市金积工业园区中小企业孵化基地二期C区12号	赵青峰	吴忠市金积工业园区中小企业孵化基地二期C区12号	

续表

序号	许可证编号	企业名称	经营范围	注册地址	法定代表人	仓库地址	备注
80	宁AA9530130	宁夏惠药堂医药有限公司	中成药、中药饮片、化学药制剂、抗生素、生化药品、生物制品[除体外诊断试剂(药品)外]	银川市兴庆区鸣翠创业园63号厂房163-1室	王学林	银川市兴庆区鸣翠创业园63号厂房163-1室	
81	宁AA9530133	宁夏众诚医药有限公司	中药饮片、中成药、化学药制剂、抗生素、生化药品、生物制品[除体外诊断试剂(药品)外](不含冷藏冷冻药品)	宁夏吴忠市同心县预海镇长征西街69号老南寺院内	杨廷河	宁夏吴忠市同心县预海镇长征西街69号老南寺院内	
82	宁AA9530037	宁夏永丰医药有限公司	中成药、化学药制品、抗生素、中药饮片、生物制品[除体外诊断药品(药品)外]、蛋白同化制剂和肽类激素	青铜峡市嘉宝工业园区	杨晓虎	青铜峡市嘉宝工业园区	
83	宁AA0530001	宁夏福源堂医药贸易有限公司	生物制品、中药饮片、中成药、化学药制剂、生化药品、生素制剂、蛋白同化制剂、肽类激素[除体外诊断试剂(药品)外]	吴忠市金积工业园区中小企业孵化基地二期A-15号	王晓辉	吴忠市金积工业园区中小企业孵化基地二期A-15号	
84	宁AA9530137	宁夏鸿信德古方医药有限公司	中药饮片、中成药、化学药制剂、抗生素、生化药品、蛋白同化制剂、肽类激素、生物制品、体外诊断试剂(药品)外]	宁夏吴忠市利通区上桥镇失地农民创业园48号	王顺刚	宁夏吴忠市利通区上桥镇失地农民创业园58号	
85	宁AA9510097	宁夏同源祥医药有限公司	中药饮片、中成药、化学药品(除体外诊断药品外)、生物制品(不含冷藏冷冻药品)	同心县豫海镇清水湾农贸市场三楼	马晓宁	同心县豫海镇清水湾农贸市场A-13仓库	
86	宁AA9540011	隆德县医药药材有限责任公司	中成药、中药饮片、化学药制剂、抗生素、生化药品、生物制品[除体外诊断试剂(药品)外]***	宁夏隆德县德邦路西北侧(原南门锅炉厂西北侧一楼)	王昌	宁夏隆德县德邦路西北侧(原南门锅炉厂西北侧一楼、负一楼)	歇业
87	宁AA9540051	宁夏德立信医药有限公司	中成药、中药饮片、化学药制剂、抗生素、第二类精神药品、生化药品、生物制品、肽类激素	宁夏固原市经济开发区清水河工业园中心路13号	段军章	宁夏固原市经济开发区清水河工业园中心路13号1号库	
88	宁AA9540005	国药控股宁夏固原有限公司	中药饮片、中成药、化学药原料药及其制剂、抗生素制剂、生化药品[生物制品)]、蛋白同化制剂、肽类激素、第二类精神药品、医疗用毒性药品(不含中药品种)	固原市原州区固原经济开发区西南新区物流六路南侧	陈锐	固原市原州区固原经济开发区西南新区物流六路南侧	

续表

序号	许可证编号	企业名称	经营范围	注册地址	法定代表人	仓库地址	备注
89	宁AA9540032	西吉县普济医药有限责任公司	中药饮片、中成药、化学药制剂、抗生素制剂、生化药品	西吉县城东街东南河路44号	杨君	西吉县城东街南河路44号	
90	宁AA9540019	宁夏江源医药管理有限责任公司	中药饮片、中成药、化学药制剂、抗生素、蛋白同化制剂、肽类激素、生化药品、第二类精神药品、第二类精神药品（除疫苗、诊断药品外）	固原市原州区北环西路	马志英	固原市原州区北环西路	
91	宁AA9540009	彭阳县医药有限责任公司	中药饮片、中成药、化学药品、生化药品（不含冷藏冷冻药品）***	彭阳县城皇甫北路东边	张忠平	彭阳县城皇甫北路东边	
92	宁AA9540121	宁夏一药堂医药有限公司	中成药、中药饮片、化学药制剂、抗生素制剂、生物制品［除体外诊断试剂（药品）外］（不含冷藏冷冻药品）	固原市原州区文化西街荣华园楼下(7-09、10号)	万红军	固原市原州区中博嘉天下1号楼3号-12号营业房	
93	宁AA9540115	固原永寿堂医药有限公司	中成药、中药饮片、生化药品、生物制剂［体外诊断试剂（药品）外］（不含冷藏冷冻药品）	固原市原州区西关南街荣华古城F区负一楼	黄笑天	固原市原州区西南关街荣华古城F区负一楼	
94	宁AA9550104	宁夏荣和春医药有限公司	中成药、中药饮片、生化药品、生物制剂［除体外诊断试剂（药品）外］（不含冷藏冷冻药品）	中卫市沙坡头区柔远蔡桥街90号（东昇建筑四楼）	刘成福	中卫市沙坡头区柔远渠村夹渠路	
95	宁AB9550001	国药控股宁夏有限公司中卫分公司	中药饮片、中成药、化学药制剂、抗生素制剂、生化药品、生物制剂、蛋白同化制剂、肽类激素、麻醉药品、第二类精神药品	中卫市沙坡头区柔远镇砖塔村中国物流园中卫物流园行政中心二楼	陈战宇	中卫市沙坡头区柔远镇夹塔村中国物流园2号库	
96	宁AA9550012	中宁医药药材有限责任公司	中药材、中药饮片、化学原料药及其制剂、抗生素原料药及其制剂、生化药品（除疫苗、体外诊断药品外）、生物制品（除蛋白同化制剂和肽类激素）	中宁县宁安西街72号	李均	中宁县宁安西街72号	

续表

序号	许可证编号	企业名称	经营范围	注册地址	法定代表人	仓库地址	备注
97	宁AA9550103	宁夏润兴堂医药有限公司	中药饮片、中成药、化学药制剂、抗生素制剂、生化药品、生物制品（除体外诊断药品）（不含冷藏冷冻药品）****	宁夏中宁县新堡镇物流园区96号	王东锋	宁夏中宁县新堡镇物流园区96号	
98	宁AA9550018	宁夏永寿堂医药有限公司	中药饮片、中成药、化学药制剂、抗生素、生化药品、生物制品（除疫苗、体外诊断药品外）、蛋白同化制剂、肽类激素	宁夏中宁县枸杞加工城1号	张永生	宁夏中宁县枸杞加工城1号	
99	宁AA9510112	宁夏鋐元药业有限公司	中药材、中药饮片、中成药、化学原料药及其制剂、抗生素制剂、生化药品	中卫市中宁新堡镇新水衣产品加工创业园区仓库	丁金涛	中卫市中宁新堡镇新水衣产品加工创业园区仓库	歇业
100	宁AA9550002	海原县医药有限责任公司	中成药、中药饮片、生化药品、化学药制剂、抗生素制剂、生物制品[除冷藏冷冻药品]（不含冷藏冷冻药品）	海原县城西街大巷子3号	路鹏程	海原县城西街大巷子3号	
101	宁AA9510135	宁夏中天桓医疗科技有限公司	体外诊断试剂（药品）	银川市金凤区亲水大街银川万达中心3-1219	王涛	银川市金凤区亲水苑小区1号楼1单元10号营业房	
102	宁AA9510061	银川申立科贸有限公司	体外诊断药品	宁夏银川市金凤区烟墩巷8号IBI育成中心四期3号楼2、3层	徐震	宁夏中宁县望远闽宁产业城合中小企业产业新城一期9栋8号	
103	宁AA9510033	宁夏威土林医药有限责任公司	体外诊断药品	银川市丽景北街新世纪冷链1-111号	吴春花	银川市丽景北街新世纪冷链1-112号	
104	宁AA9510149	宁夏通昶医药物流有限公司	体外诊断药品	宁夏永宁县望远闽宁产业城宁夏创业合中小企业产业新城一期9栋8号	尤晓雪	宁夏永宁县望远闽宁产业城宁夏创业合中小企业产业新城一期9号8号（增加库房面积，由原102库房增设为102/103库，缓冲间）	

续表

序号	许可证编号	企业名称	经营范围	注册地址	法定代表人	仓库地址	备注
105	宁AA9510078	宁夏弘益生物医药有限公司	生物制品（含体外诊断药品）	银川市兴庆区兴水路1号绿地21城D区20号楼401（复式）室	马正奎	银川市兴庆区兴水路1号绿地21城D区20号楼401（复式）室	
106	宁AA9510108	银川华仕信生物医疗有限公司	体外诊断药品	银川市兴庆区清和南街569号七层	安自红	银川市兴庆区清和南街569号七层	
107	宁AA9510139	宁夏贝奥科技有限公司	体外诊断药品	银川市兴庆区清河南街立达国际机电水暖汽配城12-28号营业房	李兴	银川市兴庆区清河南街立达国际机电水暖汽配城12-28号营业房	歇业
108	宁AA9510148	宁夏宝立行医疗科技有限公司	体外诊断药品	宁夏永宁县望远镇银子湖一区（A段）6号营业房	王雪	宁夏永宁县望远镇银子湖一区（A段）6号营业房	
109	宁AA9510147	宁夏昊世盛源科贸有限公司	体外诊断药品	宁夏永宁县望远镇国际汽车机物流园A1-3F-301号	刘培杰	宁夏永宁县望远镇国际汽车机物流园A1-3F-301号	
110	宁AA9510150	宁夏林亚商贸有限公司	体外诊断试剂（药品）	银川市金凤区纬十四路北侧秦枫苑1号综合楼601、5、6号房	张晓	银川市金凤区纬十四路北侧秦枫苑1号综合楼601、5、6号房	
111	宁AA9510151	塞力斯（宁夏）医疗科技有限公司	体外诊断试剂（药品）	宁夏永宁县望远工业园区红旗路西侧（德锐斯工贸）A-4地块	马静	宁夏永宁县望远工业园区红旗路西侧（德锐斯工贸）A-4地块	
112	宁AA9510152	宁夏迈德瑞医疗科技有限公司	体外诊断试剂（药品）	银川市金凤区银川iBi育成中心一期5号楼301、302、303室	梁启轩	银川市金凤区安大街490号iBi育成中心一期7号楼102室	
113	宁AA9510154	宁夏美大医疗科技有限公司	体外诊断试剂（药品）***	宁夏银川市金凤区长城中路以南、正源街以东宝湖海悦嘉园9号综合楼2122室	付茜	宁夏永宁县望远闽宁产业城宁夏创业创新中小企业产业新城一期9栋8号	歇业

表 2.6 自治区药品零售连锁企业总部统计表（截至 2022 年 8 月 31 日）

序号	许可证编号	企业名称	经营范围	注册地址	法定代表人	仓库地址	备注
1	宁CB951 0932	宁夏广济堂医药连锁有限公司	中药饮片、中成药、化学药制剂、抗生素、生物制品（除血清、血液制品外）	宁夏银川市金凤区宝湖中路55号宝湖湾62号楼908室	郭亚军	永宁县望远镇长湖村经纬创业园318号	
2	宁CB951 1026	宁夏医源百姓大药房连锁有限公司	中药饮片、中成药、化学药制剂、抗生素、生化药品（除血清、疫苗、血液制品外）、蛋白同化制剂及肽类激素	银川市兴庆区玉皇阁北街中山北街丽都花园2号楼13号营业房	张建军	银川市兴庆区玉皇阁北街中山北街丽都花园2号楼13号营业房	
3	宁BA951 0003	宁夏众友健康医药有限公司	生物制品、中药饮片、中成药、化学药制剂、抗生素制剂、蛋白同化制剂、肽类激素［除体外诊断试剂（药品）外］	银川市兴庆区民族南路223号	冯淑平	宁夏银川市兴庆区苏银产业园产旺街9号	
4	银审服药证字（2015）039号	宁夏百姓乐大药房连锁有限公司	中药饮片、中成药、化学药制剂、抗生素、生物制品［除体外诊断试剂（药品）外］、蛋白同化制剂、肽类激素（胰岛素）	灵武市东塔农贸市场3-3号营业房	白震东	灵武市全民创业园F-3、F-4号	
5	宁BA951 0005	宁夏普济堂大药房连锁有限公司	中药饮片、中成药、化学药制剂、抗生素、生物制品［除体外诊断试剂（药品）外］、蛋白同化制剂、肽类激素（胰岛素）	银川市兴庆区掌政镇鸣翠创业园63号厂房163-1室	陈志胜	银川市兴庆区鸣翠创业园63号厂房163-1室	
6	银审服药证字（2015）091号	宁夏怡康大药房（有限公司）	生物制品、中药饮片、化学药制剂、化学药原料药、中成药、抗生素制剂、生化药品［除冷藏冷冻药品］	宁夏银川市兴庆区湖滨街公建商住楼5号营业房2楼	赵卫	贺兰县德胜工业园区富强路宁夏庆达美医药有限公司4号厂房	
7	银审服药证字（2015）115号	银川美合泰医药连锁有限公司	中药饮片、中成药、生化药品、化学药制剂、抗生素、生物制品［除体外诊断试剂（药品）外］、蛋白同化制剂、肽类激素（胰岛素）	宁夏回族自治区银川市兴庆区鸣翠创业园53号厂房101（复式）室	谢晓龙	宁夏回族自治区银川市兴庆区鸣翠创业园53号厂房101（复式）室	
8	宁BA951 0007	宁夏百合堂医药连锁有限公司	中药饮片、中成药；化学药制剂、抗生素；生化药品；生物制品［除体外诊断试剂（药品）外］（不含冷藏冷冻药品）	银川市西夏区西夏南门63号楼1单元101室	林自洋	银川市西夏区西夏小区南门65号楼1号营业房二层、三层	

续表

序号	许可证编号	企业名称	经营范围	注册地址	法定代表人	仓库地址	备注
9	银审服药证字（2015）244号	宁夏秦和春医药连锁有限公司	中药饮片、中成药、化学药制剂、抗生素制剂、生化药品、生物制品[除冷藏冷冻试剂（药品）外]（不含冷藏冷冻药品）	银川市金凤区丰登三期二区1-102房二楼	孙昊	银川市金凤区丰登三期二区1-102房二楼、三楼	
10	宁BA9510015	宁夏囿和堂医药连锁有限公司	中药饮片、中成药、化学药制剂、抗生素制剂、生物制品[除体外诊断试剂（药品）外]（不含冷藏冷冻药品）	永宁县杨和南街文化馆综合楼	柳明	永宁县杨和南街文化馆综合楼198号	
11	宁BA9510011	宁夏方欣医药连锁有限公司	生物制品、中成药、化学药制剂、中药饮片、生化药品（除血清、疫苗、血液制剂、抗生素制剂）	银川市兴庆区胜利街96号嘉木阳光13号综合楼02号营业房二层	赵永寿	德胜工业园区沁园路3号	
12	银审服药证字（2017）039号	宁夏杏林医药连锁有限公司	中药饮片、中成药、化学药制剂、抗生素制剂、生物制品（除血清、疫苗、血液制剂）	灵武市全民创业园C区3号营业房二层	郝鹏	灵武市全民创业园C区3号	
13	银审服药证字（2018）125号	宁夏云峰盛医药连锁有限公司	中药饮片、中成药、化学药制剂、抗生素制剂、生物制品（除血清、疫苗、血液制剂）	银川市金凤区满城北街悦湖家园8-9号营业房2、3楼	盛峰	银川市金凤区丰登镇联丰村五队养殖区	停业
14	宁BA9510008	宁夏川禾医药连锁有限公司	中药饮片、中成药、化学药制剂、抗生素制剂、生物制品[除体外诊断试剂（药品）外]	宁夏永宁县望远镇庆丰苑C区20-10号营业房	赵晓华	宁夏永宁县望远镇望远人家A区69-19、20号	
15	银审服药证字（2018）022号	宁夏宁药利尔康医药连锁有限公司	中药饮片、中成药、化学药制剂、抗生素制剂、生物制品（不含冷藏冷冻药品）	银川市德胜工业园区德胜工贸城北三区7幢	张雯雯	银川市德胜工业园区德胜工贸城北三区7幢	歇业
16	宁BA9510006	宁夏妙济堂医药连锁有限公司	中药饮片、中成药、化学药制剂、抗生素制剂、生物制品[除体外诊断试剂（药品）外]	宁夏银川市金凤区北京中路宁城8号楼5号营业房二楼	牛金平	宁夏银川市兴庆区南熏东街339号-7#-B3-9号	
17	宁BA9510013	宁夏欣美康医药连锁有限公司	中药饮片、中成药、化学药制剂、抗生素制剂、生物制品[除体外诊断试剂（药品）外]	宁夏银川市兴庆区清和南街客运南站1号楼主站房及辅助用房116号、117号、118号	刘宁远	宁夏银川市兴庆区清和南街客运南站1号楼主站房及辅助用房116号、117号、118号	

续表

序号	许可证编号	企业名称	经营范围	注册地址	法定代表人	仓库地址	备注
18	宁BA9510027	宁夏九禾春药品连锁有限公司	中药饮片、中成药、化学药制剂、抗生素、生物制品（除冷藏冷冻）	永宁县闽宁镇福宁街北5组	黄秀琼	永宁县闽宁镇福宁街北5组	
19	宁BA9510024	宁夏轻松医疗大药房连锁有限公司	生物制品、中成药、化学原料药、化学药制剂、抗生素制剂（除冷藏冷冻体外诊断试剂［药品］）	宁夏银川市兴庆区民族北街玺云台30号楼1802室	石建华	银川市永宁县望远镇长湖村经纬创业园1号房	
20	宁BA9510030	宁夏通九州医药连锁有限公司	中药饮片、中成药、化学药制剂、抗生素、生化药品、生物制品［除冷藏冷冻药品］外］（不含冷藏冷冻药品）	银川市西夏区宽庭花园10号楼2号营业房二楼	李怀梅	银川市金凤区居安家园49号12号营业房	
21	宁BA9510020	银川九州欣医药连锁有限公司	中药饮片、中成药、化学药制剂、抗生素、生物制品［除体外诊断试剂（药品）］（不含冷藏冷冻药品）***	宁夏银川市西夏区铁路梦园小区外10号营业房	董海龙	银川市西夏区同心南街同安小区二期12号楼下	
22	银审服药证字（2017）010号	灵武市鑫灵洲大药房连锁有限公司	中药饮片、中成药、化学药制剂、抗生素（除注射剂外）	灵武市振兴西路1-1、1-2号一楼	贾 锋	灵武市利民路欧景蒙庭南大门口	停业
23	宁BA9510017	老百姓健康药房集团（宁夏）连锁有限公司	中药饮片、中成药、化学药制剂、抗生素、生物制品（除体外诊断试剂（药品））、生化药品	贺兰县德胜工业园区沁园路6号办公楼三楼	康 明	贺兰县德胜工业园区沁园路6号办公楼5号库	
24	宁BA9510009	宁夏厚德轩医药连锁有限公司	中药饮片、中成药、化学药制剂、抗生素、生物制品（除体外诊断试剂（药品）、蛋白同化制剂、胰岛素）	银川市兴庆区新世纪花园二组团13号楼8号营业房三层	段军成	宁夏银川市永宁县望远镇经纬创业园204号一层	
25	银审服药证字（2018）110号	宁夏国大药房连锁有限公司	中药饮片、中成药、化学药制剂、抗生素、生物制品（除疫苗外）、诊断药品	银川市高新技术开发区17号路东3号	仲向军	银川市高新技术开发区17号路东3号	
26	宁BA9510023	宁夏灵康药房连锁有限公司	中药饮片、中成药、化学药制剂、抗生素、生化药品、生物制品［除冷藏冷冻药品］外］（不含冷藏冷冻药品）	宁夏灵武市全名创业园F区6号	杨政营	1.宁夏灵武市三楼2.宁夏灵武市全民置业尚东创业园F区6号	

续表

序号	许可证编号	企业名称	经营范围	注册地址	法定代表人	仓库地址	备注
27	银审服药证字（2018）151号	宁夏朝阳医药连锁有限公司	中药饮片、中成药、化学药制剂、抗生素（除注射剂）	宁夏银川市永宁县望远镇立业春城二区1-1号房二楼	沙 燕	永宁县望远镇唐徕湖畔二号楼8号房二楼	
28	宁BA9510001	宁夏圆心益可思大药房连锁有限公司	中药饮片、中成药、化学药制剂、抗生素、生化药品（除体外诊断药品外）	银川市兴庆区治平路36号清苑尚景20号楼办公301室	杨 震	银川市金凤区开发区6号路5号楼5号3层、银川市金凤区开发区6号路5号标准厂房一层	
29	宁CA9523496	宁夏德融泽医药连锁有限公司	生物制品、中药饮片、中成药、化学药制剂、抗生素制剂、冷冻冷藏类药品	石嘴山市大武口区世纪大道星海时代花园21幢412号二、三层	张 高	石嘴山市大武口区世纪大道星海时代花园21幢412号二、三层	
30	宁CA9523477	宁夏万民康医药连锁有限公司	化学药制剂、抗生素、中药饮片、中成药、冷冻冷藏类生化药品（不得经营禁止类、冷冻冷藏类药品）***	石嘴山市平罗县东风路东侧9号	刘丽娟	平罗县农牧场（平西公路37号）	
31	宁BA9520034	宁夏一康源大药房连锁有限公司	生物制品、中药饮片、中成药、化学药制剂、生化药品［除体外诊断试剂（药品）外］（不冷藏冷冻药品）***	石嘴山市平罗县鼓楼北街149号	李 莉	平罗县人民西路79号	
32	宁BA9520021	宁夏惠民生医药连锁有限公司	化学药制剂、抗生素、中成药、中药饮片	石嘴山市平罗县鼓楼西街万佳上和城S5-1-2号	周兴国	石嘴山市平罗县福乐民市场内南大门东排11-14号营业房	
33	宁CA9523502	宁夏石医同仁医药有限公司	中药饮片、中成药、化学药制剂、抗生素、冷冻冷藏类（不得经营禁止类、限制类药品）	石嘴山市惠农区宁河园14号楼8、9号	褚秀彦	石嘴山市惠农区宁河园14号楼8、9号	
34	宁CA9523509	宁夏通润医药连锁有限公司	中药饮片、中成药、化学药制剂、抗生素、冷冻冷藏类药品（不得经营禁止类、限制类药品）	石嘴山市惠农区新建路育才小区1号会所101号	贺 宁	石嘴山市惠农区新建路育才小区1号会所101号	
35	宁CA9523507	石嘴山市立恒光大医药有限公司	中药饮片、中成药、化学药制剂、抗生素（不得经营禁止、限制类、冷冻冷藏类药品）	石嘴山市惠农区南大街101号	撒 立	石嘴山市惠农区南大街101号	

续表

序号	许可证编号	企业名称	经营范围	注册地址	法定代表人	仓库地址	备注
36	宁CA9523498	宁夏同仁本草医药连锁有限公司	中药饮片、中成药、化学药制剂、抗生素、生化药品（不得经营禁止类药品）	宁夏石嘴山市惠农区惠安大街1036号	吴 静	宁夏石嘴山市惠农区惠安大街1036号	
37	宁BA9530026	宁夏易轩堂医药有限公司	中药饮片、中成药、化学药制剂、抗生素、生化药品	宁夏回族自治区吴忠市利通区健康产业园中医药研创基地A幢101-105	王 淼	宁夏吴忠市利通区东兴街东侧，二号路西侧	
38	宁BA9530018	宁夏百年益康大药房医药连锁有限公司	中药饮片、中成药、化学药制剂、抗生素、生化药品	利通区友谊东路168号	张东国	吴忠市利通区友谊东路168号	
39	宁BA9530557	吴忠市安康医药连锁有限公司	中药饮片、中成药、化学药制剂、抗生素、生化药品（禁止类限制类药品除外）	吴忠市利通区金银滩镇九公里农贸市场迎宾路商网1号楼	岳岩枫	吴忠市利通区金银滩镇九公里农贸市场迎宾路商网1号楼	
40	宁BA9530535	青铜峡市健民堂医药连锁有限公司	中药饮片、中成药、化学药制剂、抗生素、生化药品	青铜峡市汉坝东街78号、80号院内	丁奎华	青铜峡市汉坝东街78号、80号院内	歇业
41	宁BA9530212	盐池县大水坑医药有限公司	中药饮片、中成药、化学药制剂、抗生素、生化药品	盐池县大水坑镇东街	吴自芹	盐池县大水坑镇东街	
42	宁CB9530019	宁夏仙鹤医药连锁有限公司	中药饮片、中成药、化学药制剂、生化制品（禁止类限制类药品除外）	吴忠市利通区利宁街世纪嘉园四号商业楼3号	李 辉	吴忠市利通区利宁街世纪嘉园四号商业楼3号	
43	宁CB9530723	宁夏惠仁堂药业连锁有限责任公司	中药饮片、中成药、化学药制剂、生化制品（禁止类、限制类药品除外）、生物制品	吴忠市利通区利宁市场营业房1-2层（西市场东大门向北）	刘道鑫		
44	宁BA9541192	固原市济仁堂医药连锁有限公司	中药饮片、中成药、化学药制剂、抗生素、生化药品	宁夏固原市原州区新车站广场营业房	李 涛	宁夏固原市原州区长城西路新汽车站广场营业楼	
45	宁BA9540031	固原华夏药品连锁有限责任公司	中药饮片、中成药、化学药制剂、抗生素、生化药品、生物制品［除体外诊断试剂（药品）］（不含冷藏冷冻药品）	宁夏固原市原州区北京路派胜世贸城S-10号楼7、8、9、10号营业房	海 霞	宁夏固原市原州区北京路派胜世贸城S-10号楼7、8、9、10号营业房	

续表

序号	许可证编号	企业名称	经营范围	注册地址	法定代表人	仓库地址	备注
46	宁BA9540025	宁夏同仁寿人民医药连锁有限公司	中药饮片、中成药、化学药制剂、抗生素、生物制品[除体外诊断试剂(药品)外]	固原市原州区东关北街抗旱服务队院内	马明波	固原市原州区东关北街抗旱服务队院内	
47	宁BA9542041	宁夏德阳医药连锁有限公司	中药饮片、中成药、化学药制剂、抗生素、生物制品[除体外诊断试剂(药品)外](不含冷藏冷冻药品)	彭阳县南门开发区(原果品公司院内)	寇世银	彭阳县南门开发区老果品厂院内	
48	宁BA9550001	中卫市安泰堂医药连锁有限公司	中药饮片、中成药、化学药制剂、抗生素、生物制品、生化药品、重组双歧杆菌三联活菌颗粒、地衣芽孢杆菌胶囊	中卫市沙坡头区长城东街安泰宾馆后院	王丽红	中卫市城区长城东街安泰宾馆后院	
49	宁BA9550002	中卫市东方本草医药连锁有限公司	中药饮片、中成药、化学药制剂、抗生素、生物制品、生化药品、重组双歧杆菌三联活菌颗粒、地衣芽孢杆菌胶囊	中卫市沙坡头区应理南街静馨苑小区7幢5-8号	张东方	中卫市沙坡头区应理南街静馨苑小区7幢5-8号	
50	宁BA9550004	中卫市中瑞医药连锁有限公司	中药饮片、中成药、化学药制剂、抗生素、生物制品[除诊断试剂(药品)]*** (不含冷藏冷冻药品)	中卫市沙坡头区文萃北街东园工业园区	刘 锋	中卫市沙坡头区文萃北街东园工业园区	
51	宁BA9550005	中卫市誉兴堂医药连锁有限公司	中药饮片、中成药、化学药制剂、抗生素、生物制品[除体外诊断试剂(药品)外](不含冷藏冷冻药品)	中卫市沙坡头区应理北街东侧官桥花园22号商住103号	刘淑娟	中卫市沙坡头区应理北街东侧官桥花园22号商住103号	
52	宁BA9550014	中卫市健安堂医药连锁有限公司	中药饮片、中成药、化学药制剂、抗生素、生物制品[除体外诊断试剂(药品)外](不含冷藏冷冻药品)	中卫市沙坡头区东园镇谢滩村	王 栋	中卫市沙坡头区东园镇谢滩村	
53	宁BA9550011	宁夏中卫普仁利民大药房连锁有限公司	中药饮片、中成药、化学药制剂、抗生素、生物制品(血液制品、疫苗除外)	中卫市沙坡头区文萃北路东园工业园区利达装饰院内	拜根明	中卫市沙坡头区文萃北路东园工业园区利达装饰院内5号库	
54	宁BA9550006	中卫市百康医药连锁有限公司	中药饮片、中成药、化学药制剂、抗生素、生物制品、枯草杆菌二联活菌颗粒、双歧杆菌三联活菌片、地衣芽孢杆菌活菌胶囊	中卫市沙坡头区永康镇丰台村果品物流园内阳光果业以北	李怀庭	中卫市沙坡头区永康镇丰台村果品物流园内阳光果业以北	

续表

序号	许可证编号	企业名称	经营范围	注册地址	法定代表人	仓库地址	备注
55	宁BA9550003	宁夏安春堂医药有限公司	中药饮片、中成药、化学药制剂、抗生素、生化药品、生物制品[除体外诊断试剂（药品）外]（不含冷藏冷冻药品）	中宁县新南街红宝南苑3#楼	马 明	中宁县新南街红宝南苑3号楼3层、21号、22号、23号	
56	宁BA9550009	海原县永康医药连锁有限公司	中药饮片、中成药、化学药制剂、抗生素、生化药品、生物制品[除体外诊断试剂（药品）外]（不含冷藏冷冻药品）	海原县四季鲜农贸综合市场商铺5号楼4-8号商铺	苟鹏升	海原县四季鲜农贸综合市场商铺5号楼4-8号商铺	
57	宁BA9510010	宁夏佛慈大药房有限责任公司	中药饮片、中成药、化学药制剂、抗生素、生化药品、生物制品[除体外诊断试剂（药品）外]（不含冷藏冷冻药品）	宁夏银川市兴庆区解放东街717号丽景湖畔29-1号151号营业房	何小平	银川市兴庆区掌政镇孔雀基地银横路北侧3号车房负一层西	
58	宁BA9510028	宁夏裕众民药连锁有限责任公司	中药饮片、中成药、化学药制剂、抗生素、生化药品、生物制品[除体外诊断试剂（药品）外]（不含冷藏冷冻药品）	银川市金凤区正源南街626号宝湖锦园10-106号营业房	师文媛	银川市金凤区正源南街626号宝湖锦园10-106号营业房	
59	宁BA9530029	盐池县绮草堂医药有限公司	中药饮片、中成药、化学药制剂、抗生素、生化药品、生物制品[除体外诊断试剂（药品）外]（不含冷藏冷冻药品）	盐池县永青南路东侧、振远路南永福综合楼号商铺	赵彦学	盐池县花马池镇永生物流园	
60	宁BA9510033	宁夏华夏阴光壹康源医药连锁有限公司	中药饮片、中成药、化学药制剂、生化药品、生物制品[除体外诊断试剂（药品）外]****	贺兰县桃林南街居安苑28号楼5号房	李华昱	宁夏回族自治区银川市德胜工业园区富强路16号	

表2.7　自治区在册特药配制经营企业（单位）统计表（截至2022年8月31日）

序号	企业名称	地址	类别	状态
1	宁夏医科大学总医院	银川市胜利南街804号	医疗机构（美沙酮口服溶液）	正常配制
2	国药控股宁夏有限公司	银川市西夏区文昌南路西夏国际公铁物流城	区域性批发企业	正常经营
3	宁夏众欣联合方泽医药有限公司	宁夏银川市贺兰县习岗镇德胜工业园富昌路	区域性批发企业	正常经营
4	国药控股宁夏有限公司石嘴山分公司	石嘴山市大武口区胜利东街322号	区域性批发企业	正常经营
5	国药控股宁夏有限公司吴忠分公司	吴忠市利通区金积工业园中小企业创业孵化基地B区13.14号	区域性批发企业	正常经营
6	固原市医药有限责任公司	固原市原州区北环西路	区域性批发企业	正常经营
7	国药控股宁夏有限公司中卫分公司	中卫市沙坡头区柔远镇砖塔村中国物流中卫物流园2号库	区域性批发企业	正常经营
8	宁夏启元医药有限公司	银川市金凤区宁安大街85号	第二类精神药品批发企业	正常经营
9	国药控股宁夏固原有限公司	固原经济开发区西南新区物流六路南侧	第二类精神药品批发企业	正常经营
10	宁夏源沣医药有限公司	德胜工业园区奥莱路16号3号办公楼1-3层	第二类精神药品批发企业	正常经营
11	重庆医药集团（宁夏）有限公司	银川市贺兰县习岗镇德胜工业园区富昌路	第二类精神药品批发企业	正常经营
12	宁夏众欣联合德林医药有限公司	银川市德胜工业园区沁园路6号	第二类精神药品批发企业	正常经营
13	宁夏达美医药有限公司	银川市德胜工业园区富强路16号	第二类精神药品批发企业	正常经营
14	宁夏华源耀康医药有限公司	德胜工业园区德源路22号	第二类精神药品批发企业	未经营
15	宁夏春晓医药有限公司	银川市金凤区工业园区康地路146号	第二类精神药品批发企业	未经营
16	宁夏盛瑞禾医药有限公司	银川市金凤区长城中路盈华商厦A座13层南	第二类精神药品批发企业	未经营
17	宁夏九州通医药有限公司	银川市工业集中区宝湖中路412号	第二类精神药品批发企业	未经营
18	宁夏天心医药有限责任公司	银川市德胜工业园区清真食品园宁平街1号	第二类精神药品批发企业	未经营
19	宁夏永欣医药药材有限责任公司	银川市永宁县团结西路1号	第二类精神药品批发企业	未经营
20	宁夏永宏医药贸易有限公司	吴忠市盐池县花马池西街气象局南侧	第二类精神药品批发企业	未经营
21	宁夏德立信老百姓医药有限责任公司	固原市经济开发区警民南路	第二类精神药品批发企业	未经营
22	中宁医药药材有限责任公司	中卫市中宁县宁安西街72号	第二类精神药品批发企业	未经营

表 2.8　自治区在册放射性药品使用单位统计表（截至 2022 年 8 月 31 日）

序号	机构名称	类别	科室名称
1	宁夏回族自治区人民医院	三类	核医学科
2	宁夏医科大学总医院	三类	核医学科
3	宁夏回族自治区中医医院暨中医研究院	二类	肿瘤血液科
4	宁夏影和影像诊断中心	二类	核医学科

表 2.9　自治区医疗用毒性药品经营企业统计表（截至 2022 年 8 月 31 日）

序号	企业名称	范围
1	国药控股宁夏有限公司	医疗用毒性药品
2	宁夏众欣联合方泽医药有限公司	医疗用毒性药品（西药品种）
3	国药控股宁夏固原有限公司	医疗用毒性药品
4	重庆医药集团（宁夏）有限公司	医疗用毒性药品（A 型肉毒毒素制剂）
5	宁夏九州通医药有限公司	医疗用毒性药品
6	宁夏玖如泰医药有限公司	医疗用毒性药品（注射用 A 型肉毒毒素）

第二节　药品研制和生产环节监管

2018 年 10 月机构改革前，药品生产环节监管实行属地负责，由所在地设区的市级市场监督管理部门监管。机构改革后，生产环节监管的权力和责任统一上收，由新组建的自治区药监局直接监管。

一、药物临床试验机构监管

2018 年，自治区药监局组织人员对宁夏医科大学总医院资格认定复核整改涉及的耳鼻喉专业开展现场复核检查，对该医院实施药物临床试验规范整体情况动态监管。对新增机构银川市医院（未开展试验）现场帮扶指导，要求医院首次开展项目向自治区药品监管部门报备，确保规范科学开展研究工作。

2019 年，自治区药监局进一步拓展临床试验机构资源，经鼓励引导与主动帮扶，当年新增机构 1 家，原 1 家机构新增专业 3 个。是年，自治区药监局对全区 3 家药物临床试验机构开展了现场监督检查，重点对机构管理、伦理审查、药物管理、数据真实有效及完整性等方面认真开展了检查，并抽查部分项目实施情况，辖区机构能够按照药物临床试验质量管理规范要求开展试验。对年内各机构上报的 25 份 SAE（严重不良事件）报告认真审查，做好试验用药相关风险研判工作。

2020年，自治区药监局依法加强对药物临床试验机构监管。一是安排专人定期登录国家药监局"药物临床试验登记与信息公示平台"，动态掌握辖区机构临床试验开展情况。二是认真审核各机构年内上报的25份SAE。三是对3家机构开展GCP合规性检查，按要求制订检查方案，抽查试验项目，督促缺陷整改，确保研究规范性和真实性，检查信息录入备案管理信息平台。四是配合国家药监局审核查验中心完成BE试验（生物等效性试验）现场核查1家次，机构能够按照GCP要求规范开展试验。

2021年，自治区药监局对全区3家机构34个专业开展了全覆盖监督检查，现场检查发现缺陷项目12条，均已完成整改，检查结果按国家局要求报送"药物临床试验机构备案管理信息平台"。

2022年1—8月份，持续加大对药物研究机构的监管力度。组织对两家机构7个新增备案专业开展现场监督检查（银川市第一人民医院6个、宁夏回族自治区人民医院1个），并督促机构对缺陷进行整改，持续规范机构研究行为。

二、药品生产企业监管

2018年，自治区药监局研究制定《2018年药品生产企业监督检查计划》，开展专项风险隐患排查6家次，各级监管部门对全区药品生产企业开展各类检查60家次。按照国家药品监督管理局部署的中药饮片专项检查和其他检查任务，认真制定检查方案并组织实施，确保专项检查取得实效，完成现场监督检查6家次。

2019年，自治区药监局认真落实药品全过程检查责任，完善药品生产、流通监管档案，建立"一品一企一档"。制定药品生产企业年度监督检查计划，运用全项目检查、日常检查、飞行检查、跟踪检查等措施，对药品生产企业和医疗机构制剂室检查31家次，对不符合规范要求的企业，通过风险提示、停产整顿、约谈警告、收回证书、立案查处等形式，强化企业主体意识。

2020年，自治区药监局依据风险等级评定情况制定《2020年全区药品生产和特殊管理药品监督检查计划》（宁药监发〔2020〕12号），将16个化药制剂、18个中药制剂列为重点监管品种，对10家涉及基本药物和高风险药物的生产企业、2019年度风险级别较高的企业及上年度检查中存在问题较多的企业开展药品生产质量管理规范符合性检查。全年共完成药品生产企业日常监督检查27家次、GMP符合性检查9家次，医疗机构制剂室检查5家次，实现对在产企业单位的年度监督检查全覆盖。同时，将通过仿制药质量和疗效一致性评价的1个品种（羟苯磺酸钙胶囊）和2019年新取得注册批件的两个品种列为重点监管品种，并针对品种组织开展了系统的处方工艺现场核查，确保其严格按照核准处方工艺组织生产。

2021年，自治区药监局继续加大药品生产领域监督检查力度。一是于2021年3月1日制定印发《2021年全区药品生产和特殊管理药品监督检查计划的通知》（宁药监发〔2021〕8号），按照风险分级分类监管制度，对10家重点监管企业实施GMP合规性检查，其他企业常规检查100%覆盖。二是全年开展各类现场监督检查43家次，发现违反GMP的主要缺陷3项、一般缺陷228项，企业均按要求完成整改。三是抓好风险管控，对4家企业开展了飞行检查，发现一般缺陷33项，依据国家局探索性研究及抽检日常监管结果研判，对5家企业发出风险提示函，约谈1家企业。

2022年1—8月份，自治区药监局印发《关于加强药品生产企业停产复产监督管理工作的通知》，收到4家药品生产企业4条生产线停产报告，对两家企业进行了恢复生产现场检查。研究下发了《关于开展中药生产专项检查工作的通知》，对17家中药生产企业开展了21家次现场检查，发现主要缺项7项，一般缺项141项，下发责令改正通知书1份，发出质量安全风险提示函两份。同时，按照《2022年全区药品生产和特殊管理药品监督检查计划》，对其他类型的11家药品生产企业开展了日常检查或GMP合规性检查，发现主要缺项3项，一般缺项54项，下发责令改正通知书1份，下发风险提示函3份。

三、仿制药质量和疗效一致性评价

为保障药品安全性和有效性，提升我国制药行业整体水平，促进医药产业升级和结构调整，增强国际竞争能力。2015年8月9日，国务院印发《关于改革药品医疗器械审评审批制度的意见》（国发〔2015〕44号）。2016年2月6日，国务院办公厅印发《关于开展仿制药质量和疗效一致性评价的意见》（国办发〔2016〕8号）。

2017年2月10日，自治区食品药品监督管理局、科技厅、财政厅联合印发《宁夏回族自治区仿制药一致性评价奖补资金管理暂行规定》（宁科社字〔2017〕3号，该办法经修订后于2022年7月19日以宁科社字〔2022〕8号重新印发），对通过仿制药质量和疗效一致性评价的品种奖励200万。

2017年10月8日，中共中央办公厅、国务院办公厅印发的《关于深化审评审批制度改革鼓励药品医疗器械创新的意见》（厅字〔2017〕42号）。2018年8月13日，自治区党委办公厅、人民政府办公厅印发《关于深化审评审批制度改革鼓励药品医疗器械创新的实施意见》（宁党办〔2018〕65号）。2018年11月20日，自治区人民政府办公厅印发《关于改革完善仿制药供应保障及使用政策的实施意见》（宁政办规发〔2018〕17号）。

按照上述文件有关部署要求，自治区药监局将仿制药质量和疗效一致性评价的相关资料接收、现场检查核查和参比制剂一次性进口审批等事项的工作时限由20个工作日压缩为5个工作日，推动药品检验研究院联合宁夏医科大学组建了宁夏药物创制与仿制药研究重点实验室，并依托"仿制药一致性评价质量研究基础条件建设"项目，购置设备，提高技术支持能力，组织企业相关人员参加培训，经过相关企业、监管部门、检验检测机构等各方面共同努力，2019年10月31日，宁夏康亚药业股份有限公司收到国家药品监督管理局核准签发的关于羟苯磺酸钙胶囊的《药品补充申请批件》（批件号：2019B04194），该公司生产的规格为0.5g的羟苯磺酸钙胶囊，为该品种全国首家通过了仿制药质量和疗效一致性评价，这标志着宁夏通过仿制药质量和疗效一致性评价的品种实现了"零的突破"，该公司也是西北首家通过一致性评价的药品制造企业。

2021年12月，上海华源药业（宁夏）沙赛制药有限公司生产的盐酸帕洛诺司琼注射液通过国家仿制药质量和疗效一致性评价，成为宁夏通过仿制药质量与疗效一致性评价的第一个注射剂品种。

2022年7月7日，宁夏康亚药业股份有限公司收到国家药监局发布的《药品注册证书》（证书编号为2022S00682），该公司生产的左氧氟沙星滴眼液〔规格为0.488%（5ml：24.4mg）（按 $C_{18}H_{20}FN_3O_4$ 计）〕以化学药品4类通过药品注册，为视同通过仿制药一致性评价品种。

2022年8月16日，宁夏康亚药业股份有限公司收到国家药监局发布的《药品补充申请批准通知书》（2022B03521），该公司生产的美洛昔康片（规格为7.5mg/片）通过仿制药一致性评价。

2022年9月9日，上海华源药业（宁夏）沙赛制药有限公司生产的注射用生长抑素（规格为3mg）通过国家仿制药一致性评价。

截至2022年9月30日，宁夏已有5个品种药品通过国家仿制药质量和疗效一致性评价，还有两家企业的7个品种已完成申报，等待国家药监局药品审评中心的评审。

第三节 药品生产环节风险等级评定

2021年，按照《宁夏回族自治区药品医疗器械化妆品生产经营风险分级监督管理办法（试行）》的规定，自治区药监局根据2020年度日常监督检查、GMP跟踪检查、抽样检验、投诉举报等结果，结合企业实际状况，对全区药品生产企业、特殊管理药品批发企业、医疗机构制剂室进行了风险等级评定。评定结果如下。

第一，药品生产企业。全区共有药品生产企业34家，有27家企业参与2020年度风险分级评定，另有7家企业因长期停产或生产不足半年等因素未参与评定。具体情况：高风险（Ⅲ级）企业6家、中等风险（Ⅱ级）企业16家、低风险（Ⅰ级）企业5家。

第二，特殊管理药品批发企业。全区共有特殊药品区域性批发企业6家，均正常开展业务；有15家批发企业有第二类精神药品经营范围，只有5家开展业务；有1家为新增医疗用毒性药品批发企业。风险分级评定具体情况为：中等风险（Ⅱ级）企业6家、低风险（Ⅰ级）企业6家。

第三，医疗机构制剂室。全区持有《医疗机构制剂许可证》的医疗机构8家，有5家医疗机构制剂室参与风险分级评定，均被评定为中等风险（Ⅱ级）。

2022年，按照《宁夏回族自治区药品医疗器械化妆品生产经营风险分级监督管理办法（试行）》的规定，自治区药监局根据2021年度日常监督检查、GMP跟踪检查、飞行检查、监督抽检、投诉举报等结果，结合企业实际状况，对全区药品生产企业、特殊药品批发企业、医疗机构制剂室实施了风险等级评定。评定结果如下。

第一，药品生产企业。风险等级为Ⅰ级的企业4家，风险等级为Ⅱ级的企业20家，风险等级为Ⅲ级的企业有2家，另有10家因未生产不参与评定。

第二，特殊药品批发企业。风险等级为Ⅰ级的2家，风险等级为Ⅱ级的6家。其他有二类精神药品经营范围的批发企业因未开展经营活动，不参加2021年度的等级评定。

第三，医疗机构制剂室评定情况。2021年，对5家正常配制的医疗机构制剂室进行了监督检查，并依据检查情况进行了风险等级评定。5家均为Ⅱ级。

第四节　企业质量安全主体责任落实

落实企业质量安全主体责任，是加强药品安全监督管理的重要抓手和有力举措。2021年，为推动药械妆生产经营企业质量安全主体责任落地落实，自治区药监局研究制定了《关于推动药品监管领域企业质量安全主体责任落实工作的指导意见》（宁药监函发〔2021〕68号，以下简称《指导意见》）。

第一，引导制定"两个清单"，明确企业主体责任的具体内容。各级监管部门（单位）按照《指导意见》要求，积极安排部署辖区药械妆生产经营企业结合法律法规和自身生产经营管理实际，制定主体责任落实清单；同时，结合生产经营过程中存在的风险隐患和需要预警预防的问题，制定质量安全风险防范清单。为确保"清单"制定规范，动员各级监管部门引导企业结合实际情况制定清单内容，并对风险隐患"清单"建立台账，实行动态管控，限时销号，提高风险控制水平。

第二，分类开展"两个培训"，明确企业主体责任的落实要求。按照"谁执法、谁普法"要求，聚焦企业关键岗位人员和企业普通从业人员两类群体，各级监管部门（单位）以推动"阳光药店"工程建设为契机，结合《医疗器械监督管理条例》发布实施和"化妆品宣传周"的安排部署，通过召开例会、培训班等形式，对药械妆生产经营企业和使用单位的法定代表人、企业负责人、质量负责人等关键人员开展培训。同时，各级监管部门在开展监督检查时，督促企业强化对内部员工的岗位质量安全责任和岗位技能培训，增强法治意识和质量安全责任意识。自治区药监局组织药品生产企业的法定代表人和企业负责人参加企业现场观摩会，积极搭建企业间学习交流的平台，共同探索落实主体责任的好经验、好做法。

第三，突出强化"两类惩戒"，明确企业主体责任的法律后果。统筹运用信用联合惩戒等"柔性"手段和执法检查等"刚性"手段，对主体责任不落实或落实不到位的，及时开展执法惩戒，推动各类企业切实感受到法治的约束。一方面，研究起草了《宁夏药品安全生产经营信用分级分类管理办法》，依托宁夏药品智慧监管平台的信用监管信息系统，对信用等级实施"记分制"的精准信用监管模式，科学界定守信和失信行为，细化完善"守信、基本守信、失信、严重失信"4个信用等级的评定标准，对市场主体按照信用状况和信用等级实施差异化监管措施。各市县监管部门在推动落实过程中还创新形式，取得了积极成效。如：石嘴山市在零售药店张贴了承诺书；固原市全面实施了"互联网+药品"监管，实现线上线下结合，全面完成药品经营企业使用ERP（企业资源计划）计算机管理系统，实现了药品经营环节进销存溯源追踪；青铜峡市与辖区涉药、涉械单位签订了年度《药品安全目标责任书》；彭阳县制定执业药师在岗履职承诺书，并制定"药店公约"标牌；海原县与零售企业签订了质量安全责任承诺书；贺兰县对被处罚企业负责人进行了约谈，进一步提高了生产经营者懂法、守法、敬法意识。另一方面，各级监管部门以"四个最严"为统领，结合各类专项整治，对辖区药械妆生产经营使用单位开展监督检查，通过查看培训计划、培训记录、现场沟通等多种形式，检查"两个清单""两个培训"的落实情况，督促企业全面落实质量安全主体责任。对可能存在安全隐患的，采取向企业制发《风险提示函》《内部通报警示信》《提醒告诫书》等，要求企业限期整改、暂停销售、约谈企业负责人等方式控制安全风险。

第四，充分用好"两种资源"，营造企业落实主体责任的浓厚氛围。把推动企业落实质量安全主体责任作为政务公开和新闻宣传的重要内容，以打造"宁夏药安早知道"宣传品牌为重点，突出用好线上和线下两种资源，围绕企业主体责任落实和全域创建"食品药品安全区"等重点工作，策划实施具体宣传项目，利用在"宁夏药安早知道"政务新媒体账号发布各类信息、在宁夏日报等报纸刊发专栏专版、在宁夏新闻广播电台制作播出"宁夏药安早知道"系列专栏节目等宣传方式,有效扩大了影响力。

2022年1月1日至8月31日,自治区本级监管对象已报送"两个清单"223份,覆盖率为95.71%;各市县监管部门收到管辖经营企业、使用单位报送"两个清单"8760份,覆盖率为78%。自治区本级先后组织培训直管企业关键人员155余人次,考核关键人员131人次,药品流通监管处在9月份分片区培训中继续开展相关培训及考核;各市县局培训监管对象13007人次,考核关键人员6648人次。各级监管部门共办理药械妆案件492起。在"宁夏药安早知道"政务新媒体账号发布各类信息245条;在中国医药报、宁夏日报及宁夏电视台、宁夏新闻网等主流媒体刊发新闻消息87篇,在宁夏新闻广播电台制作播出"药安早知道"系列专栏节目120多期,组织拍摄并通过微信朋友圈、抖音等平台推送普法科普短视频8部,累计曝光量近1000万人次。

第五节　药品经营和使用环节监管

一、机构改革职能调整

2018年10月药品监管机构改革前,药品经营和使用环节监管工作由属地市场监管部门负责。

2019年,为有效履行药品批发企业、零售连锁总部监督检查职责,自治区药监局研究制定了《宁夏回族自治区药品监督管理局药品批发企业零售连锁总部监督检查制度(试行)》,并经2019年第1次局务会审议通过。药品批发企业、零售连锁总部监督检查采取书面检查、现场检查等方式,由自治区药监局依职责组织实施。确有需要时,现场检查可委托企业所在地设区的市级市场监管部门组织实施。各药品批发企业、零售连锁总部在每年年底完成质量管理体系内审后,如实填写《药品批发企业零售连锁总部书面检查表》,由企业负责人或质量负责人签字并加盖企业印章后报送自治区药监局。

二、零售药店实施阳光药店工程

为加强和规范零售药店药品质量安全监管,着力解决零售药店执业药师不在岗履职、药品未按规定的温湿度条件储存、处方药不凭处方销售等问题,自治区药监局于2020年制定印发《关于开展"阳光药店"工程建设试点工作的通知》(宁药监发〔2022〕45号),组织开展了"阳光药店"工程建设试点工作,在"宁夏药品智慧监管平台"基础上扩充建设"阳光药店"信息系统及手机APP,并将其纳入全域创建"食品药品安全区"工作内容;2021年印发了《关于全面推进实施"阳光药店"工程的通知》(宁药监发〔2021〕24号)和《关于印发"阳光药店"验收细则的通知》(宁药监发〔2021〕43号),全面推进"阳光药店"工程建设。截至2021年年底,宁夏已有4064家零售药店在"阳光药店"信息系统注册账号并上报数据,占全区零售药店总数的98.7%,其中3458家被评定为"阳光药店",占比达84%,提前实现全域创建确定到2022年年底达到80%的目标。利用"阳光药店"信息系统,实现智慧监管,有效管控零售药店执业药师不在岗履职、处方药不凭处方销售、药品不按规定条件储存等突出问题,通过制定实施《"阳光药店"验收细则》,集中整顿存在店容店貌脏乱差、设施设备不符合规定、人员配备达不到要求、广告宣传误导消费等违法违规行为的零售药店,全面提升零售药店的服务水平。消费者可通过"我的宁夏"里的"阳光药店"、"宁夏回族自治区药监局阳光药店"微信小程序,查询"阳光药店"位置及在售药品信息、药品安全知识,在线与执业药师交流咨询,对"阳光药店"及执业药师进行评价。

2022年4月19日,自治区药监局印发《关于进一步提升"阳光药店"工程建设质量的通知》(宁药监发〔2022〕19号)。截至2022年9月21日,全区4331家零售药店中有3883家被评为"阳光药店",占比89.7%;绑定温湿度监测终端的药店3849家,占比88.9%;录入执业药师人脸库数量5223人,执业药师平均打卡率61%。

三、药品使用单位实施"规范药房"建设

2021年8月20日,自治区药监局、卫生健康委员会联合印发《宁夏回族自治区医疗机构药品使用质量管理规范(试行)》《宁夏回族自治区医疗机构医疗器械使用质量管理规范(试行)》(宁药监规发〔2021〕2号,本目简称《规范》)。2022年4月26日,自治区药监局印发《关于全面监督实施〈宁夏回

族自治区医疗机构药品使用质量管理规范〉推进"规范药房"建设的通知》(宁药监发〔2022〕21号),并以附件形式印发《宁夏回族自治区医疗机构药品使用质量管理规范检查指导原则》,对推进"规范药房"建设进行全面部署。要求各市县市场监管局(含宁东市场监管局)加大《宁夏回族自治区医疗机构药品使用质量管理规范(试行)》及《宁夏回族自治区医疗机构药品使用质量管理规范检查指导原则》的宣贯培训力度,促使各级监管人员和医疗机构药品使用相关人员全面准确掌握、执行。结合国家药监局《药品检查管理办法(试行)》(国药监药管〔2021〕31号)及宁夏的实施细则,有效落实医疗机构药品使用监管责任,加大监督检查力度,督促辖区医疗机构持续符合《规范》要求。对医疗机构全项目检查符合《规范》要求的,认定为"规范药房";基本符合的,限期整改并跟踪复查,直至符合《规范》要求;不符合的,依据《中华人民共和国药品管理法》第九十九条等相关法律法规严肃处理。同时,加强与卫生健康部门的协同配合,协调同级卫生健康部门开展联合检查,共同发布"规范药房"名单,自行检查不符合《规范》要求的,通报同级卫生健康部门督促整改。按照工作计划,在2022年年底前,将实现全区一级以上医疗机构、乡镇卫生院、社区卫生服务机构的药房全部认定为"规范药房";2023年年底前,实现诊所、卫生所、医务室等其他医疗机构的药房全部认定为"规范药房",相关工作任务完成情况将作为年度市县效能目标考核的依据。

四、网络销售药品监管

2019年,按照国家药监局统一部署,自治区药监局结合实际在全区范围内依法加强药品网络销售监管。全区各级药品监管部门强化对网络销售药品企业和第三方平台的备案登记,进一步完善药品网络销售监管台账。自治区药监局对直接监管的173家药品批发企业和零售连锁总部逐一进行药品网络销售情况排查登记;针对零售企业与美团、饿了么等第三方平台合作销售药品的情形,及时与美团、饿了么等第三方平台在宁管理人员对接,全面掌握通过第三方平台销售药品企业底数,并通报市县局;同时,将全区99家取得《互联网药品信息服务资格证书》的企业名单汇总下发各市县局,方便各地工作排查。各市县局通过系统查询、实地调查、在线搜索等多种方式,对网络药品交易第三方平台及网络药品销售经营者主体情况,零售药店、药品使用单位自建网站、接受其他网站服务销售药品等情况进行排查摸底,全面掌握辖区网络药品交易第三方平台及网络药品销售经营主体的基本情况,进一步梳理药品网络销售企业监管底数,完善监管台账,列出整治清单。各级药品监管部门根据建立的检查台账,对照整治重点工作任务,组织执法人员对涉及网络销售药品和互联网信息服务的企业逐一进行检查。

为提高整治行动的靶向性,2020年,自治区药监局与国家药监局南方医药经济研究所签订了《药品网络交易监测委托事项合同书》,委托其对宁夏药品网络交易安全风险进行全面监测,每月形成监测报告。药品网络销售违法违规线索均移交稽查部门进行"线下"查处,自治区药品安全技术查验中心对取得《互联网药品信息服务许可证》的企业网站主页面展示的药品、医疗器械等产品信息、资格证书信息及药品交易记录等进行"线上线下"检查,对不符合互联网药品交易、信息服务、广告宣传规定的,坚决予以纠正。银川市市场监管局与各分局、监管所上下联动,采取线上线下相结合方式,重点对微信平台、微店、微商城等平台和利用第三方平台进行网络销售的情况进行重点检查,对监督检查中发现的违法违规行为,该责改的坚决责改、该处罚的一律处罚,通过检查督促企业落实主体责任,规范网络销售行为。固原市市场监管局采取线上线下对比,计算机系统查询等方式,要求药品经营企业在线下配送药品过程中一定要随货携带购药小票,并与平台送货人员当面核对凭证及药品相关信息,现场打包封存,确保送出药品安全可追溯。

2021年,结合网络药品销售违规违法行为专项整治行动的开展,全区各市县(区)市场监管局充分利用微信群、微信公众号,深入开展药品安全宣传,广泛开展药品安全进社区、进农村、进扶贫点等宣传活动,通过各种渠道加强对网络销售药品安全工作的宣传,以慢性病和疑难病治疗用药为重点,对老年人、学生等特定人群开展专题讲座,向群众宣传如何识别网络药品违法虚假广告、网购药品注意事项等内容,增强群众线上购买药品的安全防护意识,营造良好的安全的用药环境。自治区药监局组织开展以"安全用药、坚守初心"为主题的全国安全用药月宁夏系列活动,通过向公众发放科普读物、开展普法科普讲座等活动,切实增强人民群众用药的获得感、幸福感和安全感。

五、药品流通领域专项整治和专项检查

（一）全区城乡结合部和农村地区药品质量安全专项整治

2018年2月1日，自治区人民政府办公厅印发《关于深入开展全区城乡结合部和农村地区药品质量安全专项整治的通知》（宁政办发〔2018〕14号），决定自2月1日至11月底在全区城乡结合部和农村地区开展药品质量安全专项整治工作。整治期间，全区各地将2096家村卫生室、594家个体诊所、1056家零售药店，共计3746家药品经营使用单位列入专项整治名单，共出动执法人员10249人次，检查药品经营使用单位5596家次，达到了整治名单的149%，发现存在违规问题的涉药单位1514家，对336起涉嫌从非法渠道购进药品、超范围经营、以非药品冒充药品等违法行为予以立案查处，已处罚没款共计72万元，收回《药品经营质量管理规范》认证证书6家，向公安机关移送涉刑案件1起。

（二）药品零售企业执业药师"挂证"行为专项整治

2019年，按照《国家药监局综合司关于开展药品零售企业执业药师"挂证"行为整治工作的通知》（药监综药管〔2019〕22号）要求，自治区药监局组织开展药品零售企业执业药师"挂证"行为专项整治工作。专项整治期间，全区各级市场监督管理部门检查药品经营企业3402家，下达责令整改通知书350份，当场给予行政处罚（含警告186件），立案查处77件，累计罚没款25.52万元，收回GSP证书5个，撤销GSP证书3个，已查实"挂证"执业药师数量5人，公开曝光2人，全区共有执业药师84名主动申请注销执业药师注册证。通过整治，全区药品零售企业执业药师执业行为进一步规范，执业药师"挂证"行为得到有效遏制，专项整治整体工作取得了阶段性成效。

（三）药品网络销售违法违规行为专项整治行动

2020年，为进一步规范药品网络销售和网络信息服务活动，严厉打击违法违规行为，切实保障公众用药安全，按照国家药监局《关于开展药品网络销售违法违规行为专项整治行动的通知》（药监综药管〔2020〕26号）要求，自治区药监局自4月至10月在全区范围内开展药品网络销售违法违规行为专项整治。

（四）中药饮片专项整治

2020年，自治区药监局制定印发《全区中药饮片专项整治工作实施方案》

（宁药监发〔2020〕25号），围绕监督检查、抽样检验、案件查办、服务企业四项重点内容，部署开展为期一年半中药饮片专项整治工作。在为期一年半的专项整治期间，各级药品监管部门上下联动，紧密配合，共出动执法人员12000余人次，检查中药饮片生产企业23家次，经营企业3448家次，使用单位2348家次，各环节检查覆盖率均超过100%。完成抽样1164批次，检验896批次，检验合格867批次，抽样完成率为100%，检验合格率为96.76%。整治期间，共立案62起，罚没款121.93万元，移送公安机关1件。

（五）城乡结合部和农村地区药品医疗器械经营使用违法违规行为集中整治

2020年，自治区药监局联合卫生健康委部署开展了为期两个月的全区城乡结合部和农村地区药品医疗器械经营使用违法违规行为集中整治，共检查城乡结合部和农村地区药品医疗器械经营使用单位3193家，出动执法人员3762人次，发现存在违法行为的152家，下发责令改正通知书198份，立案查处41家，罚没款15.5万元。因非法渠道购进药品移交公安机关查处1家，因无《医疗机构执业许可证》开展诊疗活动移交卫生健康部门查处1家。

六、药品经营企业转型升级

2018年，自治区食品药品监督管理局印发了《关于支持药品经营企业转型发展的指导意见》（宁食药监〈药品流通〉发〔2018〕19号），从推动药品经营企业兼并重组、促进药品仓储运输资源整合、鼓励药品零售企业连锁经营、推进"互联网+药品流通"发展等方面，提出了落实改革完善药品流通政策的措施。指导意见发布后，受到了药品经营企业的积极响应，有效激发了药品经营企业活力。药品批发企业积极入驻宁夏中邮物流有限责任公司等物流单位开展药品委托仓储物流业务，降低药品经营企业运行成本，提高企业竞争力。积极支持药品经营企业注册第三方平台实施药品首营质量档案资料电子化管理，简化工作程序，提高工作效率。部分药品零售企业通过与"互联网医院"合作，实现医生在线问诊，在线开具电子处方由药店打印供患者使用。积极支持药品零售连锁企业的药店与美团、饿了么等第三方平台合作，实现非处方药网订店送，极大方便了群众购药。

第六节　特殊药品监管

一、特殊药品监管机制

党的十九大以来，全区各级药品监管部门（市场监督管理部门）严格落实药品安全监督管理目标责任，强化特殊管理药品日常监管，提高特殊管理药品监督检查能力、违法违规查处能力和突发事件应对能力，切实规范特殊管理药品生产经营秩序，推动特殊管理药品安全监管工作长效机制建设，确保特殊管理药品管得住、管得好。

自治区药监局将特殊药品监管列入重点工作，并纳入对市县药品安全工作考核评价范围。明确职责分工，严格落实责任。严格执行特殊管理药品生产经营企业定期巡查制度。为加强宁夏特殊管理药品的监督管理，规范特殊管理药品生产、经营和使用行为，防止特殊管理药品流弊事件发生，贯彻落实禁毒成员单位职责，自治区药监局要求各市、县（区）市场监督管理局对辖区内麻醉药品、第一类精神药品、第二类精神药品批发企业、罂粟壳批发企业、药品类易制毒化学品批发企业、含特殊药品复方制剂生产企业和盐酸美沙酮口服溶液配制单位，每季度至少现场检查一次。

二、特殊药品专项检查

2018年，自治区药监局严格执行特殊药品生产经营企业定期巡查制度，对6家麻醉药品和第一类精神药品批发企业、16家专门从事第二类精神药品批发企业、1家含特殊药品复方制剂生产企业和1家美沙酮口服溶液配制单位每季度至少现场检查一次。对麻醉药品、精神药品批发企业开展专项检查一次。同时，对特殊管理药品生产经营单位生产、进货、销售、库存、使用的数量以及流向情况进行网络监控。对放射性药品使用单位1家开展系统性检查。2018年10月，经多方协调、积极应对，组织人员对原宁夏中药贸易有限公司历史遗留4吨毒性中药材监督销毁，消除风险安全隐患，杜绝流弊事件发生。

2019年，自治区药监局组织对全区麻醉药品和第一类精神药品区域性批发企业、第二类精神药品批发企业、美沙酮制剂配制进行季度及半年巡查，完成监督检查33家次（完成率100%），对存在问题的企业，下发责令整改通知书，限期整改并监督企业整改到位，专人至少每两周开展一次网络巡查，掌握特殊药品生产经营信息系统上报情况，及时掌控特殊管理药品流向，督促企业主体责任落实，杜绝流弊发生。制定实施《全区芬太尼类药品营企业专项检查实施方案》（宁药监发〔2019〕37号），自7月份开始开展为期3个月的专项检查，区域性批发企业已完成自查并上报了自查报告和经营芬太尼类药品品种目录，经统计全区经营4个品种9个规格芬太尼类药品。组织对6家区域性批发企业进行了现场督导检查，对1家未及时向国家特殊药品生产流通信息上报系统上传购销特殊药品数据的企业，下发了责令整改通知书，督促其限期整改。

2020年，按照国家局安排部署，自治区药监局制定了《第二类精神药品等药品生产经营专项检查工作方案》，部署开展第二类精神药品经营环节专项检查。以含可待因复方口服液体制剂、曲马多、阿普唑仑、艾司唑仑、地西泮、氯硝西泮和氨酚羟考酮片等为重点品种，共检查第二类精神药品制剂生产企业2家次，批发企业35家次，未发现特药流弊现象。

2021年，自治区药监局继续加大特殊药品专项检查力度。一是指导各市县市场监管部门重点关注城乡结合部、个体诊所等易存在超范围经营特管药品情况，完成禁毒委各项工作部署。二是完成对两家药品生产（配制）企业使用特殊管理原料药的现场核查。三是组织药品安全技术查验中心完成特药批发企业日常性监督检查30家次，未发现特殊管理药品流弊现象。四是开展安钠咖类产品专项检查，配合公安部门指导各市市场监管部门开展专项检查。五是实时核对特药网络信息上报平台数据。六是组织特药批发企业关键人员禁毒知识专题培训1期。七是开展放射性药品专项检查。针对使用和制备放射性药品范围，制定不同检查方案，采取线上检查与现场检查相结合的方式，对5家医疗机构开展了专项检查。八是按照国家药监局《关于开展含兴奋剂药品生产经营专项检查工作的通知》（药监综药管函〔2021〕23号）工作安排和部署，全面排查辖区内含兴奋剂药品生产经营企业状况，全区各级药监部门出动监督检查人员4624人次，完成含兴奋剂药品生产经营企业（含批发和零售）检查3906家次，开展网络巡查30余家次。通过排查，截至2021年12月，全区有含兴奋剂药品生产企业4家，共有8个含兴奋剂药品品种，无蛋白同化制剂和肽类激素生产企业和品种；有含兴奋剂药品批发企业112家，其中，33家具有蛋白同化制剂和肽类激素经营资格；有零售药店4216家（动态数据）。

三、禁毒工作

2018年，自治区药监局积极建立健全禁毒工作机制。一是为推进药监局禁毒工作步入规范化轨道，建立健全禁毒工作机制，落实禁毒工作相关责任，确保禁毒工作落实到位，起草印发了《自治区食品药品监督管理局关于推行禁毒工作四项机制的通知》（宁食药监〈药安〉函〔2018〕64号），制定与区禁毒办工作联系、督导帮扶示范创建、毒品预防教育和党组会、局务会定期研究禁毒工作会议四项禁毒工作机制。二是成立以局负责同志为组长的局禁毒工作领导小组，下设禁毒办公室，设在药品注册与安全监管处，具体负责全局禁毒工作。三是开展禁毒示范省区创建联系工作。根据自治区禁毒委员会《关于推行"八责机制"强力推进创建全国禁毒示范省区工作的通知》要求，认真落实禁毒委成员单位责任和创建工作联系制度，组织工作组到宁夏海原县开展禁毒联系，全力推进该县禁毒示范创建工作。四是积极开展毒品预防宣传教育活动。根据自治区禁毒委要求，6月14日，组织局机关及所属事业单位全体干部职工观看禁毒电影《凤凰花开》。在利用广播、电视、报纸等传统媒体的基础上，继续提升禁毒宣传工作配置，通过微信、微博、微视频和客户端等新媒体的使用，做好宣传工作，营造浓厚宣传氛围，加强对企业法人和职工的宣传、教育，引导药品生产、经营企业真正认识到流弊造成的危害，自觉守法经营，切实从思想上引起对特殊药品管理的重视，从源头减少特殊药品流入非法渠道。全年通过宁夏食事要闻微信公众号和宁夏食品药品监督管理局门户网站推送禁毒预防宣传教育资料8篇。结合日常监督检查，深入开展以进机关、进校园、进社区、进农户、进工地为主的"五进"宣传活动，面向社会群众广泛宣传《中华人民共和国禁毒法》《麻醉药品和精神药品管理条例》等法律法规知识，提高人民群众的法律意识和防范意识，为特药监管工作营造良好氛围。

2019年，自治区药监局制定了《2019年全区药品监督管理部门履行禁毒职责工作要点》，明确了禁毒联系工作机制、督导帮扶示范创建机制、毒品预防教育机制及定期研究工作会议机制，确保禁毒各项工作有安排，有落实。一是强化监管，筑牢防线。制定了《2019年全区药品生产、特殊管理药品监督检查计划》，全区各级药品监管部门依职责、分类别对特殊管理药品实施日常监督检查。开展了芬太尼类药品专项整治、二类精神药品专项检查、氨酚羟考酮片专项检查，持续开展药物滥用监测工作。二是助力示范创建，跟进创建帮扶。为落实自治区禁毒委员会《关于推行"八责机制"强力推进创建全国禁毒示范省区工作的通知》安排，自治区药监局与海原县开展"一对一"包县联系工作。每年拨付3万元帮扶资金助力禁毒示范创建。由局领导带队组成工作组，深入实际，通过听取汇报、举行座谈及实地查看等形式，全面了解海原县创建工作开展情况，分析制约因素，帮扶解决实际困难。三是强化宣传教育，提高防范意识。将现场检查与宣传培训相结合。在监督检查过程中，各级药品监管部门积极向药品经营企业和医疗机构宣讲特管药品法律法规、芬太尼滥用依赖性以及流入非法渠道危害性等知识，督促企业进一步加强内部管理，提高防范意识，防止发生特殊管理药品流弊事件。将法制宣传与禁毒普法相结合。在局门户网站科普宣传板块专门设置了"禁毒专栏"，发布禁毒知识、相关法规、政策文件、宣传海报等内容13期，引导公众提高禁毒意识，提醒干部职工实时了解禁毒工作及其相关要求，推动禁毒预防教育工程。利用局微信公众号"药安早知道"宣传禁毒知识，推送禁毒教育资料。将多种宣传模式互相结合。印制1500张预防新型毒品宣传教育海报发给药品生产、经营企业，要求在醒目处张贴宣传；将禁毒宣传海报制作成微视频在局办公大楼一楼电子屏滚动播放；利用"6·26"禁毒宣传日，组织人员走上街头向群众普及禁毒知识，提高群众防范意识。

2020年，自治区药监局按照自治区禁毒委《关于印发2020年全区禁毒工作要点的通知》要求，结合本局工作实际，经4月7日局务会研究通过，于4月10日印发了《2020年全区药品监督管理部门禁毒工作要点》（宁药监函发〔2020〕76号），要求全区药监系统以自治区"全面实现创建全国禁毒示范省区"为目标，以"四个强化"（强化责任落实、强化监督检查、强化宣传教育、强化协调沟通）为手段，依法强化对麻醉药品、精神药品、药品类易制毒化学品等特殊药品的监督管理。通过各种形式加大禁毒知识宣传普及力度。持续对海原县开展"一对一"包县联系工作。年初拨付3万元帮扶资金助力禁毒示范创建。8月7日及12月8日，由局分管领导带队组成工作组，两次深入海原县，了解海原县禁毒工作开展情况及存在的困难，赠送禁毒知识宣传海报，走访并查看了部分零售药店含特殊管理药品销售管理情况，察看了中卫市美沙酮门诊维持治疗海原延伸点建设管理情况，对海原县人民医院、中医医院麻醉药品和精神药品管理进行现场指导。配合自治区工信厅完成宁夏永宏医药贸易有限公司申请麻黄草专营许可资质配合事项；协助自治区公安厅核查芬太尼相关产品信息；协助山西省药监局协查"苯巴比妥片""地西泮片"等有关问题；局领导带队调研麻黄草种植和经营情况。

2021年，自治区药监局将禁毒工作纳入全局重点工作。配合自治区司法厅、禁毒委，深入辖区相关县乡麻黄草种植基地实地调研，经过多轮次研讨，2021年7月，《宁夏回族自治区麻黄草管理办法》以自治区政府令的形式发布。向自治区禁毒办、公安厅建设的宁夏易制毒化学品全流程智慧监管服务平台提供有关麻醉药品、精神药品生产、经营环节数据，协助推动平台建设。全年检查使用特殊管理药品原料药生产企业两家次，美沙酮口服溶液配制单位1家次，未发现违法违规购进、使用现象。全年共检查特药区域性批发企业24家次，未发现特管药品流弊现象。对全区特殊管理药品（含原料药）生产、销售、库存及信息上报情况及时查看，确保数据真实准确，流向明确。继续拨付3万元帮扶资金助力海原县禁毒工作。深化现场指导帮扶，8月及12月，两次组成帮扶组深入海原县城及乡镇社区，督导帮扶海原县乡镇农村禁毒工作。按照国家禁毒办、国家药监局等十部门印发的《关于印发〈防范毒品滥用宣传教育活动方案〉的通知》（禁毒办通〔2021〕25号）文件要求，完成各项禁毒预防宣传工作。2021年，自治区禁毒委对全区34个禁毒委成员单位2021年禁毒工作成效全面考评，自治区药监局考核成绩为优秀，受到通报表扬。

第七节 疫苗质量安全监管

一、宁夏疫苗使用情况

宁夏所使用的疫苗均通过自治区公共资源交易平台采购，其中：第一类疫苗由自治区疾病预防控制中心采购后，直接分发到市、县（区）三级疾病预防控制中心；第二类疫苗由自治区疾病预防控制中心组织招标后，各市、县（区）

疾病预防控制中心通过自治区公共资源交易平台向疫苗生产企业采购，并由采购单位直接供应给本辖区的接种单位。2018年，在宁夏中标的第二类疫苗有36家疫苗生产企业共26个品种。2018年，有30家疫苗生产企业按规定向自治区药监局递交了第二类疫苗委托储存配送报告，共委托10家企业向宁夏配送，其中宁夏本地企业两家（宁夏保安康生物药品有限公司、宁夏弘益生物医药有限公司），其余8家均为外省区企业。

截至2022年8月31日，在自治区药监局备案且在有效期内的疫苗配送企业共有11家，其中，区内备案企业1家，区外备案企业10家。

二、疫苗质量管理体制改革

2019年，根据《中共中央办公厅、国务院办公厅印发〈关于改革和完善疫苗管理体制的意见〉的通知》（中办发〔2018〕70号）精神，自治区药监局起草并提请自治区党委办公厅、人民政府办公厅于2020年2月9日联合印发《关于改革完善疫苗管理体制的实施意见》（宁党办〔2020〕10号，本目简称《实施意见》），提出5个方面15条具体落实意见，进一步强化宁夏疫苗质量监管和供应保障。

2019年12月31日，自治区人民政府办公厅印发《关于同意建立疫苗管理厅际联席会议制度的函》（宁政办函〔2019〕51号）。

2020年12月30日，自治区人民政府办公厅印发《宁夏回族自治区疫苗安全事件应急预案（试行）》（宁政办发〔2020〕50号）

2021年，自治区药监局根据工作职责，狠抓《实施意见》的落实。一是依托自治区疫苗管理厅际联席会议制度平台，协调推进《实施意见》实施。通过召开厅际联席会议，及时传达学习自治区党委书记陈润儿在自治区党委全面深化改革委员会第八次会议上的讲话精神，通报疫苗管理体制改革重点工作任务推进情况，审议《建立自治区级职业化专业化药品检查员队伍实施意见（送审稿）》和《宁夏回族自治区疫苗安全事件应急预案（送审稿）》并报送自治区政府印发实施，协商疫苗储备管理、疫苗追溯体系建设、疫苗国家监管体系评估等疫苗管理重点工作任务实施方案，推动厅际联席会议各成员单位切实贯彻落实《实施意见》。按照自治区党委全面深化改革委员会办公室《关于抓好改革任务整改落实工作的通知》要求，推动成员单位对标改革任务台账，扎实做好《实施意见》整改落实各项工作。二是建立自治区药监局疫苗监管质量管理体系，规范疫苗监管各项工作。结合宁夏疫苗监管工作实际，制定发布了《宁夏回族自治区药品监督管理局药品（疫苗）监管质量管理体系质量管理手册》，配套印发《岗位说明书》《风险管理程序》等自治区药监局药品（疫苗）监管质量管理体系程序文件20个，并对相关工作文件进行了修订完善。质量管理手册和程序文件印发实施后，及时组织开展了质量管理体系和质量管理手册的专题培训，先后开展药品（疫苗）监管质量管理体系内部审核两次，对于审核中发现的问题，制定纠正措施，按照规定时限进行整改完善，推动药品（疫苗）监管质量体系有效运行。将疫苗监管工作纳入年度全区药品监管工作要点及检查计划，部署职能处室对直接监管的疫苗配送企业每年现场检查不少于两次，市县监管部门对辖区疾病预防控制机构、接种单位每年实施全覆盖监督检查。2021年1月份和8月初，自治区药监局组成多个专项检查组对全区5市和22个市县区的疾病预防控制机构和接种单位进行了两轮次的抽查，进一步督促各级疾病预防控制机构、新冠病毒疫苗接种单位严格落实《疫苗管理法》《疫苗储存和运输管理规范》要求，有效落实疫苗流通质量安全主体责任。

三、长春长生疫苗事件应对及风险排查

2018年7月15日，国家药品监督管理局发布通告指出，长春长生生物科技有限公司冻干人用狂犬病疫苗生产存在记录造假等行为。通告发布后，引起社会广泛关注。

2018年7月23日，习近平总书记做出重要指示，指出长春长生生物科技有限责任公司违法违规生产疫苗行为，性质恶劣，令人触目惊心。有关地方和部门要高度重视，立即调查事实真相，一查到底，严肃问责，依法从严处理。要及时公布调查进展，切实回应群众关切。习近平总书记强调，确保药品安全是各级党委和政府义不容辞之责，要始终把人民群众的身体健康放在首位，以猛药去疴、刮骨疗毒的决心，完善我国疫苗管理体制，坚决守住安全底线，全力保障群众切身利益和社会安全稳定大局。同日，李克强总理做出批示，要求国务院立刻派出调查组，对所有疫苗生产、销售等全流程全链条进行彻查，尽

快查清事实真相，不论涉及哪些企业、哪些人都坚决严惩不贷、决不姑息。对一切危害人民生命安全的违法犯罪行为坚决重拳打击，对不法分子坚决依法严惩，对监管失职渎职行为坚决严厉问责。尽早还人民群众一个安全、放心、可信任的生活环境。

2018年长春长生疫苗事件发生后，自治区药监局高度重视，快速反应，强化措施，积极应对。一是立即组织开展检查。2018年7月16日至24日，组织两个检查组对区内疫苗储存配送企业和相关疾病预防控制机构进行了现场检查。在了解掌握宁夏购进使用长春长生公司冻干人用狂犬疫苗的情况后，责令宁夏保安康生物药品有限公司（长春长生生物科技有限责任公司委托的配送企业）对已配送至各疾控中心但尚未使用的19150支长春长生冻干人用狂犬疫苗立即召回，就地封存。二是及时回应群众关切。2018年7月23日，自治区药监局召开会议，专题分析研究长春长生疫苗事件应对工作，进行舆情分析研判，要求各相关业务处室和直属事业单位，及时关注事件处置进展及媒体和社会舆论动向，做好解疑释惑工作。对主席信箱4件涉及疫苗的网民来信及区局12331投诉举报中心等渠道接到的相关咨询，一一进行耐心细致的解答。三是全面排查安全风险。针对长春长生疫苗事件，为确保宁夏疫苗购进使用质量安全，自治区药监局于2018年7月27日，下发了《关于对全区疫苗流通使用环节进行全面检查的通知》，组织对辖区内所有疫苗储存配送企业、疾病预防控制机构、疫苗接种单位疫苗购进、储存、运输、使用环节安全风险进行全面排查。通过对区内两家疫苗储存配送企业、25家疾病预防控制中心、1866家疫苗预防接种单位的全面排查，2017年至2018年，自治区疾病预防控制中心共采购第一类疫苗14个品种213.19万支发放至各市县疾病预防控制中心（其中长春长生生物科技有限责任公司和武汉生物制品研究所有限责任公司生产的3批次不合格百白破疫苗未流入宁夏）；全区各市、县（区）疾病预防控制中心通过自治区公共资源采购平台共采购第二类疫苗18个品种90.7万支供应给本辖区预防接种单位，其中购进长春长生生物科技有限责任公司生产的冻干人用狂犬疫苗130450支，已使用111290支，报废10支，剩余封存19150支，8月11日长春长生生物科技有限责任公司已将封存19150支冻干人用狂犬疫苗全部召回。

四、新冠病毒疫苗监管

2020年，新冠肺炎疫情在全球范围内暴发，疫苗作为应对传染性疾病最有效的手段，公众对新冠病毒疫苗的需求日益强烈。新冠病毒疫苗质量管理及流向管控的重要性和紧迫性日益凸显。自治区药监局积极顺应形势发展，加强新冠病毒疫苗监管工作。

一是加强新冠病毒疫苗储存运输质量监管。各地市场监管部门切实落实属地监管责任，制订新冠病毒疫苗流通监督检查计划，在新冠病毒疫苗使用前，对辖区疾病预防控制机构及参与新冠病毒疫苗接种工作的接种单位疫苗储存运输冷链设施设备、温度监测设备的装备和运行情况进行一次现场核查，全面排查化解风险隐患，根据新冠病毒疫苗采购、接种进展情况，及时开展巡查、抽查，尤其对疫苗储存冷库（冰箱）容积能否满足实际需求、疫苗储存运输全过程温度是否符合要求、是否落实疫苗全过程追溯要求及时扫码上传疫苗追溯信息等重点环节加强管控，督促辖区疾病控制机构、接种单位严格落实《中华人民共和国疫苗管理法》《疫苗储存和运输管理规范》等要求，确保疫苗流通质量安全。自治区药品审评查验和不良反应监测中心统筹做好新冠病毒疫苗预防接种异常反应监测工作，及时分析报告疑似预防接种异常反应信息，协调做好新冠病毒疫苗安全事件防范及调查处置、风险控制、信息发布等准备工作。

二是严厉打击涉新冠病毒疫苗相关违法行为。各地市场监督管理部门统筹执法力量，形成监管合力和全链条监管体系，保证疫苗质量安全和流通秩序，确保不发生系统性、区域性风险。及时受理、处置涉新冠病毒疫苗的投诉举报，严厉查处新冠病毒疫苗流通环节案件；做好商事登记和指导工作，预防登记事项出现涉新冠病毒疫苗的误导性信息；依法依规开展涉新冠病毒疫苗配送接种单位的信用监督；查处涉新冠病毒疫苗价格、收费违法行为和虚假宣传等；督促平台企业落实主体责任，完善禁售名录和违禁词库，及时采取下架（删除、屏蔽）信息、终止平台服务等必要处置措施，并向有关部门报告；开展涉新冠病毒疫苗广告监测，查处涉新冠病毒疫苗违法广告。

三是建立健全部门协作机制。各地市场监督管理部门严格按照新冠病毒疫苗紧急使用相关方案，配合相关部门将紧急使用疫苗纳入已上市疫苗接种体系，统一采购、统一物流、统一调配，全面保障疫苗渠道的封闭性，杜绝流入非法渠道的可能性。严格落实信息安全责任和信息统一发布制度，未经授权不得发布新冠病毒疫苗安全等相关信息。进一步加强与公安、卫生健康、新闻、网信、海关等部门的协作配合，积极配合公安部门打击"黑市疫苗"和非法制售假劣疫苗行为，配合卫生健康部门做好疫苗接种环节质量监管，配合新闻、网监等部门做好舆情监测等工作。完善信息通报制度，定期沟通工作情况，及时通报新冠病毒疫苗相关问题和线索，联合开展案件查办等工作，共同做好新冠病毒疫苗监管工作。

2021年，自治区药监局不断强化新冠病毒疫苗质量监管，服务保障疫情防控工作大局。新冠病毒疫苗接种工作开展后，成立了新冠疫苗预防接种质量监管和监测工作领导小组，先后制定印发了《自治区药品监督管理局新冠病毒疫苗接种期间监管工作方案》《关于进一步做好新冠病毒疫苗质量监管工作的通知》《关于切实加强新冠病毒疫苗全流程管控严防非法外流的通知》《关于进一步做好新冠病毒疫苗流通专项监督检查的通知》《关于对新冠病毒疫苗储存运输质量安全进行专项检查的紧急通知》，联合自治区卫生健康委出台了《宁夏回族自治区新冠病毒疫苗采购接收分配储运管理规范》，联合自治区市场监管厅印发了《关于开展涉新冠病毒疫苗违法行为排查整治的紧急通知》，及时就有关工作进行安排部署，压实属地监管责任。出台《疾病预防控制机构、新冠病毒疫苗接种单位监督检查要点》，要求市县监管部门每季度至少对辖区疾病预防控制机构、新冠病毒疫苗接种单位进行一次现场检查，有效排查化解各类风险隐患，确保新冠病毒疫苗流通质量安全。

第八节 药品质量安全监督抽检

一、2018年监督抽检情况

2018年，自治区食品药品监督管理局计划安排药品抽检2150批次（国家药品抽样任务350批次，自治区安排抽检1800批次），实际完成2278批次（国家药品抽样486批次，自治区抽检1792批次），经检验判定为不合格的124批次，总体合格率为94.6%。其中：生产环节抽检本地企业生产的各类药品372批次（国家抽检32批次，自治区抽检340批次），涵盖了当年本地生产药品的全部品类，经检验判定为不合格的6批次（国家抽检和自治区抽检各3批次，均为中药饮片），地产药品合格率为98.3%。流通环节完成抽检1906批次（国家药品抽样454批次，自治区抽检1452批次），经检验判定为不合格的118批次（国家药品抽检20批次，自治区抽检98批次，其中110批次为中药饮片），流通环节合格率为93.8%（其中中药饮片的合格率为83.5%）。

自治区本级药品抽检中：地产药品340批次，中药饮片专项抽检300批次，流通环节药品抽检757批次，评价性抽检336批次，日常监督（投诉举报）抽检58批次。国家药品抽检收到不合格报告23份，自治区本级药品抽检收到不合格报告101批次。

二、2019年监督抽检情况

2019年，按照国家药监局下达的计划，自治区药品监督管理局统筹安排药品监督抽检2150批次，实际完成2156批次抽检任务。

国抽药品：抽样任务350批次，完成356批次，完成率101%；不合格13批次，不合格率3.65%。抽样环节，涉及生产环节36批次，经营和使用环节320批次；抽样共涉及宁夏生产企业10家，外省生产企业164家，外国企业24家；抽检化学药103批次，抗生素18批次，生化药43批次，生物制品2批次，中成药127批次，包材15批次，中药饮片48批次。检出不合格中药饮片4批次，不合格率8.3%；检出不合格中成药1批次，不合格率0.8%；检出不合格包材8批次，不合格率53.3%；化学药、抗生素、生化药及生物制品合格率均为100%。

省抽药品：抽样任务1800批次，完成1800批次，完成率100%；检出不合格53批次，不合格率2.9%。抽样环节，涉及生产环节338批次（6批次不合格），使用环节752批次（26批次不合格）、经营环节710批次（19批次不合格）；抽样共涉及宁夏本地药品生产企业16家，外省生产企业453家，外国企业7家；抽检化学药631批次，抗生素40批次，中成药268批次，中药饮片861批次；不合格中药饮片51批次，中药饮片不合格率5.92%；化学药、抗生素、中成药合格率均为100%。

三、2020 年监督抽检情况

2020 年，按照国家药监局下达计划，自治区药品监督管理局统筹安排药品监督抽检 2160 批次，实际完成 2178 批次抽检任务。

国抽药品：抽样任务 360 批次，完成 371 批次，完成率 103%；检出不合格 3 批次，合格率 99.12%。

省抽药品：抽样任务 1800 批次，完成 1807 批次，完成率 100.4%；检出不合格 15 批次，合格率 99.17%。

四、2021 年监督抽检情况

2021 年，按照国家药监局下达计划，自治区药品监督管理局统筹安排药品监督抽检 1520 批次，实际完成 1532 批次抽检任务。

国抽药品：抽样任务 280 批次，完成 292 批次，完成率 104.28%，检验结果全部合格。

省抽药品：抽样任务 1240 批次，完成 1240 批次，完成率 100%，检验合格 1234 批次，不合格 6 批次。

五、2022 年监督抽检情况

2022 年，按照国家药监局下达计划，自治区药品监督管理局统筹安排药品监督抽检 1385 批次（其中国抽 280 批次，省抽 1105 批次）。截至 2022 年 8 月 31 日，实际完成药品抽样任务 1346 批次（国抽 288 批次，省抽 1058 批次），完成检验任务 601 批次，检出不合格样品 7 批次。

表 2.10　宁夏药品监督抽检情况统计表（2018—2022 年）

年份	下达任务（批次）		实际完成（批次）		不合格（批次）	
	国抽	省抽	国抽	省抽	国抽	省抽
2018	350	1800	486	1791	23	101
2019	350	1800	356	1800	13	53
2020	360	1800	371	1807	3	15
2021	280	1240	292	1240	0	6
2022	280	1105	288	1058	1	6

注：2022 年数据截至 2022 年 8 月 31 日。

第九节 药品不良反应和药物滥用监测

一、药品不良反应监测

2018年，全区共收到药品不良反应监测报告8628份，其中新的和严重不良反应监测报告2084份，每百万人报告数为1266份。

2019年，全区共收到药品不良反应监测报告9355份，其中新的和严重不良反应监测报告1788份，每百万人报告数为1346份。

2020年，全区共收到药品不良反应监测报告7845份，其中新的和严重不良反应监测报告1206份，每百万人报告数为1154份。

2021年，全区共收到药品不良反应监测报告8959份，其中新的和严重不良反应监测报告1146份，每百万人报告数为1244份。

2022年（截至8月31日），全区共收到药品不良反应监测报告5680份，其中新的和严重不良反应监测报告547份，每百万人报告数为789份。

表2.11 宁夏药品不良反应监测情况统计表（2018—2022年） （单位:份）

年份	总报告数	每百万人口报告数	新的和严重不良反应报告数	生成监测预警信号数
2018	8628	1266	2084	40
2019	9355	1346	1788	35
2020	7845	1154	1206	33
2021	8959	1244	1146	26
2022	5680	789	547	21

注：2022年数据截至2022年8月31日。

二、药物滥用监测

2018年，自治区药监局积极推进药物滥用监测工作制度化。认真组织落实《药物滥用监测调查表》的填写与报告，为加强监管和完善用药政策提供决策依据，密切关注第二类精神药品和含麻醉药品复方制剂滥用品种和趋势，对滥用比较严重的品种开展调查。2018年，共完成填写《药物滥用监测调查表》1212份。

2019年，自治区药监局指定专人负责药物滥用监测工作，积极与各级戒毒机构沟通联系。了解第二类精神药品和含麻醉药品复方制剂滥用品种和趋势，分析汇总药物滥用监测情况，为完善用药政策提供决策依据。截至11月30日，共收集上报药物滥用监测报表854份。

2020年，自治区药监局持续开展药物滥用监测工作。一是举办2020年全区药物滥用监测工作培训班。全区市场监管、戒毒机构、二级以上医疗机构药剂科工作人员及美沙酮治疗门诊相关工作人员等共150余人参加了培训，并就如何推进药物滥用监测工作进行了讨论和原因分析。二是组织宁夏宁安医院参加"国家药物滥用监测哨点（医疗机构）"申报工作，该单位于2020年10月被国家药品监督管理局评定为国家药物滥用监测哨点（医疗机构）。全年共收到药物滥用监测报告数445份。

2021年，自治区药监局组织对全区药物滥用监测哨点进行实地调研，进一步加强与药物滥用监测哨点的沟通联系。同年，永宁县禁毒委员会办公室被国家药品不良反应监测中心评为2020年度药物滥用监测基层优秀报告单位。全年共收到药物滥用监测报告337份。

2022年3月，银川市强制隔离戒毒所被国家药品不良反应监测中心评为2021年度药物滥用监测基层优秀报告单位。截至8月31日，全区共收到药物滥用监测报告0份。

第三章　医疗器械监管

第一节　医疗器械生产经营企业基本情况

截至 2022 年 8 月 31 日，全区共有医疗器械生产企业 33 家，其中：第一类医疗器械生产企业 9 家，第二类医疗器械生产企业 24 家，同时生产第一类、第二类医疗器械的企业 1 家。自治区药监局本级注册（备案）医疗器械产品 70 种；共有医疗器械经营企业 7078 家，其中经营第三类医疗器械的企业共有 1152 家。

根据 2018 年机构改革后的职能职责划分，第二类医疗器械注册和生产环节监管由自治区药监局直接负责，第一类医疗器械备案和生产环节监管工作由设区的市级市场监督管理局负责；医疗器械经营和使用环节监管由属地市场监督管理局负责。

表 3.1 自治区医疗器械生产企业名录（一类）（截至 2022 年 8 月 31 日）

序号	企业名称	生产范围	注册地址	生产地址	联系人	备注
1	宁夏凤汉堂生物医药有限公司	Ⅰ类：医用退热贴、医用退热凝胶	银川德胜工业园区富强路6号	银川德胜工业园区富强路6号	尤俊达	
2	宁夏华氏仁康假肢有限公司	Ⅰ类：医用固定带、医用外固定夹板、医用外固定支具、骨科扩支具	宁夏银川市西夏区创业就业孵化中心18号	宁夏银川市西夏区创业就业孵化中心18号	綦玉碧华	
3	大华（银川）医疗器械科技有限公司	Ⅰ类：医用高分子夹板、高分子固定绷带、骨科外固定夹板、躯干固定器、背部固定器、骨科高分子夹板	银川经济技术开发区智能终端产业园18号楼	银川经济技术开发区智能终端产业园18号楼	张仁参	
4	银川友善假肢矫形器有限公司	Ⅰ类：固定器	宁夏银川市兴庆区兴水路1号绿地21D区17号楼101室	宁夏银川市兴庆区兴水路1号绿地21D区17号楼101室	高鹰	
5	宁夏美多橡塑科技有限公司	Ⅰ类：医用橡胶检查手套	宁夏经济技术开发区西区中小企业创业园21号厂房	宁夏经济技术开发区西区中小企业创业园21号厂房	李永林	
6	宁夏乔恩医疗科技有限公司	一次性使用PVC检查手套、一次性使用丁腈检查手套	宁夏贺兰工业园区昌泰路与洪胜东路交汇处东侧300米	宁夏贺兰工业园区昌泰路与洪胜东路交汇处东侧300米	尤俊达	
7	世洁卫仕（宁夏）科技有限公司	Ⅰ类：隔离衣、医用垫单	宁夏回族自治区银川市综合保税外向型企业孵化园二区7号、8号厂房	宁夏回族自治区银川市综合保税外向型企业孵化园二区7号、8号厂房	魏勇	
8	宁夏银科医疗科技有限公司	Ⅰ类：医用检查手套	宁夏银川市兴庆区苏银产业园唐和路22号	宁夏银川市兴庆区苏银产业园唐和路22号	杨帆	
9	宁夏同人生物科技有限公司	Ⅰ类：隔离衣、洁净服、医用垫单、手术帽、医用帽	宁夏固原市泾源县香水镇祥扶贫车间	宁夏固原市泾源县香水镇轻功业园区	陈带姊	

表 3.2 自治区医疗器械生产企业名录（二类）（截至 2022 年 8 月 31 日）

序号	企业名称	生产范围	注册地址	生产地址	联系人	备注
1	银川仁和义齿有限公司	Ⅱ类：6863 定制式义齿（活动、固定）	永宁县杨和镇宁和街胜利路口	银川市永宁县杨和镇宁和街胜利路口	薛新民	
2	银川雅美乐义齿有限公司	Ⅱ类：6863 定制式义齿（活动、固定）	银川市永宁县望远镇银路与创业路交叉口（荣胜中小企业创业园办公楼4楼）	银川市永宁县望远镇银路与创业路交叉口（荣胜中小企业创业园办公楼4楼）	杨景洲	
3	银川致皓义齿科技有限公司	Ⅱ类：6863 定制式义齿（活动、固定）	银川市德胜工业园区德胜东路11号	银川市德胜工业园区德胜东路11号	邱志强	
4	银川东兴义齿有限公司	Ⅱ类：6863 定制式义齿（活动、固定）	永宁望远工业园区旺牛路中路9号	永宁望远工业园区旺牛路中路9号	李立勇	
5	银川康康义齿有限公司	Ⅱ类：6863 定制式义齿（活动、固定）	银川市德胜工业园区永胜西路3号院内办公楼三楼	银川市德胜工业园区永胜西路3号院内办公楼三楼	韩 龙	
6	宁夏丹特义齿科技开发有限公司	Ⅱ类：6863 定制式义齿（活动、固定）	银川市金凤区工业园集中服务中心1楼1-2套营业房及4、5层楼	银川市金凤区工业园集中服务中心1楼1-2套营业房及4、5层楼	姜 钰	
7	宁夏纳体科医用材料有限公司	Ⅱ类：6854 手术室、急救室诊疗设备及器具（一次性使用医用充气式升温毯）	银川市永宁县望远镇工业园区B6号楼	银川市永宁县望远镇工业园区B6号楼	苗春英	
8	宁夏泉水药业有限公司	Ⅱ类：6826 物理治疗及康复设备（产后美暖宫贴、痛经暖舒宝、隔物灸、虞美人热灸疗贴、热灸健腰护膝袋、督灸）、14-14一次性使用医用口罩、14-13医用外科口罩、14-14医用防护口罩	银川市滨河新区水润大道东路5号	银川市滨河新区水润东路1号	王彦秀	
9	宁夏派瑞义齿科技有限公司	Ⅱ类：6863-定制式义齿（活动、固定）	宁夏永宁县望远工业园区（宁夏京宏彩板有限公司办公楼）	宁夏永宁县望远工业园区（宁夏京宏彩板有限公司办公楼）	周海洋	

续表

序号	企业名称	生产范围	注册地址	生产地址	联系人	备注
10	中英阿诺康（宁夏）生物科技有限公司	Ⅱ类：6864 医用卫生材料及敷料（海藻生物胶、生物止血功能性敷料、止血纱布、海藻纤维修复敷料）	宁夏银川市望远工业园区春晖创业园 A5 号一号房	宁夏银川市望远工业园区春晖创业园 A5 号一号房	张 岩	
11	宁夏佑安医疗器械有限公司	Ⅱ类：6826 物理治疗及康复设备（舒痛贴片、安然舒经贴片、熨灸足贴、医经注、前列舒敷贴、暖舒、速愈暖宫贴）	银川市金凤区银川高新区中小企业创业园 1 号厂房 1 层	银川市金凤区银川高新区中小企业创业园 1 号厂房 1 层	纳 荣	
12	中航（宁夏）生物股份有限公司	Ⅱ类：6840 临床检验分析仪器（有核细胞处理、改良有核细胞处理试剂盒）	银川市金凤区宁安大街 490 号银川 IBI 育成中心 5 号楼 2 层	银川市滨河新区景园街南侧佳木西路东侧	张军维	
13	银川健春医疗器械厂	Ⅱ类：6826 物理治疗及康复设备（远红外磁疗贴、远红外贴、磁疗穴位贴）	宁夏银川德胜工业园区德胜大道东路 5 号	宁夏银川德胜工业园区德胜大道东路 5 号	刘桂凤	
14	宁夏雅鑫义齿制造有限公司	Ⅱ类：6863 定制式义齿（活动、固定）	银川德胜工业园区永胜东路 10 号	银川德胜工业园区永胜东路 10 号	宋 进	
15	宁夏妙朗生物科技有限公司	Ⅱ类：6864 医用卫生材料及敷料（医用微交联透明质酸钠伤口敷膜、医用透明质酸钠伤口敷贴、医用右旋糖酐伤口敷膜、医用右旋糖酐伤口修复膜、）	银川经济技术开发区战略新兴材料加工区 16 号厂房北侧 3 层东 1 号	银川经济技术开发区战略新兴材料加工区 16 号厂房北侧 3 层东 1 号	徐 刚	
16	广煜医药科技（宁夏）有限公司	Ⅱ类：6866 医用高分子材料及制品（鼻腔喷雾器）14-14 一次性使用医用口罩、14-13 医用外科用口罩	银川市苏银产业园水润路 6 号	银川市苏银产业园水润路 6 号	吴岳林	
17	宁夏粤泰科技发展有限公司	Ⅱ类：14-14 医用防护口罩	银川市苏银产业园如意路水润街交叉口易站态项目生产车间	银川市苏银产业园如意路水润街交叉口易站态项目生产车间	楼 夔	
18	宁夏善德瑞药科技集团股份有限公司	Ⅱ类：14-13 医用外科口罩、14-14 一次性使用医用口罩	宁夏银川市西夏区文昌南街银川公铁物流服务中心大楼	宁夏银川市西夏区文昌南街银川公铁物流园	张 辉	

续表

序号	企业名称	生产范围	注册地址	生产地址	联系人	备注
19	宁夏尚艾科技医疗有限公司	Ⅱ类：19-02 无烟型灸疗装置	银川市金凤区宁安大街491号银川IBI育成中心二期3号楼306室	宁夏银川市永宁县望远工业园区金源路7号	吕全宏	
20	宁夏赛创医疗科技有限公司	Ⅱ类：08-05 一次性无线可视气管插管观察引导管用管芯，无线可视气管插管观察引导用喉镜	宁夏永宁县望远镇闽宁产业园宁夏创业谷·中小企业产业新城2号楼	宁夏永宁县望远镇闽宁产业园宁夏创业谷·中小企业产业新城2号楼	王明宇	
21	世洁卫仕（宁夏）科技有限公司	Ⅱ类：医用外科口罩、一次性使用医用口罩，一次性医用防护服	宁夏回族自治区银川市综合保税外向型企业孵化园二区7号、8号厂房	宁夏回族自治区银川市综合保税外向型企业孵化园二区7号、8号厂房	魏 勇	
22	乾藏灸医药科技有限公司	Ⅱ类：19-02 灸疗装置	宁夏银川金凤工业园区创业园B区9号厂房	宁夏银川金凤工业园区创业园B区9号厂房	孙浩乾	
23	宁夏沃美达生物医药科技有限公司	Ⅱ类：14-10 创面敷料（医用海藻酸钠敷料）	宁夏银川市兴庆区苏庆路银河智慧研发大厦八楼8012-42	宁夏银川市兴庆区月牙湖乡银河新区佳木东路苏银工业坊3栋1楼	罗金凤	
24	宁夏贝西罗医疗器械有限公司	Ⅱ类：14-14 一次性使用医用口罩	宁夏灵武市朔方路北侧240号	宁夏灵武市朔方路北侧240号	吕宏玉（法人）	

第二节　医疗器械生产经营企业规范化管理

一、生产规范化管理

2015年3月1日,《医疗器械生产质量管理规范》(本目简称《规范》)正式实施。根据国家食品药品监督管理总局工作部署,对第三类、第二类、第一类医疗器械根据风险程度,分期分批逐步落实。宁夏没有第三类医疗器械生产企业,对全区第二类、第一类医疗器械生产企业,提前动员组织实施《规范》。

党的十九大以来,自治区药监局严格《规范》要求,督促全区所有医疗器械生产企业和新申办企业全面落实《规范》,经过几年不懈努力,区内一些小规模医疗器械生产企业摆脱了之前作坊式的生产方式,逐步向生产管理现代化、规范化、科学化方向迈进。一是自治区药监局连续印发了全面推进《规范》的通知及系列实施方案,召开生产企业例会,对企业负责人进行培训,并送达《规范》实施告知书。全区药品监管部门结合实际分类帮扶指导,企业积极自查整改,完成软硬件改造升级。二是组织对实施《规范》情况开展了达标验收,促使各企业切实加强了内部生产质量管理,企业整体质量管理水平有了大幅提升。2017年10月对全区26家医疗器械生产企业进行《规范》达标验收,其中两家企业通过现场检查,12家整改复查后通过,9家自行停产,1家企业注销生产许可证和两家企业生产备案证。截至2018年年底,全区所有医疗器械生产企业均达到《规范》要求。三是对生产企业组织培训辅导,加强对生产企业关键岗位人员《医疗器械监督管理条例》《医疗器械生产质量管理规范》等法规的培训。2018年年以来,通过多种形式组织对企业人员进行培训。2020年,针对本地企业从事医疗器械检验人才缺乏,从事检验人员的能力不足等现状,出台了企业检验人员免费到自治区药品检验院跟班学习的措施,通过为期1—3个月的学习,帮助企业提高检验能力,开阔检验视野,提升检验工作管理水平,当年有9人进行了跟班学习,自治区药检院为其发放了培训证书。

二、经营规范化管理

自治区药监局积极推进医疗器械经营企业质量规范化管理。2017年，探索制定了《宁夏医疗器械经营质量管理规范现场检查验收细则》，组织开展全区医疗器械经营质量管理规范化建设工作。在银川市试点成功创建10家规范化经营企业的基础上，继续在全区全面开展医疗器械经营示范创建工作。2018年，重新修订印发了《宁夏医疗器械经营质量管理规范现场检查验收细则》。2019年，推进医疗器械第三方物流发展，印发了《关于做好医疗器械第三方物流监管工作的通知》，明确备案标准和监管责任，规范医疗器械第三方物流服务和监管，鼓励有实力的企业有效整合市场资源，积极推动医疗器械经营第三方物流发展，当年银川市新设立3家医疗器械经营第三方物流企业，全区达到4家，促进了企业规模化集约化发展，提高了医疗器械流通监管效率。截至2019年年底，通过动员部署、现场观摩、持续推进等举措，全区有525家第三类医疗器械经营企业达到《医疗器械经营质量管理规范》标准，提前完成80%的达标任务。2021年，第三类医疗器械经营企业100%达到《医疗器械经营质量管理规范》要求，企业经营质量管理水平不断提升。

三、使用规范化管理

自治区药监局联合自治区卫计委联合印发了通知文件，按照预定程序稳步推进医疗机构药械使用质量管理规范化建设工作。2017年全区212家乡镇卫生院、142家民营医疗机构全部通过了检查验收，全区医疗机构药械质量管理迈上了一个新台阶。宁夏医疗机构规范化建设工作在国家药监局医疗器械使用质量研讨会上作了经验交流。2021年，在前期开展医疗机构规范化建设的基础上，不断总结经验，8月20日，自治区药监局、卫生健康委员会联合印发《宁夏回族自治区医疗机构医疗器械使用质量管理规范（试行）》（宁药监规发〔2021〕2号），结合工作实际，进一步从机构人员、制度管理、设施设备、采购验收入库、储存养护出库、使用管理等方面进行规范，提升医疗机构医疗器械规范管理水平，并将互联网医院这种新兴业态纳入监管。

四、服务产业发展

自治区药监局于2019年、2022年先后汇总编印《医疗器械法规监管制度汇编》,对近年来适应快速发展的医疗器械产业,制定修订的审批和监管工作法规、规范、标准等内容及时编印成册,向生产企业、批发性质经营企业进行免费发放,帮助及时掌握最新法规和政策要求。先后与石嘴山市医疗器械健康产业园,宁东苏银产业园区签订了产业发展框架协议,加大对园区医疗器械产业发展的帮扶和服务力度,多次赴医疗器械生产企业进行现场帮扶指导,助力企业破解发展瓶颈,竭力为医疗器械产业发展服务。

第三节 医疗器械监督管理

一、日常监督检查

(一)实施风险分级管理

2018年创新实施医疗器械生产企业量化分级管理。制定了《全区医疗器械生产企业量化分级管理办法》,通过对企业的日常监督检查、产品抽检、不良事件、投诉举报、行政处罚等情况进行综合评价,按照得分高低分为A、B、C、D四档,对企业实施量化分级管理,对分值低的企业加大监督检查频次和力度。2019年,自治区药监局结合量化分级管理措施综合出台《宁夏药品医疗器械化妆品生产经营风险分级管理办法》,通过对企业的日常监督检查、产品抽检、不良事件、投诉举报、行政处罚等情况进行综合评价,将监管对象划分为3个风险等级,实行静态评估和动态评估,针对不同风险等级提出6种风险管理措施。自治区药监局对直接监管的医疗器械生产企业认真落实风险分级管理要求,针对上年度风险等级较高的企业,加大监督检查频次和力度,切实推动企业落实主体责任,确保地产医疗器械质量安全。各市县局按照风险分级管理要求推进风险管理。

(二)生产环节监督检查

2018年,自治区药监局全面推进《医疗器械生产质量管理规范》的实施。

组织对全区 19 家重点医疗器械生产企业进行了全项目监督检查，重点检查原料采购和生产过程质量控制点，对检查中发现的 178 项不规范风险问题提出整改要求并监督落实整改，约谈定制式义齿生产企业 1 家，依法注销生产许可证 1 家和生产备案凭证 3 家。10 月份，区内 1 家无菌生产企业顺利通过了国家局飞检组的现场检查。

2019 年，全年共组织监督检查第二类医疗器械生产企业 27 家次，对全区在产的 18 家企业进行了现场合规性检查，飞行检查 9 次，共查出问题隐患 181 处，对两家企业予以警告，立案查处 1 家企业，督促企业建立健全质量管理体系并保持有效运行，严格落实质量安全主体责任，确保《医疗器械生产质量管理规范》全面实施。组织召开医疗器械生产企业培训及情况通报会：3 家无菌企业汇报自查整改情况，3 家企业交流实施规范的经验做法，对检查发现问题较为严重的、国家风险监测品种不合格的 5 家企业进行集体责任约谈。12 月，组织对全区医疗器械生产企业开展风险分级评定工作，最终确定二级风险企业、一级风险企业各 13 家，对分值低的企业加大监督检查频次和力度。

2020 年，自治区药监局组织对全区第二类医疗器械在产企业 100% 进行了全覆盖全项目检查，对无菌和风险等级评定为二级以上的企业开展了两轮次的监督检查，共发现问题隐患 221 处，督促企业全部整改到位。开展飞行检查 10 家次，对 4 家企业进行了责任约谈，对 8 家定制式义齿生产企业进行了集体约谈，对两家企业进行了停产整改。对新审批的 5 家医用口罩生产企业加大检查频次，对应急审批的企业开展重点检查，先后进行了 8 次日常监督检查和两次飞行检。

2021 年，自治区药监局大力推动企业落实"两清单、一表、一报告"机制。要求企业结合实际，对照法律法规要求梳理落实主体责任的具体内容，深入查找企业风险点，制定法定代表人（企业负责人、管理者代表）主体责任落实清单、质量安全风险防范清单，及时上报风险隐患自查表和质量管理规范年度自查报告。加大力度检查无菌医疗器械生产企业和防疫用医疗器械生产企业。检查中共发现存在问题和缺陷 120 项，均予以指出并监督整改，按时填报检查系统信息，共对 4 家企业予以停产整改，7 家生产企业进行了责任约谈。推进第一类医疗器械产品备案清理规范，组织对全区 9 家在产第一类医疗器械生产企业进行了全覆盖检查，同时对各市审批部门承担的第一类医疗器械备案工作进行了业务指导，对在生产管理中发现的问题及时予以纠正，对发现问题较为集中的银川市行政审批局进行通报，督促行政审批部门对 3 家第一类医疗器械"僵尸"企业进行了标注取消备案，共对 4 家企业的 5 个产品进行了标注取消。为排除生产环节存在的安全隐患，对 1 家长期停产、无法保证质量管理体系有效运行的第二类医疗器械生产企业规劝其主动注销。

2022 年，按照国家药监局组织开展药品安全专项整治行动的有关工作部署，深入开展医疗器械风险隐患排查整治工作，全区 29 家第一类、第二类器械生产企业《质量管理规范年度自查报告》和《风险隐患自查表》上报率达 100%，共自查问题隐患 46 条。截至 8 月，对重点产品生产企业（除两家长期停产的企业外）均已完成了 1 轮次的合规检查，对 1 家医用防护服生产企业采取了暂停生产的风险管控措施，下发风险警示函 1 期，结合监管和企业实际，开展现场指导帮扶 5 次。对 1 家长期停产不能保证质量管理体系有效运行的一次性医用口罩生产企业进行责任约谈，下发风险警示函，要求企业限期注销。督促银川市行政审批部门撤销了委托苏银产业园管委会审批部门开展医疗器械备案工作事项。

（三）经营使用环节监督检查

2018 年，按照国家药监局统一安排，针对高风险、无菌和植入性、角膜塑形镜、隐形眼镜、注射用透明质酸钠、避孕套等重点品种组织开展了系列专项检查。8 月中旬至 10 月，组织开展了全区医疗器械流通领域督导飞行检查，紧扣违法违规经营使用医疗器械、推进第三类经营企业实施《医疗器械经营质量管理规范》、医疗机构大型医用设备使用等重点内容开展了督查飞检，共检查 69 家单位，发现问题隐患 382 处，通报了 26 家涉嫌违法单位（其中 11 家被立案调查），推动落实企业主体责任和属地监管责任。全区各级监管部门共检查医疗器械生产、经营和使用单位以及各类商铺 4174 家，责令限期改正 787 家，通过自治区药监局网站公示了两期共 2563 家医疗器械生产、经营、使用单位的日常监督检查情况，注销《医疗器械经营许可证》6 家，标注二类经营备案凭证 5 家。

2019 年，各市县市场监管局按照自治区药监局工作部署，共检查医疗器械经营和使用单位以及各类商铺 4358 家，下发责令改正通知书 344 份，对 52 家企业（单位）处以警告，查办医疗器械类案件63起，没收侵权假冒医疗设备10台，依法注销医疗器械经营许可证16家，标注医疗器械经营备案凭证12家。

2020年，按照年度监管工作计划，各市县市场监管局结合实际统筹推进无菌和植入性、防疫用等高风险医疗器械专项检查以及"清网"行动。在经营环节，对风险等级为Ⅲ级的经营企业、医疗器械第三方物流企业、网络销售企业和三级医疗机构实行全覆盖检查；对风险等级为Ⅱ级经营企业和二级医疗机构的检查覆盖率达50%以上；对风险等级为Ⅰ级的经营企业和二级以下医疗机构、民营医院、私人诊所的检查覆盖率达35%以上。全年共检查经营企业和使用单位6158家次，其中，对384家次经营企业和使用单位进行了复查，162家被责令整改，警告18家，立案查处104起，注销经营许可证9家，向卫生部门通报案件4起。8月份，自治区药监局组成5个组对各市开展监督检查的情况进行督查，随机检查涉药械单位164家，对发现的问题召开现场反馈会进行通报，推动落实企业主体责任和属地监管责任。

2021年，按照监督检查计划，各市县市场监管局排查各级各类医疗器械生产经营企业和使用单位6874家次，排查出风险隐患256个，责令整改93家。自治区药监局组织召开风险会商会议4次，提出风险防控措施6项，向卫生健康部门通报风险信息1起，发布内部情况通报两期。强化集采中选品种配送企业监督检查，主动与自治区医疗保障局对接，全面掌握区内24家配送企业信息发送至属地监管部门，组织各市县局重点排查配送企业是否严格按照产品说明书或者标签标示要求进行运输、贮存，并做好相应记录等事项。同时，在省级抽检计划中额外增加了集中带量采购冠脉支架3批次抽检，经检测全部合格。组织对辖区5家备案的医疗器械临床试验机构开展全面体系检查，对1家临床试验过程中不良事件报送迟缓的单位进行约谈；对两家不再具备临床试验条件的医疗机构责令其限期取消临床试验机构备案。

2022年，按照国家药监局部署，印发了《关于做好2022年全区医疗器械经营使用环节监督检查和风险隐患排查整治工作的通知》，对无菌和植入性医疗器械、集采中选产品、疫情防控用医疗器械等重点产品和风险等级为Ⅲ级、第三方物流企业、从事网络销售等重点企业等要求做到检查"三个全覆盖"。为了做好医疗器械唯一标识推进工作，实现"三医联动"，结合国家自2022年6月

1日起对第三类医疗器械全面实施唯一标识赋码的工作要求，3月份，自治区药监局会同自治区卫生健康委、医保局、公共资源交易局联合下发了《关于推进实施医疗器械唯一标识工作方案》，7月22日，联合自治区卫生健康委、医保局、公共资源交易管理局下发了《关于推进全区医疗器械唯一标识全环节试点工作的通知》，并在中卫市召开医疗器械唯一标识全环节试点启动会议，确定中卫市为唯一标识全域试点市，推动医疗器械唯一标识在宁夏实施。各厅局分管领导、中卫市分管副市长出席会议。在我区没有第三类医疗器械生产企业的情况下，动员银川市两家第二类医疗器械生产企业先期开展生产环节唯一标识赋码试点工作。

二、网络销售监管

2018年，为深入贯彻落实《医疗器械网络销售监督管理办法》（国家食品药品监督管理总局令第38号，本目简称《办法》）有关要求，根据《自治区工商局等部门关于印发2018年网络市场监管专项行动（网剑行动）方案的通知》（宁工商市字〔2018〕89号），自治区药监局加大医疗器械网络销售和网络交易服务监管工作，督促企业落实主体责任，严厉查处违法违规行为，确保公众用械安全。一是认真做好医疗器械网络销售备案工作。按照《办法》和原国家食品药品监督管理总局下发的《关于实施〈医疗器械网络销售监督管理办法〉有关事项的通知》（食药监办械监〔2018〕31号）要求，自治区药监局对此项工作进行了专门的安排部署。向全区5市分别下发了《关于做好医疗器械网络销售监管工作的通知》（宁食药监〈械〉函〔2018〕44号）和《关于分配医疗器械网络销售监测平台账号的通知》，各市、县（区）监管部门要严格按照《办法》和通知要求，依据各自职责建立健全网络销售备案工作制度，明确备案工作的责任部门和责任人，制定本辖区的医疗器械网络销售备案工作流程及办事指南，并及时向社会公布，确保备案工作规范、高效。全区有6家医疗器械网络销售企业进行了备案。二是切实做好医疗器械网络销售监管工作。首先是组织开展专项监督检查。要求各市、县（区）监管部门按照职责事权分工，采取线上监测和线下监管相结合的方式，组织对辖区内从事医疗器械网络销售的生产、经营企业开展监督检查，摸清底数，特别是针对微信平台、微店、微商城等方式和利用第三方平台进行网络销售的情况进行重点排查，监督企业严格按照《医疗器械经营质量管理规范》和《办法》要求，健全落实质量管理制度，规范医疗器械网络销售行为，确保企业主体责任和监管责任全面有效落实。其次是做好网络销售交易的监测工作。要求各市、县（区）监管部门按照《办法》规定要求，切实做好医疗器械网络销售和交易监测信息的处置工作，指定专人负责医疗器械网络交易监测信息接收、调查处理结果上传等相关工作。

2019年，根据《关于印发医疗器械"清网"行动工作方案的通知》要求，为进一步强化网络销售医疗器械监督管理，全区共出动执法人员286人次，排查各类经营企业258家，检查涉及网络销售备案企业139家，对9家企业进行了约谈，对5家存在擅自变更注册地址等问题的备案企业下发了责令改正通知书，对9家从事网络销售但未按照《医疗器械网络销售监督管理办法》备案的经营企业当场给予警告，并要求立即下线。有5家企业主动取消了医疗器械网络销售备案。

2020年，自治区药监局组织深入开展医疗器械"清网"行动。各市分别组织已备案网络销售企业相关人员进行了培训，先后培训685人次。自治区药监局召开了由银川地区美团、京东、国大药房、启元医药等12家平台和网络销售企业参加的座谈会，通过企业之间的交流，分析存在的问题，讨论对策建议，为下一步做好网络销售监管理清思路，并形成调研报告。9月，针对各市工作推进不平衡的问题，专门召开工作推进会，对各市工作进行督导，同时对基层联系点的工作进行定期指导，开展风险研判。"清网"行动期间，各市、县市场监管部门共检查网络销售医疗器械企业593家次，检查覆盖率达到100%，重点对9家网络销售企业的连锁总部进行了两轮次检查，对监测到的1家企业在微信公众号夸大宣传的行为给予警告。在各地开展人工主动监测的同时，11月，委托国家药监局南方医药经济研究所对宁夏医疗器械网络销售情况开展实时监测，对1家药店和两家小型超市未经备案通过网络销售医疗器械行为予以责令整改。当年，自治区药监局未接到国家药监局推送和反馈的医疗器械网络交易违法违规线索。

2021年，持续加大网络销售医疗器械监管力度，连续第二年委托国家药监局南方医药经济研究所对宁夏网络销售医疗器械进行风险监测，主动监测网页

75.4万个，对39起疑似违规案件线索及时移交当地监管部门核查，依法予以责令改正9起，警告8起，对1起违规行为处以罚款1000元。根据网络销售监测中发现的突出问题，组织召开了第三方平台、网络销售企业参加的网络销售医疗器械质量安全座谈会，通报了违法违规线索及处置情况，听取了第三方平台和销售企业网络销售情况的汇报，对存在的问题进行了交流探讨，要求企业进一步落实质量安全主体责任，提升网络销售规范化服务水平。

2022年，继续委托国家药监局南方医药经济研究所对宁夏区域内网络销售医疗器械进行风险监测，截至8月31日，主动监测网页58.9万个，对21起疑似违法案件线索及时移交当地监管部门核查。结合医疗器械宣传周活动，组织召开第三方平台、网络销售企业参加的座谈会，通报网络监测到的违规情况，对企业予以警醒，同时对加强网络销售规范管理提出要求。

三、防疫用医疗器械监管

2020年新冠肺炎疫情发生之初，宁夏没有医用口罩、医用防护服等防疫用医疗器械生产企业，属于防疫用医疗器械纯输入型地区。在突如其来的疫情面前，医用口罩等防疫用医疗器械产品十分紧俏，市场供不应求。自治区药监局积极动员协调具备转产能力的医疗器械生产企业转产医用口罩。宁夏泉水药业有限公司在原有产品生产线基础上，积极改建医用口罩生产线。自治区药监局组织专业人员对该企业给予政策、信息帮助和专业技术支持，经过近两个月的共同努力，3月底，全区第一家医用口罩生产企业取得医用口罩产品注册证书（附条件审批），实现了全区该类产品"零的突破"。截至6月，先后有3家医用口罩生产企业取得了医用口罩产品注册证，注册6个产品。

新冠肺炎疫情初期，防疫用医疗器械十分短缺，为确保市场上销售的口罩等防疫用医疗器械质量安全，自治区药监局与各市县市场监管部门上下联动，信息实时互通，全面加强防疫用医疗器械经营质量监管，对医用外科口罩、一次性使用医用口罩、医用防护服、红外线测温仪等产品，从购进渠道、随货同行单、供货商资质、产品注册证、验收记录、销售记录等方面入手，开展重点监督检查，确保防疫用医疗器械来源清、去向明。同时，根据上级安排部署，组织对防疫用医疗器械企业实施严查，先后查办涉及防疫用医疗器械产品质量的案件18起，没收假冒伪劣医用口罩近15万只、护目镜33个、红外体温计1190个。为方便企业办事、畅通医用口罩等防疫用医疗器械营销渠道，及时将出具医用口罩等产品出口销售证明的服务性事项收归自治区药监局政务服务窗口统一办理，对可能开展出口业务的企业及相关产品实行清单化管理。联合自治区工业和信息化厅对宁夏向沙特捐赠的12种27万件物资进行了资质查验。协助自治区工业和信息化厅、红十字会、商务厅、卫生健康委等部门对接受捐赠和进口的口罩、测温仪、护目镜等6批累计近40万只（套）进口防疫用物资进行现场查验，对不符合医用条件的物资，及时向相关部门提出使用建议，最大限度降低使用者被感染的风险。

2021年，自治区药监局结合疫情防控用医疗器械、无菌和植入性医疗器械具有高风险的特点，突出防大于治的理念，扎实做好"防"的文章，以高度的政治意识抓紧抓实防疫用医疗器械质量安全。在生产环节，组织对宁夏在产的6家医用口罩生产企业实施了两轮次全项目检查，对两家企业进行了责任约谈。对1家开展出口业务的医用口罩生产企业进行了出口前监督检查，规范出具《出口销售证明》，确保了出口物资质量安全。要求各级药品监管部门加大对"五大类"疫情防控用医疗器械的监管力度，对重点经营企业和使用单位开展了两轮次检查。各市县市场监管局切实落实监管责任，加大对新冠病毒检测试剂经营企业和使用单位的检查，完成对27家从事新冠病毒检测试剂经营企业的全覆盖检查，对4家存在问题的企业责令改正，检查使用单位158家次，对5家存在问题的企业责令改正。组织相关市局对区内4家医疗器械第三方物流企业开展全覆盖监督检查，对1家未实现计算机系统对接的第三方物流企业，要求限期整改，并暂停其从事第三方物流业务，在疫情防控期间特别加强对从事新冠病毒检测试剂配送企业的检查。组织对新冠病毒疫苗接种点的一次性使用无菌注射器（2ml以下）进行现场抽查，共检查该产品使用单位165家，对1家予以警告，1家现场督促整改。

2022年，持续将疫情防控用医疗器械作为医疗器械质量安全风险隐患排查整治重点产品，加大监督检查和飞行检查力度。按照国家药监局部署，组织开展新冠病毒核酸检测试剂、抗原检测试剂、一次性使用采样拭子专项检查，对全区37家从事新冠病毒核酸检测试剂经营企业，18家经营新冠病毒抗原检测试剂的药店，以及70家从事新冠病毒核酸检测的机构进行全覆盖检查。结合局党组部署半年督导调研工作，组织对全区从事新冠病毒核酸检测单位、从事核酸检测试剂配送的企业进行抽查，重点对检测试剂、采样管、咽拭子等医疗器械产品采购、冷链运输等进行检查，对不规范行为进行及时纠正。截至8月31日，全区各级监管部门已完成对区内新冠病毒检测试剂经营企业和使用单位的第一轮全覆盖监督检查，排查发现并监督企业整改各类问题36个。对6家企业（单位）进行责令改正，对未严格执行进货查验制度、冷链运输记录不全的3家企业（单位）予以警告，对1家不按标签说明书要求储存试剂的企业进行立案查处，罚款3万元。

第四节　医疗器械安全专项整治

党的十九大以来，针对医疗器械生产经营领域存在的突出问题和乱点乱象，自治区药监局聚焦问题、整顿规范，压实企业主责，维护人民群众安全用械权益。

2018年，针对重点品种、重点领域，"线下""线上"整治同步推进，相继组织开展严厉打击违法违规经营使用医疗器械、无菌和植入性医疗器械、互联网销售医疗器械、角膜接触镜、避孕套等专项整治工作。各市县局将日常监管和专项检查有机结合，组织执法人员深入排查问题和风险隐患，加大对违法违规行为的查处力度，保持打假治劣的高压态势，进一步巩固和深化医疗器械专项整治成果。

2019年，按照国家局部署重点开展了医疗器械体验式销售行为专项整治。针对群众反映强烈的体验式销售、保健用品店销售医疗器械乱象，组织各级执法部门对全区体验式销售医疗器械、保健用品店情况进行全面摸排，严肃查处体验式销售、会销等营销方式中容易出现的夸大宣传、超范围经营，无证经营和经营无证医疗器械等坑害老百姓的违法行为，严厉打击经营单位经营未依法注册或备案的医疗器械、未取得经营资格经营医疗器械等行为。全区共检查经营企业60余家，医疗器械体验店40余家，成人用品店148家，发现案源线索16起，有35家主动关停。

2020年，组织开展无菌和植入性医疗器械专项检查。按照国家药监局统一安排部署，将无菌和植入性医疗器械、注射用透明质酸钠、隐形眼镜、体外诊断试剂以及个人自用医疗器械等产品列为检查重点，在经营和使用环节各确定了7大风险点，组织各市县局持续对无菌和植入性等高风险医疗器械进行重点监督检查，实现了无菌和植入性医疗器械经营企业及二级以上医疗机构监督检查全覆盖，有效保障了全区高风险产品的质量安全，取得较好的效果。随着网络购物的日益发展，为规范网络销售医疗器械秩序，有效保障公众用械安全，自治区药监局组织开展了医疗器械"清网"行动，重点清理三类网购乱象：一是"线上"未经备案销售医疗器械，"线下"未经许可（备案）销售医疗器械违法行为；二是利用网络销售非法医疗器械产品，产品标签说明书与注册信息不符等行为；三是违法违规发布虚假医疗器械网络销售信息，"线上"展示的企业及产品信息与"线下"许可（备案）及注册（备案）信息不一致等违法违规行为。"清网"行动期间，全区共出动执法人员1000余人次，排查各类经营企业624家次，约谈9家企业，对存在擅自变更注册地址等问题的5家备案企业下发了责令改正通知书，对从事网络销售但未按照《医疗器械网络销售监督管理办法》规定备案的9家经营企业当场给予警告并责令立即停止网络销售，对两家存在问题的企业进行了现场指导规范。在有力的执法威慑下，先后有5家企业主动取消医疗器械网络销售备案。同时，对9家从事网络销售的企业连锁总部，实行经常性重点检查，推动建立重点网售企业执法检查常态化机制，组织各市对网络销售企业不定期开展线上监测，对连锁总部的网页实行每周固定检查1次的方式开展线上监测。对1家企业在微信公众号发布夸大宣传的行为给予警告，有效净化了宁夏医疗器械网络营销环境。

2021年，组织开展了医疗美容器械质量安全专项整治。针对医疗美容行业普遍存在的问题，在与卫生健康委等八部门联合发文部署的基础上，专门印发了《关于进一步加强可用于医疗美容医疗器械监管的通知》《关于持续加大可用于医疗美容医疗器械工作的通知》，并印制500本执法手册配发至每个执法人员手中。全区共检查可用于医疗美容器械经营企业559家次，使用单位523家次，联合检查26家次，责令改正6家，警告1家，立案查处5起，结案2起，罚没款 2 万元。

2022 年，按照国家药监局部署，组织开展医疗器械经营使用环节监督检查和风险隐患排查整治，截至 8 月 31 日，检查医疗器械生产企业 28 家次，医疗器械经营使用单位 4282 家次，排查发现风险隐患 616 条，立案查处 54 家。企业建立主体责任清单 3737 份，自查发现风险隐患 792 条，并主动完成整改。5 月 11 日，国家药监局组织召开 10 个省区的片区医疗器械质量安全风险排查整治汇报会，宁夏作为 5 个发言省区之一，就整治工作推进情况进行了交流发言，同时也学习了兄弟省区的经验做法。

按照国家药监局部署，自 2022 年 9 月 1 日开始，还将开展为期 3 个月的规范装饰性彩色隐形眼镜生产经营行为专项整治。

第五节　医疗器械质量安全监督抽检

一、2018 年监督抽检情况

国抽医疗器械任务 36 批次，完成 34 批次，不合格 1 批次。

省抽医疗器械任务 22 个品种 139 批次，完成 139 批次，抽样合格率达到 100%。

发布医疗器械质量公告两期。

二、2019 年监督抽检情况

国抽医疗器械：医疗器械国抽样任务 20 批次，完成 20 批次，完成率 100%；检出不合格 4 批次，不合格率 20%。抽样涉及外国生产企业两批次，外省生产企业 16 批次，宁夏区内生产企业两批次；抽检医用氧气浓缩器（医用制氧机）两批次、呼吸道用吸引导管（吸痰管）5 批次、血液透析器 1 批次、一次性使用便携式输注泵（非电驱动）1 批次、天然胶乳橡胶避孕套 9 批次、热敷贴两批次共 6 个品种；检出不合格呼吸道用吸引导管（吸痰管）1 批次，呼吸道用吸引导管（吸痰管），不合格率 20%；检出不合格医用氧气浓缩器（医用制氧机）

1批次，不合格率50%；血液透析器、天然胶乳橡胶避孕套、一次性使用便携式输注泵（非电驱动）合格率均为100%。

省抽医疗器械：省抽任务60批次，实际完成59批次，完成率100%；检出不合格1批次，不合格率1.7%（因宁夏纳体科医用材料有限公司2019年未组织生产，故生产环节少抽检1批次一次性使用医用充气式升温毯）。抽样环节涉及生产环节29批次，经营环节两批次，使用环节28批次；抽样涉及区内生产企业12家，经营公司两家，医院19家。抽检一次性使用无菌注射器（带针）8批次、一次性使用输液器（带针）8批次、一次性使用麻醉穿刺包4批次、一次性使用医用橡胶检查手套10批次、定制式义齿（活动、固定）16批次、热疗袋10批次、磁疗贴两批次、有核细胞处理试剂盒1批次。检出不合格一次性使用医用橡胶检查手套1批次，不合格率10%；一次性使用无菌注射器（带针）、一次性使用输液器（带针）、一次性使用麻醉穿刺包、定制式义齿（活动、固定）、热疗袋、磁疗贴、有核细胞处理试剂盒合格率均为100%。

三、2020年监督抽检情况

国抽医疗器械任务26批次，完成26批次，完成率100%；检出不合格两批次，合格率92.31%。

省抽医疗器械任务80批次，实际完成84批次，完成率105%，检出不合格3批次，合格率96.43%。

四、2021年监督抽检情况

国抽医疗器械任务完成10批次，完成率100%，结果全部合格。

省抽医疗器械任务完成90批次，完成率100%，检验合格87批次，不合格3批次。

五、2022年监督抽检情况（截至2022年8月31日）

国抽医疗器械任务完成7批次，检验合格6批次，不合格1批次。

省抽医疗器械任务完成91批次，检验合格88批次，不合格3批次。

表 3.3 宁夏医疗器械监督抽检情况统计表（2018—2022 年）

年份	下达任务（批次）		实际完成（批次）		不合格（批次）	
	国抽	省抽	国抽	省抽	国抽	省抽
2018	36	139	34	139	1	0
2019	20	60	20	59	4	1
2020	26	80	26	84	2	3
2021	10	90	10	90	0	3
2022	7	91	7	91	1	3

注：2022 年数据截至 2022 年 8 月 31 日。

第六节　医疗器械不良事件监测

2018 年，宁夏建立并严格落实不良事件企业直报制度，狠抓不良事件报告质量。截至 2018 年 11 月底，宁夏共收到医疗器械不良事件报告 1508 份，每百万人口报告数达到 225 份，严重不良事件监测报告数量和质量大幅提高。国家药监局分配宁夏的空气压力波治疗仪和牙科涡轮手机两个重点监测品种的阶段性工作稳步推进。

2019 年，组织开展《医疗器械不良事件监测和再评价管理办法》宣传贯彻工作，督促指导全区医疗器械生产经营企业和医疗机构主动上报不良事件，宁夏共收到医疗器械不良事件报告 1729 份，每百万人口报告数达到 251 份，其中严重不良事件两起，形成风险信号 1 起。国家药监局分配宁夏的空气压力波治疗仪和牙科涡轮手机两个重点监测品种的阶段性工作持续推进。

2020 年，全区共收到医疗器械不良事件报告 888 份。全面高质量完成了国家药监局分配宁夏的空气压力波治疗仪和牙科涡轮手机两个重点监测品种任务。

2021 年，全区共收到不良事件监测报告 1579 份，每百万人口 219 份，其中严重不良事件两份。组织对 1 家不良事件数量上升的医疗器械生产企业开展了有因检查，针对不良事件中出现的过敏、红肿、粘贴不牢等问题，对企业的原材料采购、供应商变更情况、生产管理、质量控制、不良事件监测等方面开展了重点检查，要求企业对不良事件相对集中的两个批次的产品进行委托送检，通过检测结果均符合相关标准。

2022年截至8月31日，共收到医疗器械不良事件报告914份。

表3.4　宁夏医疗器械不良事件监测情况统计表（2018—2022年）

年份	总报告数	每百万人口报告数	严重不良事件报告数	生成监测预警信号数
2018	1786	263	20	0
2019	1821	262	9	0
2020	1435	206	11	0
2021	1899	264	5	0
2022	914	127	0	0

注：2022年数据截至2022年8月31日。

第四章 化妆品监管

第一节 化妆品生产经营企业基本情况

截至 2022 年 8 月 31 日，全区共有化妆品生产企业 5 家，化妆品经营、使用企业（单位）未纳入统计。

表 4.1 自治区化妆品生产企业统计表（截至 2022 年 8 月 31 日）

序号	单位名称	企业法人	地址	许可项目	生产许可证号	有效期限
1	宁夏艾伊生物工程研发有限公司	杨小云	宁夏银川市高新区中小企业创业园 1 号厂房	一般液态单元（护发清洁类、护肤水类）、膏霜乳液单元（护发类、护肤清洁类）	宁妆20160001	2020-12-30 至 2025-12-29
2	银川凤仪堂生物工程有限公司	尤俊达	宁夏贺兰德胜工业园区富强路 8 号	粉单元、气雾剂及有机溶剂单元一般液态单元（具备儿童护肤类、眼部护肤类化妆品生产条件）、膏霜乳液单元（具备儿童护肤类、眼部护肤类化妆品生产条件）	宁妆20170001	2022-5-17 至 2027-5-16
3	力汇（中国）生物科技有限公司	林汶锋	宁夏吴忠市金积工业园区江南路开元大道西侧	一般液态单元（护肤水）	宁妆20170003	2022-7-4 至 2027-7-3
4	宁夏藻谷生物工程有限公司	周海波	宁夏银川市永宁县望远镇创业谷中小企业产业新城 10 幢 8 号厂房	一般液态单元（护肤水类）	宁妆20200001	2020-1-2 至 2025-1-1
5	中英阿诺康（宁夏）生物科技有限公司	张岩	宁夏永宁县望远镇工业园区 A5 号楼一号房	一般液态单元（护肤水类）	宁妆20210001	2021-04-01 至 2026-03-31

第二节 化妆品监管制度建设

党的十九大以来，自治区药监局高度重视化妆品监管制度建设。在生产环节，制定了《宁夏化妆品生产企业落实主体责任自查报告和停产复产报告制度》《关于加强化妆品生产企业监督管理的通知》等文件，推动区内化妆品生产企业健全质量管理体系，提升化妆品质量控制能力和水平；在经营环节，印发了《关于切实加强化妆品经营环节监管工作的通知》等文件，明确市县市场监管部门化妆品监管的职责、要求、检查内容和检查方法以及考核要求等，指导市县局开展化妆品监管工作；在执法环节，编发了《化妆品经营常见违法行为及处罚依据汇编》，梳理出 15 种化妆品经营环节常见的违法行为、违法条款和处罚依据，为基层执法提供参考。在行政许可管理方面，按照 2017 年国家食品药品监督管理总局《关于做好化妆品生产许可有关工作的通知》要求，严格化妆品新开办生产企业审批程序、标准和时限，严把化妆品生产准入关。坚持把好"四关"（行政服务中心申报材料审查关、药品审评查验中心现场检查关、业务处室审核关、各级领导审批关），确保生产许可严格按照《化妆品生产许可工作规范》《化妆品生产许可检查要点》要求进行，提高生产企业管理水平。

第三节 化妆品质量安全监管

一、生产环节监管

（一）宁夏化妆品生产企业概况

截至 2022 年 8 月 31 日，宁夏有持证化妆品生产企业 5 家，分别为：银川凤仪堂生物工程有限公司、宁夏艾伊生物工程研发有限公司、力汇（中国）生物科技有限公司、宁夏藻谷生物工程有限公司、中英阿诺康（宁夏）生物科技有限公司。力汇（中国）生物科技有限公司自获证以来一直未生产。

（二）生产企业监管制度

自2019年开始，自治区药监局每年年初都制订年度化妆品生产企业监督检查计划，对辖区化妆品生产企业进行两轮次全覆盖监督检查，上半年、下半年各1次，并将化妆品生产企业监督检查工作计划纳入局年度重点工作内容，检查情况纳入年度效能目标考核。按照年度化妆品生产企业检查计划安排，检查组制订检查方案，在检查组长的带领下，依据化妆品生产许可检查要点内容进行全面检查。对检查中发现的不合格项目，能立即整改的，监督企业当场整改。不能立即整改的，检查人员现场下达《现场检查笔录》，根据企业生产管理情况，责令限期改正，并跟踪复查。

（三）生产企业监管成效

2018年，宁夏积极创新化妆品生产企业监管方式，借鉴食品生产企业体系检查方式，对辖区内化妆品生产企业实施体系检查。体系检查依据《化妆品生产许可检查要点》和制定的《化妆品生产企业体系检查实施细则》，委托第三方社会检查认证机构对企业从人员管理、厂房设施设备、生产管理、品质管理、物料产品管理、产品召回等方面进行全面"体检"和"把脉"，了解企业产品质量控制状况和存在的问题，形成针对每个企业特点的《体系检查报告》和宁夏化妆品生产行业分析评价报告；并将检查中发现的问题向被检查企业发《体系检查警示函》，督促企业制定整改措施，限期进行整改。体系检查是日常监管和飞行检查的有益补充，通过检查进一步加强了化妆品生产企业全过程监管，促进企业进一步落实产品质量安全和主体责任，有效提升产品质量管理水平。在体系检查的基础上，宁夏针对日常监管发现或投诉举报的问题，组织对生产企业开展了飞行检查，及时解决化妆品生产企业存在的问题，确保产品质量安全。

2019年，自治区药监局组织对区内4家企业化妆品生产企业进行调研，了解企业生产状况和产品质量控制情况。按照《化妆品生产检查要点》，组织对两家在产化妆品生产企业（银川凤仪堂生物工程有限公司、宁夏艾伊生物工程研发有限公司）进行了监督检查，共发现物料管理、质量控制、人员培训等方面存在的10个问题，对企业提出整改要求，并公布了检查信息。

2020年，自治区药监局对5家化妆品生产企业开展了风险等级评定，以风险等级为基础，制订印发2020年度生产企业监督检查计划，组织对在产的化妆品生产企业进行了两轮次监督检查，发现物料管理、质量控制、人员培训等方面存在的 18 个问题，要求企业在限定时间内进行全部整改，并提交整改报告，对两家生产企业负责人进行了约谈，公布了 3 期化妆品生产企业监督检查信息通告；同时，对生产企业 2020 年生产的产品进行了全覆盖抽检，抽检了面膜、膏霜、喷雾等 3 大类 30 批次的产品，对微生物、重金属、激素等 20 个项目进行了检验，合格率达到 100%。2019 年至 2020 年共检查 21 家次，公开检查信息 4 次，下发整改通知 4 次，企业报送整改报告 4 份。

2021 年，结合宁夏化妆品生产实际，针对性地制订了 2021 年度化妆品生产企业监督检查计划，组织对区内 6 家化妆品生产企业进行了 11 家次的全覆盖监督检查，检查发现一般缺陷 5 项，下达限期责令整改 1 家，对 1 家化妆品生产企业的法定代表人和企业负责人及时进行约谈，发布监督检查信息公告两期，抽检地产化妆品 25 批次，合格 24 批次，合格率 96%。督促 6 家生产企业全部建立企业质量安全主体责任和防控质量安全风险"两个"清单，促进企业落实质量安全主体责任，有效提升企业质量管理水平。

二、化妆品经营环节监管

经营环节监管是化妆品监管工作的重点和难点。党的十九大以来，为切实加强化妆品经营环节监管，进一步规范全区化妆品经营秩序，有效促进化妆品经营单位落实主体责任，营造安全放心的化妆品消费环境，切实保障好人民群众消费安全，2019 年自治区药监局根据《化妆品卫生监督管理条例》和机构改革后化妆品监管体制机制调整，就加强化妆品经营环节监管工作主要采取了以下措施：一是高度重视化妆品经营环节监管工作。明确化妆品监管是各级药品（市场）监管部门的重要职责。各市、县市场监督管理局根据机构改革确定的化妆品监管职责事权，把化妆品经营环节监管列为重要工作内容、作为必须履行的工作职责，切实提高思想认识，加强组织领导，配齐配强监管执法力量，实施化妆品经营环节网格化监管工作机制，加大化妆品经营环节监管力度，确保化妆品质量安全。二是切实履行化妆品监管职责。《化妆品卫生监督条例实施细则》（卫生部令第 13 号）第三十二条："对化妆品经营者实行不定期检查，重点检查经营单位执行《条例》和本《实施细则》第三十一条规定的情况。每年对辖区内化妆品批发单位巡回监督每户至少1次；每2年对辖区内化妆品零售者巡回监督每户至少1次。检查结果定期逐级上报上一级化妆品行政监管机构。"各市、县市场监督管理局严格执行法律法规的规定和要求，切实履行监管职责，完成法律法规要求的检查频次；积极建立健全本区域化妆品经营单位名录库（数据库），扎实开展化妆品经营单位日常监督检查工作，认真填写《化妆品经营单位监督检查表》，每半年向自治区药品监督管理局上报监管总结1次，年底报送全年工作总结，并及时报送监管信息；同时结合化妆品专项整治、监督抽检、不合格产品处置等工作，加大对问题产品和重点单位的监督检查力度，严厉打击违法违规经营行为。三是有效督促化妆品经营单位落实主体责任。各市、县市场监督管理局对辖区内化妆品经营单位开展全面摸底调查，逐户发放《化妆品经营单位索证索票责任义务告知书》《化妆品经营单位购货台账》《化妆品经营单位销售台账》等，督促化妆品经营单位按照《化妆品生产经营企业索证索票和台账管理规定》（国食药监保化〔2012〕9号）要求，以品种（或品牌）为单位建立化妆品经营索证索票和台账，确保产品可追溯可核查。督促化妆品经营单位按照《化妆品经营单位自查表》对经营行为定期进行自查，有效落实企业主体责任。四是实施化妆品经营环节监管工作考核。自治区药监局把化妆品经营环节监管工作纳入对各市、县市场监督管理局年度效能目标管理考核重要内容，并赋予若干分值，根据各地开展化妆品经营环节监管、落实化妆品经营环节监管各项工作部署、平时报送总结信息等情况进行考核评价。同时，自治区药监局制定化妆品经营环节监管飞行检查办法，对各市、县市场监督管理局化妆品经营环节监管工作情况进行检查，对化妆品经营单位落实索证索票和台账管理规定进行检查，检查结果作为对各市、县市场监督管理局年度效能目标管理考核重要依据。

化妆品索证索票管理工作。2017年7月，自治区食药监局印发了《关于进一步加强化妆品生产经营单位索证索票和台账管理工作的通知》，要求各级监管部门按照国家食品药品监督管理总局"四有两责"要求，明确监管职责，建立健全监督检查制度和工作机制。近年来，各市县局结合本地实际制订工作实施方案，组织召开辖区动员部署会议或工作推进会，保证整治工作有计划、按步骤有序推进。一是强化培训，广泛宣传。石嘴山市局召开化妆品经营单位索证索票和台账管理培训会议。分批对化妆品经营单位进行索证索票和台账管理培训，共计440余家化妆品经营店、美容美发店、大型商场、超市参加了培训。现场发放《化妆品购进验收记录》和《化妆品经营户须知》等各类宣传资料共500余份。树立一批典型示范店（柜台），根据辖区化妆品经营实际情况，选择经营基础条件好，索证索票和台账管理工作成效突出的化妆品店作为示范，以点带面，引导和带动辖区化妆品经营者做好索证索票和台账管理工作。吴忠市局共举办培训班5起600多人参加培训，印发《告知书》《化妆品经营"八不准"》张贴画和"化妆品经营规范"宣传资料3000多份。中卫市局举办化妆品规范化管理培训班3场次180人次，现场要求业主签订《规范经营承诺书》；开展化妆品知识宣传，发放《化妆品知识宣传手册》3000份，营造了良好的宣传氛围。二是现场检查，注重实效。各市县检查人员对照专项整治重点检查内容，通过现场查看储存环境、抽查进货相关资质手续、查验各项记录等方式全面掌握美容美发机构经营状况，及时纠正经营过程中不规范的行为，对现场检查情况实施痕迹化监管，如实记录并反馈，同时对检查中发现的问题，果断处置，确保专项整治工作取得实效。三是监督企业整改，促进规范经营。各市县局在开展监督检查的同时，指导督促各生产经营单位完善化妆品购进验收、索证索票和储存管理。在购进验收方面，重点督促企业做好购进验收记录和管理台账，保证化妆品的可追溯性；在索证索票方面，重点督促企业完善经营使用化妆品档案资料，索要并妥善保存供货方营业执照、化妆品生产卫生许可证、同批号检验报告，特殊用途化妆品批准证明文件等资料。通过帮助指导，促进企业内部管理上台阶、上水平。

第四节　化妆品安全专项整治

一、化妆品专项整治行动

2019年，自治区药监局在全区开展"靓发行动"，聚焦社会关注的染发剂、烫发剂等发用化妆品质量问题，利用半年时间整治发用化妆品市场，对大中型美发场所、育发专营店、植物染发养发店、美容美发店、理发店等发用化妆品经营使用单位开展了"五查一规范"监督检查，共检查化妆品经营使用单位2012家，责令限期整改323家，现场监督销毁过期产品853盒（瓶），没收问题产品483盒（瓶），对17批次不合格染发产品进行了核查处置，立案查处25起。

2020年，自治区药监局组织开展"美妆行动"。在全区组织开展了美容机构化妆品专项整治工作（美妆行动）。从4月至10月组织全区各市、县市场监管部门集中人员、统一时间，通过"五查一规范"对2507家各类美容、美体（塑身）机构进行了全面检查，抽检膏霜类、精华液类等产品40批次，责令限期整改化妆品经营单位139家，发现问题化妆品367盒，查扣（封）涉嫌违法违规化妆品301盒，立案查处31起违法违规案件，罚没金额3.75万元。

二、假冒化妆品清查工作

2019年，自治区药监局组织清查违法宣称产品，全面清查"药妆""医用护肤品"、EGF或干细胞等违法宣称的化妆品产品，检查化妆品经营使用单位1100家、备案产品518个。下架了143盒标签上标识"EGF"、34盒标识"药妆"的产品；查扣了18盒无中文标识的进口化妆品；对3家经营单位下达了责令整改通知书。组织对国家药监局通告的蔻诺博泉KRNOBQUE焕彩美肤霜、茶麸神洗索菲雅染发膏、梦希蓝牌水洗雪肤身体膜等52个假冒化妆品产品进行了清查。

2020年，自治区药监局对国家药监局通告的宣邑染发膏（自然黑）、热沙水能户外防晒乳等284批次假冒化妆品安排在全区流通环节开展了排查工作，全面下架停止销售通告的假冒化妆品产品。根据群众举报，组织查处了1起无证生产化妆品案，没收无证生产化妆品产品19种共12280支，罚没款241350元。

2021年，自治区药监局先后10次印发通知，对国家药监局和兄弟省局通报的"露诗娅·水动力润颜四合一""诺必行婴宝护肤霜"等批次假冒化妆品产品在全区范围内组织开展停止销售、依法查处等工作。

三、网络销售化妆品专项整治

2018年，根据国家药监局《关于开展网络销售化妆品安全专项检查工作的通知》（食药监药化便函〔2018〕306号）要求，自治区药监局在全区组织开展了网络销售化妆品安全专项检查，以电信排查和网上巡查为抓手，采取现场排查和走访调研的方式，摸清了全区网络销售化妆品交易平台的底数和化妆品销售情况。通过网上检索排查、巡查摸底和各市局实地核查，宁夏网络销售化妆品交易平台和平台入网化妆品经营主体共有12家，各销售主体索证索票、进货查验等工作比较规范。

2019年，自治区药监局组织开展化妆品"线上净网、线下清源"专项整治工作，通过网上检索排查和实地核查等措施，对全区化妆品网络销售者和化妆品电子商务平台发布的违法产品、违法产品信息、虚假企业及产品资质信息进行排查，没有发现问题。

2020年，自治区药监局组织开展了化妆品网络经营"线上净网、线下清源"第一阶段专项整治工作，通过部门联动、网络搜索等方式，初筛掌握区内共有257家化妆品电子商务平台、自建网站、平台内网络经营者涉及化妆品展示经营等活动，经排查共有37家网站正常运行。组织对37家化妆品网络经营者进行自查，开展了《化妆品监督管理条例》培训。

2021年，自治区药监局在5月份集中对全区化妆品网络销售的电子商务平台、平台内网店和自建网店等95家单位进行了检查，查询数据信息706条，对1家违法行为责令整改。

四、化妆品标签标识专项整治

2018年8月至11月，自治区药监局在全区集中开展了化妆品标签标识专项整治工作。专项整治期间，全区各级监管部门共检查化妆品经营单位2295家（其中网络化妆品经营主体12家），出动执法人员2501人次，发现假冒批准文号（备案号）的特殊用途和进口化妆品493盒，索证索票和台账管理不到位的化妆品经营单位309家，责令下架停止销售化妆品112盒，查扣（封）涉嫌违法违规化妆品716盒，责令限期整改化妆品经营单位313家，立案8起，罚没款2.02万元。

五、儿童化妆品专项检查

2021年，按照国家药监局的安排部署，自治区药监局组织开展为期6个月的儿童化妆品专项检查，全区出动执法人员 4488 人次，检查化妆品生产企业 6 家，化妆品备案人 76 家，母婴用品专卖店 742 家，商场 330 家，其他化妆品经营者 1637 家，发放化妆品监管安全告知书 5700 余份，经营环节抽检儿童化妆品 68 批次；对 16 家台账记录内容不全、索证索票和进货查验制度执行不到位的经营户进行了现场规范和整改；发现问题产品 18 件，下达责令整改 59 家，立案查处儿童化妆品案件 5 起，罚没款 10.84 万元，处罚到人 2 件，对相关责任人罚款 3 万元。严厉打击在化妆品中非法添加可能危害人体健康物质、经营假冒伪劣儿童化妆品等违法行为。

第五节 化妆品质量安全监督抽检及不良反应监测

一、化妆品质量安全监督抽检

（一）2018 年监督抽检情况

2018 年，自治区药品监督管理局组织完成国家局安排的 234 个化妆品备案产品现场检查和 60 个化妆品备案产品互查任务，完成化妆品国抽 550 批次、省抽 100 批次，及时公布抽检信息，对 25 批次的不合格产品进行了核查处置。

（二）2019 年监督抽检情况

国抽化妆品：国抽任务 500 批次，完成 500 批次，完成率 100%；不合格 9 批次，不合格率 1.8%。抽样环节均在经营和使用环节抽样，进口产品 35 批次，外省生产企业产品 465 批次；抽检婴幼儿护肤类产品 20 批次、染发类产品（氧化型染发产品）50 批次、宣称祛痘/抗粉刺产品 70 批次、防晒类产品 70 批次、面膜类产品 100 批次、爽身粉类产品 20 批次、国产非特一般护肤产品 43 批次、烫发/脱毛类产品（物理脱毛类产品除外）40 批次、祛斑/美白类产品（非面膜类产品）77 批次、牙膏 10 批次，共 10 个种类；检出不合格婴幼儿护肤类产品两批次，不合格率 10%；检出不合格染发类产品（氧化型染发产品）5 批次，不合格率 10%；检出不合格烫发/脱毛类产品（物理脱毛类产品除外）两批次，不合格率 5%；宣称祛痘/抗粉刺类、防晒类、面膜类、爽身粉类、国产非特一般护肤类、祛斑/美白类及牙膏合格率均为 100%。

省抽化妆品：省抽任务 100 批次，已完成 100 批次，完成率 100%；检出不合格 12 批次，不合格率 12%。抽样环节涉及生产环节 11 批次，经营环节 89 批次，其中，宁夏生产企业两家，外省生产企业 70 家。抽检染发类产品（氧化型染发产品）30 批次、面膜类产品 20 批次、润肤膏霜类 20 批次、洗发液（膏）类 30 批次，共 4 个种类。检出不合格染发类产品（氧化型染发产品）10 批次，不合格率 33.3%；检出不合格洗发液（膏）类两批次，不合格率 6.7%；面膜类、润肤膏霜类合格率均为 100%。

（三）2020 年监督抽检情况

国抽化妆品：国抽任务 470 批次，完成 470 批次，完成率 100%；检出不合格 3 批次，合格率 99.36%。

省抽化妆品：省抽任务 100 批次，完成 100 批次，完成率 100%；检出不合格 1 批次，合格率 99%。

（四）2021 年监督抽检情况

国抽化妆品：国抽任务 400 批次，完成 428 批次，完成率 106.75%，检验合格 421 批次，不合格 6 批次。

省抽化妆品：省抽任务 110 批次，完成 110 批次，完成率 100%，检验合格 106 批次，不合格 4 批次。

（五）2022 年监督抽检情况（截至 2022 年 8 月 31 日）

国抽化妆品：国抽任务 400 批次，完成 402 批次，检验合格 399 批次，不合格 3 批次。

省抽化妆品：省抽任务 100 批次，完成 94 批次，检验合格 93 批次，不合格 1 批次。

表 4.2　宁夏化妆品监督抽检情况统计表（2018—2022 年）

年份	下达任务（批次）		实际完成（批次）		不合格（批次）	
	国抽	省抽	国抽	省抽	国抽	省抽
2018	550	100	550	100	25（本数据含省抽）	
2019	500	100	500	100	9	12
2020	470	100	470	100	3	1
2021	400	110	428	110	6	4
2022	400	100	402	94	3	1

注：2022 年数据截至 2022 年 8 月 31 日。

二、化妆品不良反应监测

表4.3 宁夏化妆品不良反应监测情况统计表（2018—2022年）

年份	总报告数	每百万人口报告数	严重不良反应报告数	生成监测预警信号数
2018	703	103	0	0
2019	392	56	0	0
2020	376	54	0	0
2021	549	76	0	0
2022	97	13	0	0

注：2022年数据截至2022年8月31日。

第五章　法规制度建设和审评审批改革

第一节　法治政府建设

党的十九大以来，自治区药监局深入学习贯彻习近平法治思想和中央全面依法治国工作会议精神，认真落实自治区党委全面依法治区工作决策部署，以创建自治区"法治政府建设示范单位"为抓手，建立健全制度体系，不断优化营商环境，推进落实行政执法"三项制度"，严格重大行政决策程序，严格规范依法行政，高质量推进法治政府建设各项工作。

一、创建自治区法治政府建设示范单位

2019年以来，自治区药监局深入学习贯彻习近平法治思想，认真落实自治区党委关于全面依法治区决策部署，持续开展法治政府建设示范创建。

（一）党组主抓，加强组织领导

局党组高度重视法治政府建设，建立党组议事规则，完善重大行政决策程序，定期公布年度重大行政决策事项目录，按时报送法治政府建设情况报告，全面履行推进法治建设第一责任人职责。坚持把法治政府建设示范创建工作纳入重要议事日程，纳入领导干部年度述职述法内容，每年定期召开专题会议研究部署法治政府建设工作，加强对创建工作的组织领导。

（二）专班推进，夯实制度基础

成立"一把手"任组长、分管领导任副组长、各处室（单位）负责同志为成员的示范创建工作领导小组，先后召开动员会、推进会3次，研究制定《创建自治区法治政府建设示范单位实施方案》，推动9个模块100项创建指标任务落细落实。印发《关于贯彻落实〈法治宁夏建设规划（2021—2025年）〉〈宁夏回族自治区法治社会建设实施方案（2021—2025）〉的实施方案》《贯彻落实自治区党委全面依法治区会议精神工作措施》等文件，着力夯实制度基础，推进药品监管领域法治政府建设取得实效。

(三)协同落实,取得显著成效

全局上下立足岗位职责,坚持依法行政、执法为民,坚持严格规范公正文明执法,协同发力,共同解决法治政府建设重点难点问题,着力构建法治化营商环境。深入开展落实"四个最严"要求专项整治和药品安全专项整治行动,分别纳入2020年、2022年自治区"法治为民五件实事"项目,2021年获全国"两法"(《中华人民共和国药品管理法》《中华人民共和国疫苗管理法》)知识竞赛"优秀组织奖",推动全区药品安全群众满意度创历史新高。

2022年4月,向自治区委全面依法治区办再次递交申报材料,7月通过第三方现场考核评估,经自治区党委全面依法治区委员会办公室第八次会议审议,自治区药监局被确定为第二批自治区法治政府建设示范单位,并于2022年9月14日至9月20日向社会公示。通过多年不懈努力,成功创建为自治区法治政府建设示范单位。

二、依法全面履行职能

(一)全面落实权力责任清单制度

修订完善了自治区药品监督管理局《权力责任清单》和《权力清单指导目录》并向社会公示,严格落实并全面执行负面清单制度,有效解决了同层级政府部门权力清单数量差异大、相同职权事项名称、类型、依据、编码不统一等问题,积极推进药品监管系统权力清单标准化、规范化建设,为实现行政权力依法、公开、规范、高效运行奠定基础。

(二)加大简政放权力度

根据《国务院关于第三批取消中央指定地方实施行政许可事项的决定》(国发〔2017〕7号)精神,自治区药监局停止对互联网药品交易企业服务和药用辅料注册的审批。研究讨论下放、取消和调整区局部分行政审批服务事项相关事宜,将执业药师注册、药品批发企业许可事项的变更权限及国产非特殊用途化妆品备案权限下放,取消基本药物最小包装上一级包装赋码申请审查事项。

(三)持续优化涉药营商环境

一是深入推进"放管服"改革。落实"证照分离""一件事一次办""互联网+政务服务"等重要改革措施,优化审批流程,与产业园区签订《合作备忘录》，为医药产业蓬勃发展创造良好的营商环境。二是优化政务服务措施。全面实现"马上办、网上办、掌上办"，现有政务服务事项网上可办率、"一窗"分类受理率、承诺期限办结率均达到100%。2020—2021年累计办结各类审批服务事项7454件，全程网办率达83.1%。三是开展"三减一提升"活动。先后压减审批环节57个，减少8.3%；压减申请材料378项，下降24.2%；压减审批时限2161个工作日，下降40%。

（四）加强行政事业性收费管理

对现有行政审批中介服务进行了集中清理，政府购买公共服务机制健全，制定本部门政府购买服务指导性目录，并在本局门户网站上及时公开。完成了本部门行政事业性收费的清理自查工作，并商请自治区财政厅重新发布了全区药品监督管理部门行政事业性收费事项目录。2019年，商请自治区发改委、财政厅同意，将药品再注册收费和二类医疗器械注册收费标准降低50%，释放政策红利，减轻企业负担。

三、完善依法行政制度体系

（一）推进行政决策科学化、民主化、法治化

党的十九大以来，自治区药监局先后制定《中共宁夏回族自治区药品监督管理局党组工作规则》《宁夏回族自治区药品监督管理局工作规则》《宁夏回族自治区药品监督管理局重大行政决策程序规定》，不断规范重大行政决策程序，2021年以来每年制定重大行政决策事项目录。纳入2021年度重大行政决策事项目录的两项决策事项严格执行调研论证、草案拟定、公众参与、专家论证、风险评估、合法性审查、集体讨论和公开发布程序，对重大行政决策实行全过程记录和立卷归档管理，推进行政决策科学化、民主化、法治化。

（二）积极开展地方立法

原自治区食药监局和自治区药监局修订完成《宁夏回族自治区食品加工小作坊小摊贩管理办法》，启动《宁夏回族自治区药品流通监督管理办法》修订工作。在《宁夏食品加工小作坊小摊贩管理办法》修订过程中，积极收集各市县局、监管对象、行业协会、相关政府部门、人大代表的意见；在宁夏日报公告征求意见，让群众广泛参与，形成了修订草案，确保了立法质量。修改后的《宁

夏回族自治区食品生产加工小作坊小经营店和食品小摊点管理条例》于2017年11月30日由自治区人大常委会审议通过，2018年3月1日起实施。提请自治区政府办公厅印发了《宁夏回族自治区食品生产加工小作坊小经营店登记管理办法》和《宁夏回族自治区食品小摊点备案管理办法》，同时印发配套检查细则和登记备案文书，使地方性法规体系更加完善。2022年启动《宁夏回族自治区药品流通监督管理办法》修订工作。

（三）加强规范性文件管理

自治区药监局严格落实行政规范性文件管理"三统一"要求，每年开展行政规范性文件清理工作并在门户网站公开清理结果。2020年以来制定的8件行政规范性文件均严格执行调研论证、公开征求意见、合法性审核、集体审议决定、向社会公开发布等程序以及"三统一"要求。5件涉及企业利益的文件通过召开座谈会、实地调研等形式充分听取企业意见，两件专业性较强的文件组织相关领域专家进行了评估论证并组织开展了社会稳定风险评估，所有行政规范性文件均及时向自治区市场监管厅进行备案。

（四）不断加强制度建设

原自治区食药监局和自治区药监局不断加大制度建设，持续完善各项监管制度，全力构建科学高效的药品监管制度体系。

2018年，出台了《关于全区食品药品监督管理系统事权划分管理的指导意见》《宁夏食品药品安全"黑名单"信息共享和联合惩戒办法》《宁夏食品药品违法行为举报奖励暂行办法》《宁夏回族自治区医疗器械经营质量管理规范现场检查验收细则》等。

2019年，出台了《宁夏回族自治区药品监督管理事权划分暂行规定》《宁夏回族自治区药品监管风险分级管理办法（试行）》《宁夏回族自治区药品监督管理局药品批发企业零售连锁总部监督检查制度（试行）》《宁夏回族自治区药品监督管理局行政执法人员执法行为规范》等。

2020年，修订了《宁夏回族自治区药监局"双随机、一公开"监管实施细则（试行）》《宁夏回族自治区药品监管行政处罚裁量权适用规则》《宁夏回族自治区药品行政处罚裁量基准》和《宁夏药品监督管理局增补品种中药饮片炮制规范制定工作程序》等。

2021年，修订《宁夏回族自治区药品监督管理事权划分规定》《宁夏回族自治区药品监督管理行政处罚裁量权适用规则》和《裁量基准》《自治区药监局行政执法记录仪使用管理规范》。

2022年，修订《宁夏回族自治区药品检查管理办法实施细则》《宁夏回族自治区药品监督管理局重大行政决策程序规定》。

四、坚持严格规范公正文明执法

（一）构建权责统一、权威高效行政执法体系

通过多次修订《宁夏回族自治区药品监督管理事权划分规定》，明确各级药品监管部门事权范围。及时发布药品抽检抽验结果和处罚情况。出台了《宁夏回族自治区行政执法机关移送涉嫌危害食品药品安全犯罪案件的规定》《宁夏食品药品安全"黑名单"信息共享和联合惩戒办法》《关于对食品药品生产经营严重失信者开展联合惩戒的合作备忘录》《关于建立守信联合激励和失信联合惩戒制度的通知》等文件，建立完善信用信息联合激励和联合惩戒机制，完善行业准入和退出机制，在药品监管领域广泛推行说理式执法、轻微问题告诫、突出问题约谈、重大案件回访等非强制性执法手段，2020年以来先后约谈"两品一械"生产经营企业16家。

（二）全面落实行政执法"三项制度"

制定印发《宁夏回族自治区药品监督管理局行政执法三项制度配套制度》（宁药监发〔2019〕58号）。全面落实行政执法公示制度，公示行政执法主体、权限、依据，累计公示行政许可、行政检查和行政处罚信息7000余条。全面落实行政执法全过程记录制度，2016年，投入199.5万元为全区药品监管部门配备现场执法音像记录仪100台、执法装备箱（含无线扫描仪1个、照相设备1个、录音设备1个、便携笔记本1台、移动硬盘1个、打印机1台、供电装置1个、防爆电筒1个）60套。2019年，自治区药品监督管理局向基层拨付执法装备专项经费267万元，用于基层购置行政执法装备。2021年，配发行政执法记录仪、移动执法终端等执法设备62台。全面落实重大执法决定法制审核制度，全面履行法制审核职能，充分发挥公职律师和法律顾问作用，一般程序行政处罚案件、行政规范性文件、涉企合同协议法制审核率均达到100%。

（三）加强行政执法人员管理

2019年，制定印发《宁夏回族自治区药品监督管理局行政执法人员执法行为规范》，促进依法行政文明执法。全面实行执法人员持证上岗和资格管理，为86名行政执法人员申领、换发国家统一行政执法证件和新制式市场监管执法服装。制定印发《职业化专业化药品检查员队伍建设管理办法》《教育培训管理办法》《选派使用管理办法》《考核评价办法》等6项管理制度，全面加强执法人员管理。

（四）强化权力制约和监督

党的十九大以来，自治区药监局积极强化对行政权力的制约和监督。一是主动接受人大、政协监督。结合人大代表建议、政协委员提案办理工作，每年主动联系或邀请自治区人大代表、政协委员提意见、找差距、促改进，及时召开分办会议，并对办理进度进行跟踪问效。二是依法实施层级监督。每年组织开展平安宁夏建设药品安全考核，不断加大对基层药品监管部门履职情况的监督检查，形成一级抓一级、层层抓落实的工作局面。每年定期组织对各市县落实属地管理责任进行督促指导，对农村、城乡结合部等重点区域药品安全状况等进行监督检查。三是自觉接受社会监督。建立电话、信函、来访、网络等多方位的投诉举报受理格局，对人民群众和新闻媒体举报的问题，认真调查核实，依法、及时处理。四是加强审计监督。对自治区药监局机关、直属各事业单位的财务收支情况进行审计，并延伸审计了部分市县局。

第二节　学法用法

一、深入学习贯彻习近平法治思想和中央全面依法治国工作会议精神

2021年，自治区药监局党组制定印发《认真学习宣传习近平法治思想和中央全面依法治国工作会议精神工作方案》，推动实施"三个纳入"。一是纳入党组理论学习中心组学习计划。突出"关键少数"，党组会议、党组中心组集体学习先后4次组织专题学习和研讨交流，做到先学一步，学深一层，认真学习领会习近平法治思想的重要意义、党的十八大以来法治建设的历史成就和新时代全面依法治国的战略部署，带动全局上下学习习近平法治思想走深走实。二是纳入党支部"三会一课"内容。要求各党支部利用主题党日、党课教育等时机，采取集中学习、个人自学和研讨交流结合的形式，深入学习贯彻习近平法治思想。先后购买习近平《论坚持全面依法治国》《习近平法治思想概论》等书籍400余册，组织各级党员干部原原本本学、突出重点学、联系实际学，推动法治理论学习取得实效。三是纳入干部教育培训重点。把习近平法治思想作为举办培训班的重要内容，组织全系统参训学员认真学习中央全面依法治国委员会第一次、第二次、第三次会议精神和自治区全面依法治区和法治政府建设会议精神。先后举办法律法规相关培训18期，培训执法人员1200余人次。2021年12月13日至17日，成功举办全区药监系统学习习近平法治思想专题培训班。2022年8月11日，组织开展了习近平法治思想专题辅导暨2022年第1期"法治大讲堂"活动。

二、深入学习宪法、民法典

每年坚持开展"12·4"国家宪法日暨"宪法宣传周"活动。《中华人民共和国民法典》颁布后，及时组织开展学习活动。一是组织开展宪法、民法典大学习活动。发挥领导干部示范作用，带头学习宪法、民法典的重要意义和内涵。党组理论学习中心组和各党支部结合实际开展大学习。二是开展宪法全屏、宪法诵读活动。"宪法宣传周"期间，在局机关门头、大厅LED电子屏播放宪法公益广告及宣传语，在"药安早知道"公众号发布宪法学习专题内容。三是积极动员参加"法治引领生活"宪法、民法典法治文化作品有奖征文活动。四是组织开展宪法、民法典知识测试和线上有奖知识竞答活动。

三、深入学习药品监管法律法规

2018年，将法治教育培训作为重点，并认真抓好计划的督促落实工作。积极推进干部网络培训工作，参学率达到100%。2018年，举办培训班26期，培训人员2100余人次，实现了自治区药监局机关、基层一线执法人员法律法规培训全覆盖，有效增强了各级监管执法人员的法律素质。行政执法人员以案释法制度建立并有效落实。

2019年，印发《关于认真做好〈中华人民共和国疫苗管理法〉〈中华人民共和国药品管理法〉宣传贯彻工作的通知》（宁药监发〔2019〕49号），要求各级药品监管部门认真抓好"两法"的学习宣传贯彻工作。在局机关及直属各单位深入开展以宪法为核心的中国特色社会主义法律体系法治宣传教育专项行动。

2020年，深入开展以"两法两条例"学习宣贯为重点的法治宣传活动，组织参加了全国药品"两法"知识竞赛，各级药监部门和涉药企业广泛动员，周密组织，全区近万人参与网络答题，自治区药监局获得全国"两法"知识竞赛优秀组织奖。

2021年，组织开展执法人员培训18期1200余人次，企业关键人员法律法规培训86期13033人次、企业内部培训216家次，全面提升执法人员和从业人员法治思维和依法行政、依法组织生产经营的能力。

2022年，制定印发《自治区药品监督管理局落实领导干部学法清单制度实施方案》，将领导干部学法纳入2022年党组理论学习中心组学习计划和干部教育培训计划，建立"1+3+X"清单，坚持自学与集中辅导相结合，坚持开展党组理论学习中心组学法4次、党组会会前学法两次，开展"法治大讲堂"活动1次。

第三节　法治宣传教育

一、深入开展"七五"普法

（一）强化组织领导

2017年3月2日，自治区食品药品监督管理局制定印发《全区食品药品监管系统法治宣传教育第七个五年规划（2016—2020年）》，成立了以局长为组长，分管领导为副组长，机关相关处室领导为成员的普法领导小组，办公室负责宣传工作，法制处负责普法的日常工作，机关党委和人事处分别负责机关干部和领导干部的普法工作，基本实现了普法工作的"归口管理"，为普法工作奠定了坚实的组织基础。

（二）加大经费保障

坚持把普法专项经费纳入部门年度预算，2018年以来，先后安排近千万元用于药品安全普法和科普宣传工作。每年投入专门经费，制作手提袋、雨伞、围裙、小药盒等普法宣传品和系列普法宣传册、画，努力使普法贴近群众、贴近生活。

（三）开展评估工作

2018年10月，按照国家药监局和自治区普法办要求，全面开展了"七五"普法中期评估，对普法工作组织领导、经费保障、新媒体传播力等7个方面工作情况全面梳理汇总，并上报评估总结报告。2020年8月，按照国家药监局和自治区市场监管厅要求，及时上报了"七五"普法工作终期总结材料。

二、丰富法治宣传教育形式

一是开展集中宣贯活动。结合每年国家宪法日、宪法宣传周等时机，充分利用区内新闻媒体、微信公众号、门户网站等平台宣传安全用药科学常识，通过走上街头集中宣传、邀请专家讲授，举办培训班等形式提升宣传效果。二是开展药品安全知识"八进"活动。结合安全用药月活动，深入企业、学校、社区开展"服务大局普法行"宣传活动，采取普法大讲堂、化妆品快速检测、法律法规有奖知识竞答等形式，大力宣传依法监管理念和安全用药常识。三是创新方法形式开展普法活动。"七五"普法期间，自治区药监局自主拍摄的近20部普法宣传微视频，在今日头条、抖音等平台播出，全力打造"药安早知道"微信公众号，2020年5月在全国省级药监微信周榜列第5位。同时，注重将药品安全科普宣传与药品安全监管中心工作相结合，采取网络知识竞赛、实验室公众开放日等形式开展普法宣传，2019年以来，共组织面向公众的各类普法宣传30余场次，发放各类普法宣传册18000余份。

2018年，自治区药监局组织开展食品安全法律知识竞赛，全区预选赛中吴忠市市场监督管理局获得第一名并代表全区在重庆市国泰艺术中心参加了全国竞赛半决赛第四赛区的竞赛。组织开展了"12·4"国家宪法日宣传周系列宣传活动。

2019年，自治区药监局开通"药安早知道"微信公众号、今日头条政务号，组织开展了宁夏2019年药品科技宣传暨化妆品安全宣传周活动和2019年药品安全宣传月活动。举办《中华人民共和国药品管理法》《中华人民共和国疫苗管理法》培训班，邀请国家"两法"宣贯讲师团来宁夏宣讲。

2020年，组织参与全国"两法"知识竞赛活动，全区药品监管人员参与率100%，此项工作得到国家药监局有关部门领导点名表扬，在中国医药报专题报道，并获得"优秀组织奖"。集中打造"药安早知道"新闻宣传品牌，精心策划开展化妆品安全宣传周、医疗器械安全宣传周、药品科技活动周、安全用药月等活动，有效扩大了药品安全社会共治的覆盖率、参与面和群众满意度。

2021年，全面总结"七五"普法经验和成果，认真学习贯彻国家药监局和自治区"八五"普法规划，结合实际制定了《全区药品监管系统开展第八个五年法治宣传教育的实施方案》并认真抓好贯彻落实。建强"药安早知道"普法宣传品牌，精心组织开展安全用药月、药品科技活动周等普法宣传活动，推动宁夏药品安全群众满意度在公共服务质量监测中得80.19分，居公共安全领域6项指标第二位。

三、推进"谁执法谁普法"普法责任制落实

通过完善制度规定，加强队伍建设，保障普法责任落实。一是落实普法责任。制定印发《自治区食品药品监督管理局"谁执法谁普法"责任制考核评价办法》，制定内容清单、责任清单、措施清单和标准清单。二是加强普法执法队伍建设。积极开展普法宣传和文明引导志愿服务活动，局机关有注册志愿者60余名，定期到社区报到参加志愿服务。举办依法行政培训班，积极与自治区高级人民法院联系，组织干部职工参加庭审旁听。三是要坚持执法和普法宣传相结合，将普法宣传教育渗透到执法、服务全过程，通过以案释法、以案普法等方式普及法律知识；坚持法治宣传教育与法治实践相结合，把履行职能、文明管理、严格执法、热情服务的过程变成生动有效的普法实践活动；坚持高效务实与开拓创新相结合，结合工作特点，创新普法理念、工作机制和方式方法，突出普法的针对性，切实提高普法实效。

第四节　药品审评审批制度建设及改革成效

一、药品审评审批制度改革

根据《国务院关于改革药品医疗器械审评审批制度的意见》（国发〔2015〕44号）和2017年10月《中共中央办公厅、国务院办公厅印发〈关于深化审评审批制度改革鼓励药品医疗器械创新的意见〉》文件精神，自治区药监局结合全区药品产业发展实际，2018年8月13日，以自治区党委办公厅、政府办公厅名义印发《关于深化审评审批制度改革鼓励药品医疗器械创新的实施意见》（宁党办〔2018〕65号），针对药品研发、生产、流通、使用、监督检查、审评审批、检验检测等多环节提出了具体改革创新意见，积极推动药品医疗器械审评审批制度改革。实施意见共16条，分6个部分，针对药品医疗器械研发、生产、流通、使用、监督检查、审评审批、检验检测等多环节提出了具体改革创新意见。

（一）研发环节

一是鼓励药品医疗器械企业加大研发投入，对完成新药、医疗器械新产品研发和已上市新药、医疗器械完善工艺研究并获得国家批准生产的企业，通过自治区新产品鉴定的，按现行科技政策给予奖励。二是着力开展生物医药等重点产品的技术创新和成果转化，对在区内设立实验室开展新药研制和创新医疗器械等技术研发企业，优先安排科研立项、优先检验、优先检查、优先审批，并对投入的科研经费给予一定比例的科技补助。三是扩充临床试验研究资源，支持全区二级甲等及以上医疗机构和医药高等院校，按规定开展药物及医疗器械临床试验研究。临床试验机构资格认定实行备案管理。四是允许科研机构和科研人员在承担相关法律责任的前提下申报临床试验。五是支持中药传承和创新，鼓励运用现代科学技术研究开发传统中成药，支持以中药制剂为基础研制中药新药，对应用传统工艺配制的中药制剂品种由审批制改为备案管理。六是对企事业单位使用国家财政拨款开展新药和创新医疗器械研发并作为职务科技成果转化的，可以规定或约定科研人员奖励方式等，调动科研人员积极性。七是发挥"科技支宁"机制作用，继续加强医药产业对外合作，积极推进研发创新方面的技术合作,大力引进高精尖缺人才,不断增强宁夏创新力量。

(二)生产环节

一是推动仿制药一致性评价,全面落实自治区仿制药质量和疗效一致性评价奖补资金政策,对通过一致性评价的每个品种奖补200万元。二是研究制定和完善药品临床使用、招标采购、医疗保险等方面的配套政策,对通过仿制药质量和疗效一致性评价并经国家公布的品种,直接列入公立医院药品集中采购范围,并按规定纳入基本医疗保险支付范围。三是充分利用全区道地药材资源优势,以生态绿色优质药材生产为核心,围绕枸杞、甘草、黄芪等优势大宗品种,主攻优质药材绿色生产、完善流通体系、强化加工增值,重点建设药用植物园、科技示范基地、创新平台和专业化服务队伍,培育驰名品牌、构建现代中药产业体系,引领带动产业向中高端迈进,着力打造全国重要的现代化中药生产基地。

(三)流通环节

进一步改革完善药品流通使用政策,引导"互联网+药品"规范发展,支持药品流通企业与互联网企业加强合作。鼓励药品经营企业兼并重组,促进药品仓储资源整合共享,推进药品采购"两票制"实施,实施质量档案资料电子化管理。培育药品零售服务新模式,多业态、多形式服务公众。

(四)使用环节

规范药品医疗器械学术推广行为,实施医药代表备案制度。禁止医药代表承担药品销售任务。

(五)监督检查

落实药品医疗器械全过程检查责任,加强全生命周期管理。明确自治区和市县三级市场监督管理(食品药品监管)部门事权划分。推动违法行为处罚到人,检查和处罚结果向社会公开。

(六)审评审批

健全审评审批质量体系,允许药品医疗器械技术审评审批机构通过购买服务方式委托开展技术审评,并对申请人提交的技术资料和试验数据负保密性责任。扩充技术审评人员数量。

（七）检验检测

加强药品医疗器械检验检测机构建设。加大对宁夏药物创制与仿制药研究重点实验室项目建设投入，支持该实验室开展相关的科学研究。对没有国家标准的补充检验项目和检验方法，进行立项研究。

二、药品注册审批备案

党的十九大以来，自治区药监局积极提升药品注册审查标准，严格药品再注册审批，严把药品注册申报资料内在质量，压缩审核时限，强化药品注册现场核查力度，抑制低水平仿制药同质化申报现象。

2018年，共审核药品各类注册申请55项，其中：审批补充申请4项，备案25项，一次性进口批件19件，再注册7项。

2019年，宁夏持有《药品生产许可证》企业34家，其中制剂及原料药生产企业13家，中药饮片生产企业15家，医用氧生产企业4家，药用辅料生产企业两家。各企业共持有药品批准文号486个，其中化学制剂批准文号306个，中药制剂批准文号153个，原料药批准文号22个，医用氧批准文号5个。有通过国家药监局资格认定的药物临床试验机构3家。自治区药监局共审核办理药品各类注册申请235项，其中再注册198项、补充审批4项、备案35项。

2020年，宁夏持有《药品生产许可证》企业34家，持有药品批准文号361个。截至12月10日，完成国产药品注册事项175件，其中再注册32件，补充审批两件，补充备案141件；完成注册现场检查4家次，进行注册抽样8个品种16个批次，其中按照2007版《药品注册管理办法》，进行注册现场检查2家次，注册抽样3个品种7个批次；根据《药品再注册批件（批准通知书）》审批结论，进行注册现场检查两家次，注册抽样3个品种3个批次；依据《药品注册检验工作程序和技术要求规范（试行）》，对申请上市申请产品进行前置注册抽样1个品种3个批次，受理时注册抽样1个品种3个批次。

2021年，自治区药监局完成药品再注册18件，药品补充申请备案108件；配合国家药品核查中心完成注册现场核查5家次，开展补充申请备案现场检查两家次；完成注册抽样9个品种28个批次；开具销售证明文件11件，出口欧盟证明文件两件。

三、中药质量标准体系建设

2018 年，为贯彻实施《中华人民共和国中医药法》，做好对医疗机构应用传统工艺配制中药制剂的管理工作，自治区药监局出台《宁夏回族自治区医疗机构应用传统工艺配制中药制剂备案管理实施细则》，对应用传统工艺配制的中药制剂品种由注册管理变为备案管理，促进了全区医疗机构配制传统中药制剂工作健康、有序发展。截至 2021 年 12 月 31 日，全区共有 78 个医疗机构制剂品种，其中，42 个品种为应用传统工艺配制的中药制剂。

2020 年 6 月，按照国家药监局的有关规定，自治区药监局制定了《宁夏增补品种中药饮片炮制规范制定工作程序》，在严格依法依规的基础上：一是明确了增补品种中药饮片炮制规范制定工作职责、流程；二是明确了企业、医疗机构等申报主体在申请增补炮制规范前应该开展的研究、需要提交的资料等，使增补品种中药饮片炮制规范制定工作更加规范、高效；三是鼓励有意向的单位守正创新，利用现代科技手段研究中药饮片炮制方法。2020 年 11 月，宁夏早康生物科技有限公司向自治区药监局提交了枸杞子（冻干）和鲜枸杞子浆（申报名称为枸杞原浆）中药饮片炮制规范申报材料。经形式审查、现场检查、质量标准复核、专家论证等程序，枸杞子（冻干）符合要求，被纳入《宁夏中药饮片炮制规范》。

2021 年，自治区药监局积极加强中药配方颗粒管理及标准体系建设工作。一是制定了《宁夏中药配方颗粒标准制定工作程序及申报资料要求（试行）》，明确了申报资料要求及工作时限，于 2021 年 6 月 21 日公开发布；二是与自治区卫生健康委（中医药管理局）、自治区医疗保障局联合制定印发了《宁夏回族自治区中药配方颗粒管理细则》，并于 2021 年 10 月 20 日公开发布；三是组织开展了国家中药配方颗粒备案信息平台应用培训；四是组织召开 3 次专家评审会，对企业申报的中药配方颗粒标准开展技术审查，并于 2021 年 11 月 5 日、16 日及 2022 年 5 月 27 日先后 3 次组织召开专家评审会议，累计评审通过并发布宁夏中药配方颗粒质量标准 151 个。

第五节　医疗器械审评审批制度建设及改革成效

一、注册备案管理

党的十九大以来，自治区药监局依法依规建立了标准严谨、程序规范、运行有序的各项医疗器械审批注册制度和技术标准体系，提请自治区出台了《关于深化审评审批制度改革鼓励药品医疗器械创新的实施意见》（宁党办〔2018〕65号），强化医疗器械全生命周期管理，发挥企业创新主体作用。先后建立完善了宁夏医疗器械审评审批沟通机制及专家咨询会流程、审评绩效管理制度、医疗器械注册许可档案管理制度、医疗器械生产许可、产品注册技术审查及现场核查岗位职责、勤政廉政和保密工作制度等，提升了注册审批规范化管理水平。印发了《宁夏第二类医疗器械注册审评审批办理程序暂行规定》《行政审批集中服务管理规定》《第二类医疗器械注册指定检验有关事宜公告》等文件，明确第二类医疗器械审批操作规范和执法依据、标准，规范审批流程，强化各部门工作职责。

严格把控第一类产品备案质量，加强对各市开展医疗器械备案工作的指导、督查力度，通过国家医疗器械注册管理信息系统备案子系统退回、批复请示问题、现场监督检查、按比例随机抽查、电话指导以及约谈等方式，纠正各市在备案中存在的非医疗器械作为医疗器械备案、高类低划、分类错误、产品名称及预期用途不规范和备案信息迟滞上报等问题，严控第一类医疗器械产品质量安全风险，确保备案工作合法、有序开展。

保障审批注册工作质量。一是积极开展医疗器械注册质量评价工作。探索注册质量评价方式，改变以往单纯依托审评查验中心对书面注册档案资料自评的方式，按照不少于30%的比例进行抽查，将现场评价与书面评价相结合，邀请审评审批机构、检测机构、医疗器械专业委员会等相关专家进行全面评价。二是扎实开展质量管理体系核查。制定宁夏医疗器械产品注册技术审评指南，坚持按照时限、标准和要求开展核查工作，对于存在的问题积极督促企业整改落实，帮促提高质量管理水平，确保现场核查的效果和质量。合并开展第二类医疗器械产品注册研制现场核查与体系考核现场检查，压缩办结时限，切实为企业减负。三是严格把控一类产品备案质量。组织开展第一类医疗器械备案情况清理规范专项行动和标签标识说明书合规性专项检查，严控一类产品质量安全风险，使一类医疗器械备案质量得到有效把控，确保了备案工作合法、有序开展。自治区药监局积极纠正各市局在备案中存在高类低划、分类代码应用不当、产品名称及预期用途不规范和备案信息迟滞上报等问题，监督各市局标注不符合规范要求的一类产品。

二、医疗器械注册、备案情况

党的十九大以来，自治区药监局积极深化医疗器械审评审批制度改革。建立了提前介入、下沉指导工作机制，在企业项目设计之初，及时给予法规、规范、标准等方面的指导建议，避免申请人在此过程中走弯路，帮助企业节约投入，提高效能。制定了宁夏医疗器械产品注册技术审评指南，合并开展第二类医疗器械产品注册研制现场核查与体系考核现场检查，一次性完成新申办企业核查检查工作，压缩办结时限，切实为企业减负。

2018 年，自治区药监局共受理第二类医疗器械首次注册申请 5 个品种，对通过技术审评和现场质量体系考核的 4 个产品予以核发医疗器械注册证；延续注册 7 个品种，注册变更品种 6 个，其中许可变更两个，登记事项变更 4 个；注销第二类产品注册证两个。各市局受理并核发第一类产品备案凭证 6 个，其中银川市 4 个，吴忠市两个；标注注销第一类产品备案凭证 27 个，其中银川市 6 个，中卫市 21 个。

2019 年，自治区药监局共受理第二类医疗器械首次注册申请 4 个品种，对通过技术审评和现场质量体系考核的 3 个产品予以核发了医疗器械注册证；延续注册 10 个品种，注册变更 6 个品种，其中许可变更两个，登记事项变更 4 个。各市局受理并核发第一类产品备案凭证 4 个，其中石嘴山市 1 个，吴忠市 3 个；吴忠市依法标注注销第一类产品备案凭证 1 个。

2020 年，自治区药监局完成首次注册 13 个，延续注册 20 个，变更事项两个。首次注册中有 9 个产品为医用口罩（4 个一次性使用医用口罩、3 个外科口罩、2 个医用防护口罩），对不再具备生产条件的 3 家应急备案企业的 4 个产品，督促相关市局及时进行了标注注销。

截至 2021 年 12 月 31 日，全区共有医疗器械生产企业 33 家，其中第二类医疗器械生产企业 24 家，第一类医疗器械生产企业 9 家。共有医疗器械产品 77 个，其中第二类医疗器械 56 个，第一类医疗器械 21 个，没有第三类医疗器械。注册品种主要有定制式义齿、热敷贴、细胞处理试剂盒、海藻生物胶、医用口罩、无线可视气管插管观察引导用喉镜等品种。

三、医疗器械临床试验机构备案工作

党的十九大以来，自治区药监局积极推进医疗器械临床试验机构建设，鼓励支持具备条件的二级甲等以上医疗机构和有关单位开展医疗器械临床试验机构备案工作，切实解决医疗器械临床试验的瓶颈问题。2018 年，自治区药监局联合自治区卫健委印发了《关于切实做好医疗器械临床试验机构备案工作的通知》，2017—2021 年，已通过国家药监局网络系统备案了宁夏医科大学总医院、银川市医院、灵武市医院、石嘴山市中医院、自治区第五人民医院等 5 家二级甲等以上医疗机构，切实解决医疗器械临床试验的瓶颈问题。2020 年 11 月，药监局组织对 5 家医疗器械临床试验机构进行现场检查，对检查出的不规范事项进行纠正，切实提升临床试验机构管理水平。

2021 年年底，两家医疗器械临床试验机构被取消临床试验资格。

四、医疗器械产业发展

自治区药监局结合全区医疗器械产业发展实际和企业生产管理现状，以优化服务、强化监管为切入点，多措并举助力高质量发展。一是鼓励支持石嘴山市医疗器械健康产业园、银川市苏银产业园等项目建设，引进了医用软件、医用 X 射线防护垫、透明质酸钠医用敷膜、可穿戴心电监护设备等高附加值、高科技产业项目落实落地，发挥企业创新引领作用，提高宁夏医疗器械产业发展质量。二是丰富宁夏医疗器械的产品类型。截至 2020 年年底，先后给 3 家企业 6 个产品核发了医用口罩注册证，对 4 个产品进行了应急备案。新增企业中，1 家企业投产 20 条全自动折叠口罩生产线，设计日产能达到 115 万只，并实现从熔喷布生产到终端口罩生产一体化发展。三是积极推进医疗器械临床试验机构

建设，通过国家药监局网络系统备案了宁夏医科大学总医院、银川市医院、灵武市医院、石嘴山市中医院、自治区第五人民医院等二级甲等以上医疗机构，切实解决医疗器械临床试验的瓶颈问题。

五、产品注册收费优惠政策

经与自治区发改委、财政厅积极沟通协调，2019年自治区药监局出台降低药品医疗器械产品注册收费标准政策，印发《宁夏回族自治区药品监督管理局关于降低药品医疗器械产品注册收费标准的通告》（2019年第29号），自2020年1月1日起，对医疗器械产品注册全部按照现行标准的50%进行收费，首次产品注册收费仅为1.5万元，在全国属于收费最低的省份，仅2020年一年，就减免企业药品医疗器械产品注册收费175.05万余元，免除疫情防护相关医疗器械产品注册费用9万元。

六、防疫用医疗器械应急审批

2020年，新冠肺炎疫情发生后，面对宁夏没有防疫医疗器械生产企业的现状，自治区药监局积极动员有关企业转产。按照自治区应急指挥部"战时机制，特事特办"要求，印发了《关于切实做好新冠肺炎疫情防控期间药品医疗器械行政许可（备案）和产品注册工作的通知》，开通应急审批、合并审批、附条件审批的应急"绿色"通道，帮扶指导宁夏在建医用口罩生产企业尽快投产。应急审批期间，共审批医用口罩生产企业3家，注册6个品种。在2020年5月1日后，及时恢复了正常审批程序，对前期附条件应急审批的产品及时要求企业补充完善相关资料，对3家企业100%进行了现场体系核查，注册证有效期满后，3家企业的6个产品均按正常审批程序申请了延续换证，并通过审评审批和现场核查，取得了正式注册证书。

第六节　化妆品审评审批制度建设及改革成效

党的十九大以来，自治区药监局不断优化化妆品备案程序，提高工作效率。自2014年6月开展国产非特殊用途化妆品网上备案以来，宁夏33家企业用户注册，2017年有16家企业通过网上备案了381个产品，完成现场检查345个产品。进一步摸清了全区网上备案生产企业和产品底数，奠定了监管基础。根据国家食品药品监督管理总局办公厅《关于组织开展2017年度国产非特殊用途化妆品备案质量督查工作的通知》（食药监办药化管函〔2017〕58号）要求，对分配至宁夏的国产非特殊用途化妆品进行了质量督查，并按照要求及时上报备案质量督查工作情况报告。

2018年，宁夏重新建立了化妆品备案信息确认程序，在政务大厅窗口指定专人负责备案工作；制定了备案工作操作规范、备案完成时限表和备案程序；明确了备案工作流程。流程修改后，备案者将产品配方、包装及标签等备案信息上传后，自治区药监局收到信息5日内确认，合格后上传国家药监局统一平台，并按要求及时完成备案后现场检查工作。截至2018年12月，宁夏完成化妆品生产企业产品注册53家，2018年有25家企业的292个产品通过了网上备案，宁夏生产企业产品备案完成率达到100%；完成备案后三个月内现场检查279个产品，检查率达到95%。

2019年，宁夏共有45家企业的242个产品通过了网上备案，其中区内生产企业国产非特186个产品全部备案，备案率为100%；完成备案后三个月内现场检查183个产品，检查率为76%；完成国家药监局前三季度分配的51个交叉互查备案产品检查任务，发现问题产品36个。

2020年，组织制定了《宁夏进口非特殊用途化妆品备案工作职责》等23项工作制度，编印了《国家进口非特殊用途化妆品备案工作资料汇编》，举办了1期进口非特殊用途化妆品备案工作能力建设培训班，做好宁夏承接进口非特殊用途化妆品备案基础工作。制定了化妆品备案检查工作流程，对备案产品实施严格检查。2020年，完成33家企业的330个备案的现场检查工作，产品备案率和检查率均为100%，对189件不符合要求的备案产品，责令企业限期改正重新报备相关资料。完成国家药监局分配的前三季度76批次备案产品互查任务，发现问题产品59个，按时上报了检查报告。

2021年，《化妆品监督管理条例》《化妆品注册备案管理办法》等相关化妆品注册备案管理新法规已于2021年1月1日起陆续施行，化妆品注册备案工作迎来重大变革。自治区药监局按照国家药监局要求，结合实际，多措并举，严格把控化妆品市场准入关,积极推进国产普通化妆品备案后现场检查工作,督促企业落实主体责任,切实提高化妆品质量安全。一是加强宣传,服务企业。及时传达国家药品监督管理局注册备案工作有关要求,通过发布备案相关问题问答、在线答疑解惑、组织备案培训等措施,切实解决企业在备案资料准备、注册备案平台操作等方面的问题,督促指导企业尽快适应注册备案管理新规定、新要求。二是严格检查,严把标准。严格按照新法规、标准做好备案管理工作,检查中不走过场、严把审查标准,按照《国产普通化妆品备案后检查要点》,对产品名称及命名依据、产品配方、产品执行的标准、产品标签样稿、产品标签、产品检验报告、产品安全评估报告等方面进行检查。重点检查备案资料是否真实完整,产品配方和产品执行的标准、产品安全评估报告等是否科学合理、能够证明产品安全和质量可控,资料是否从符合现行法律、行政法规、强制性国家标准和技术规范要求。三是落实责任,督促整改。在检查中要求企业严格落实主体责任,对不符合要求的备案化妆品责令企业限期改正并在备案后检查系统中进行公示,指导、督促企业尽快完善相关备案资料重新报备。2021年已完成19家企业248个备案品种的核查工作,进一步增强了企业的主体责任意识和自律意识,规范了区内国产普通用途化妆品备案秩序,切实从源头消除化妆品安全风险隐患,保障化妆品消费安全。

第六章　行政执法

第一节　稽查办案制度建设

党的十九大以来，自治区药监局以制度建设为切入点，夯实稽查执法工作制度基础。坚持"以问题为导向"，结合宁夏稽查执法工作进展实际，查漏补缺，举一反三，从制度建设和执法装备配置方面入手，着力解决制度不全、装备滞后、效率不高等突出问题，有力推动了稽查工作全面深入开展。

2018年，自治区药监局继续修订出台相关制度，努力建立完备的食品药品稽查执法体系。一是会同自治区财政厅对《宁夏食品药品违法行为举报奖励暂行办法》进行修订，进一步完善相关规定，为促进食品药品安全社会共治提供了政策和资金保障。同时，积极申请专项资金，在宁夏广播电台、银川市公交车及全区各大商场楼宇电梯间等媒体和公共场所开展微视频宣传，充分调动社会各界参与食品药品安全监督，促进社会参与和社会共治的积极性。二是认真组织落实《食品药品行政处罚事权划分规定》《食品药品违法行为处罚到人规定》《食品药品行政执法与刑事司法衔接制度》等制度规定。三是推动稽查执法机构与业务监管机构建立问题会商与情况通报机制，积极征集各业务监管机构在日常监管、体系检查、飞行检查中发现的案件线索，回复办理结果；主动通报核查处置中存在普遍性的监管风险隐患，共同构筑药品安全屏障。先后受理、办理各业务监管处移交案件线索20余件，通报稽查执法中发现的监管风险隐患两期。四是强化对基层食品药品违法案件查办工作的管理与监督。建立和完善了案件查办季度督查通报机制、案卷随机抽查评价机制和典型案例披露机制，对食品药品违法案件查办中存在的问题及时进行点评、纠正、通报或曝光，规范了食品药品案件查办行为，促进了全区案件查办数量与质量双提升。五是主动落实《食品药品罚没物资管理办法》，对2013年以来区局收缴的15吨罚没物资，按照危险化学品处置规定进行了集中销毁，消除了安全隐患。

2019年，自治区药监局制定出台《宁夏药品医疗器械化妆品抽样检验工作实施办法（试行）》，明确抽检职责、优化抽检程序，规范抽检行为，有效提高抽检工作的靶向性和针对性。细化药品、医疗器械、化妆品行政处罚事权，明确职责分工，形成边界清晰、高效统一、密切配合、规范科学的药品稽查执法工作机制。完成对已制定出台的13项稽查执法工作制度进行"立改废"，形成与监管实际相适应的制度体系。修订完善药品行政处罚裁量基准，规范行政处罚自由裁量权。

2020年，自治区药监局制定印发了宁夏《药品质量监督抽检管理办法》《监督抽检不合格药品核查处置工作规范》《行政处罚案卷评查办法》《关于进一步做好案件查办工作有关事项的通知》等一系列制度，规范稽查执法及不合格药品核查处置工作流程，明确案件评查标准，为全区各级药品监管部门依法、规范做好案件查办工作提供指引。建立完善稽查执法工作流程、案件主办人员负责制和错案追究制，细化案源线索台账管理和案件查办监督指导，推动稽查执法规范化发展。开展药品行政处罚案卷评查，11月中旬，联合自治区检察院对各市县局办理的"两品一械"案件进行现场评查打分，集中评查案卷65卷，一般程序案卷评查率达22%，评选先进办案单位5家、典型案例10起，梳理汇总共性问题5个方面20项，向全区各市县局进行了通报。

2021年，自治区药监局针对在药品案件查办中存在的短板和弱项，印发了《关于持续深化落实"四个最严"要求专项行动进一步加强药品违法案件查办工作的通知》，围绕四个方面提出了十七项具体措施；制定了《宁夏重大药品违法案件督查督办办法》，严格落实案件查办责任，明确提出案件查办数量考核指标任务，加大对市县局案件查办工作的督导和考核，推动基层切实加强药品违法案件查办工作。

第二节　行政执法能力建设

党的十九大以来，自治区药监局以强化培训为重点，着力提升稽查执法人员素质。坚持"打铁还需自身硬"的理念，始终把干部队伍能力素质建设摆在首位，常抓不懈。

2018年，自治区药监局继续狠抓队伍建设、确保依法行政。首先，经常性组织开展廉洁教育、纪律教育，做到"毛毛雨常下、廉洁风常吹"。年初组织每名工作人员开展廉洁纪律承诺活动，为廉洁办案设定防线。在每起案件查办前进行案前提示，在每起案件办结后进行廉洁回访，确保在制度上、组织上完善监督和约束，力求办廉洁案。其次，加强业务技能培训，经常组织开展稽查业务讲座，进行互讲互评，共同提高。开展案件互评互议活动，组织非案件办理人员对案件"评头论足"，以提高案件质量，力求办准确案。

2019年，自治区药监局加大执法装备配备力度，提高稽查办案智能化水平；改进稽查业务和办案技能培训方式，提升执法培训效能；发挥稽查执法QQ群作用，定期发布稽查执法和案件查办知识常识，提高基层药品稽查人员核查处置、案件查办能力和水平；组织编撰印发药品稽查手册，为指导办案和规范裁量提供应用工具。

2020年，自治区药监局进一步提升稽查执法能力和水平。一是苦练内功，采取集中辅导、个人自学、以案说法、重点研讨等方式，组织系统学习新修订的《中华人民共和国药品管理法》《化妆品监管条例》等法律法规，不断提升适应新时期药品稽查工作的能力和水平。二是立足基层药品案件查办能力不足的实际，邀请全国知名稽查执法专家和具有丰富基层执法实践经验的师资，有针对性地对基层120余名骨干开展了稽查执法基本技能、案件查办技巧等方面的培训，并通过组织实操性室内模拟办案检验了培训效果，得到了基层的一致好评。

2021年，自治区药监局组织举办全区稽查执法骨干培训班，着力提升基层稽查办案业务能力和水平；组织召开稽查工作例会和银川市案件查办、投诉举报专题工作推进会，听取工作汇报，通报案件查办情况，分析解决稽查工作中存在的突出问题；联合自治区检察院对各市县局办理的"两品一械"案卷开展现场评查打分，集中评查案卷65卷。

第三节　行刑衔接

党的十八大以来，自治区各级药品监管部门积极强化与公安机关的配合，做好行政执法与刑事司法有效衔接。一是及时移送案件。在查办案件过程中，自治区药监局严格按照原国家食品药品监督管理局《关于印发食品药品行政执法与刑事司法衔接工作办法的通知》要求，主动加强与公安机关沟通和信息共享，发现涉嫌违反治安管理或者涉嫌犯罪的，及时移送公安机关，严格禁止以罚代刑。二是积极配合检验、出具认定意见。对公安机关在办理危害药品安全犯罪案件中商请药监部门提供假药、劣药检验、认定意见的，市级（含市级）以上药品监管部门按照最高人民法院、最高人民检察院《关于办理危害药品安全刑事案件适用法律若干问题的解释》（法释〔2014〕14号）、《关于办理药品、医疗器械注册申请材料造假刑事案件适用法律若干问题的解释》（法释〔2017〕15号）及《关于办理危害药品安全刑事案件适用法律若干问题的解释》（2022年2月28日最高人民法院审判委员会第1865次会议、2022年2月25日最高人民检察院第十三届检察委员会第九十二次会议通过，自2022年3月6日起施行，施行后法释〔2014〕14号、法释〔2017〕15号同时废止）有关规定，积极组织研究，协调有关机构，及时提供具体意见。三是做好审结刑事案件后续查办工作。对司法机关认为不构成犯罪、免予刑事处罚以及司法机关追究刑事责任后仍需追究行政责任的，有管辖权的药品监管部门及时依法做出行政处罚。

2018年，自治区药监局认真组织落实《食品药品行政处罚事权划分规定》《食品药品违法行为处罚到人规定》《食品药品行政执法与刑事司法衔接制度》等制度规定，强化对基层案件查办工作的集中指导，定期向公安、检察等机关通报食品药品安全违法案件查办信息，及时移送食品药品涉嫌犯罪案件，完善行刑衔接机制。全区先后向公安部门移送案件5起，有3起案件被立案侦查，两名食品经营违法责任人被追究刑事责任。

2019年，自治区药监局在落实和巩固现有运行机制的基础上，补充完善制度漏洞，积极协调自治区人民检察院、公安厅，制定生产、销售假药案件移送标准或制度意见，解决药品涉刑案件"送不出，接不了"等难题。

2020年，自治区药监局联合公安厅等5部门印发了《宁夏食品药品行政执法与刑事司法衔接工作实施办法》，将国家药监局关于假劣药的最新认定意见纳入办法，进一步完善行刑衔接工作机制。先后与自治区公安厅、银川市公安局食药环分局召开行刑衔接会商座谈会、信息通报会3次，向银川市公安局等公安机关出具假劣药品认定书两份，开展联合执法行动3次，移交涉刑线索两件，形成打击药品安全违法犯罪的强大合力。特别是针对6·19特大制售假药案刑事审判受阻的问题，自治区药监局稽查局积极协助公安机关开展药品性质认定工作，推动案件顺利审结。

2021年，自治区药监局继续大力推进行刑衔接工作。一是加大与自治区公安厅食药环总队衔接力度，全年分别召开行刑衔接会商座谈会、案情分析会、线索通报会4次，探讨和交流涉刑药品案源通报、假药性质认定以及涉刑案件相互移送等工作，构建了良好的互动机制。4月，配合公安厅、市场监管厅依法严厉查办了宁夏某某健康管理有限公司虚假宣称经营疫苗案；11月，联合公安厅、卫生健康委、市场监管厅等10部门组织开展了为期10个月的全区"保健品"行业清理整治专项行动，严厉打击"保健品"市场存在的违法经营、欺诈误导、虚假宣传等行为。12月，联合自治区公安厅食药环总队组成专案组现场查办公安部批转5起涉及宁夏药品批发、零售连锁企业经营假劣药案。二是发挥药品监管专业优势，及时为各级公安机关办理药品刑事案件提供支持。截至2021年12月，自治区药监局共向银川市公安局食药环分局等公安机关出具假劣药认定函6份，彭阳、中宁等县局向当地公安机关移交涉刑案源线索6起。三是会同自治区公安厅、中卫市公安局指导中卫市、中宁县市场监管局开展"理气化滞丸""西藏肾宝丸"等涉嫌违法销售假药案涉案药品的定性及案件查办工作，为相关案件的依法顺利查办起到了积极的推动作用。

2022年，自治区药监局加强跨部门协调配合，完善行刑衔接机制，形成协同推进、多点对接良性工作局面。一是建立执法协作机制。联合公安厅印发了《宁夏打击药品领域违法犯罪行为执法协作实施办法》，按照"三联合两优先"协作模式，推动建立了区、市、县三级公安、药监执法联动机制和联络员制度，自治区、市级局层面分别成立了联动执法办公室，定期召开行刑衔接联席会议，对重大、疑难案件，实施联合挂牌督办制度，实现了行政执法与刑事司法无缝衔接。联合公安厅指导协调各地相关部门针对医美机构使用假劣药、非法购进中药饮片等突出问题，开展联合执法、专项打击，联合执法的前瞻性、针对性、实效性得到显著提升。二是加强双向衔接互动。2022年以来，分别与公安厅食药环总队，银川市、吴忠市、平罗县食药环分局召开行刑衔接会商座谈会、案情分析、线索通报会 4 次，探讨和交流涉刑药品案源通报、假药性质认定以及涉刑案件相互移送等工作。稽查局负责人还受邀就药品领域"两法衔接"法规解读和典型案例课题，分别为全区公安食药环系统和吴忠市食药环分局专题授课两次，构建了良好的互动机制。三是指导突破重大涉刑案件。会同公安厅指导银川市公安局、市场监管局成立联合专案组，对银川汉方医疗器械公司生产一类医疗器械涉嫌非法添加化学药案依法开展刑事立案侦查；联合公安厅对红寺堡、利通区、彭阳县涉及的"九龙中药丸"等 5 起假药销售案件实施挂牌督办。2022 年 1—9 月，自治区药监局共向银川市、吴忠市公安局食药环分局等公安机关出具假劣药认定函 6 份，为案件顺利移送提供有力支持。

第四节　药品安全信用体系建设

一、信用体系建设

2018 年，自治区食品药品监督管理局积极推进食品药品信用体系建设，努力构建诚信社会。一是修订完善了信用体系管理办法，负责拟定出台了《宁夏回族自治区食品药品监督管理局食品药品安全公共信用信息管理暂行办法》，规范了食品药品信用信息归集、发布、运用行为，促进了自治区本级食品药品信用信息数量与质量的提升。二是定期开展信用体系建设自查督查，认真开展食品药品信用体系建设评估工作，推进食品药品政务诚信、商务诚信建设。三是推动稽查执法机构与各业务监管机构建立、完善信息定期互通机制，及时通报信用信息归集、发布情况；适时召开信用体系建设联席会、促进会，督促各相关职能处室积极采集、及时上传数据信息。截至 2018 年 11 月底，自治区药监局在宁夏政府信息部门信息系统发布食品药品信用信息共计 12579 条，其中行政许可信息 1196 条、行政处罚信息 279 条、认证信息 13 条、产品抽检信息 7258 条、信用评价信息 102 条、执业药师注册信息 3637 条、不合格产品信息 94 条。

2019 年，自治区药监局充分发挥牵头作用，以强化政务诚信和商务诚信为重点，以全面落实并创新"双随机、一公开"监管和分类分级监管方式为基础，深入推进药品信用体系建设，积极探索和全面落实"双随机、一公开"和分类分级监管制度和监管模式，开展信用评定工作，提升药品生产经营企业诚信意识和自律能力。及时公开信用信息，加大内外部信用信息交流和综合运用，发挥信用联合激励与联合惩戒作用，让守信者畅通无阻，让失信者寸步难行。探索建立企业信用承诺制度，引导企业增强自律意识。

2020年，自治区药监局组织重新修订《自治区药监局涉药信用信息监管目录》并上报自治区信用办，新目录新增了涉及实施上市许可持有人制度、处罚到人、药品追溯等措施的22项信用信息目录，由原来的164目录，增加到186项。全区各级药监部门通过投诉举报热线、互联网邮箱、信访信件、上级转办等途径，共收到637件（其中涉案线索35件）关于药品医疗器械化妆品的投诉举报，对群众投诉举报的违法线索和风险隐患及时依法处理。依托自治区信用信息共享平台，积极采集、上传信用信息数据。截至11月底，在宁夏政府信息部门信息系统录入信息共计2151条，其中行政许可信息384条、行政处罚信息6条、认证信息12条、产品抽检信息248条、信用评价信息46条、备案信息36条、执业药师注册信息1419条。

2021年，自治区药监局精准实施信用监管，着力推动企业落实主体责任。强化信用监管被列为"六个精准"监管的重点工作之一。一是开展失信约束措施清理规范工作。按照自治区信用办相关要求，研究制定并上报了自治区药监局失信约束措施清理规范实施方案及工作台账。二是及时公开信用及案件信息。对自治区药监局行政许可、行政处罚台账信息"双公示"数据情况按季度进行了自查评估，形成总结上报自治区信用办。在本局门户网站和自治区信用信息共享平台及时上传信用信息和行政处罚信息数据。截至9月30日，录入信息共计234条，其中行政许可信息226条、行政处罚信息8条，并全部向社会公开，接受公众监督。三是研究制定宁夏药品安全信用分类分级管理办法。由本局稽查局牵头，制定细化工作方案，起草了《宁夏药品生产经营信用分级分类管理办法（试行）》（征求意见稿），通过书面征求、集体讨论、互联网公开征集等多种形式，广泛征求了自治区25个相关职能部门（单位）以及基层市县监管部门、药品生产经营企业的意见建议，经修改完善后形成《宁夏药品生产经营信用分级分类管理办法（试行）》（送审稿），该办法被自治区信用办列为2021年试点创新工作予以指导推进。后经自治区药监局、自治区发展改革委联合呈报自治区副主席王和山审定后，两部门于12月21日以宁药监规发〔2021〕5号文联合印发。

该办法依托宁夏药品智慧监管平台信用管理模块，根据药品监管对象的生产经营行为，每年对其进行信用画像，实行精准"记分制"管理，按照信用风险高低，细化完善A、B、C、D四个信用等级的评定标准，通过建立企业电子信用监管档案，落实"药品安全严重违法失信名单"和处罚到人等制度，倒逼企业落实主体责任，为实施差异化信用监管提供坚实制度保障。《信用管理办法》受到人民网、新华社等央媒广泛关注并被深入解读报道。2022年初在全国药监工作会议上，自治区药监局信用监管工作受到国家药监局领导的点名表扬。

2022年，自治区药监局进一步加强宁夏药品安全信用监管工作，大力推进实施"药品安全信用监管赋能工程"，采取切实有效措施，积极打造信用监管品牌，助力先行区建设和全域"食品药品安全区"创建，推动《信用管理办法》落实落地。一是精心谋划部署，推动上线运行。印发《关于进一步加强全区药品安全信用监管工作的通知》，就2022年全区药品安全信用监管工作的总体目标、工作任务、责任分工及保障措施进行了全面部署，制定具体量化考核指标，全面提升各级药品安全信用监管能力。同时，积极协调软件运维公司开展信用管理模块上线试运行，进行《信用管理办法》解读、系统操作培训，及时解决使用中的难点堵点。二是建立信用档案，积极对接系统。认真落实《国家药监局关于药品上市许可持有人药品安全信用档案建设工作方案》，有序推进药品安全信用档案建设，截至2022年8月底，全区各级药监部门共建立"两品一械"企业药品安全电子信用档案3200余份，建档率61%。发挥大数据支撑，推动实现外部资源整合和数据共享，目前信用管理系统已与自治区政务服务平台实现数据对接。三是开展评价记分，倒逼落实责任。制定印发《关于做好药品安全信用监管统计数据报送工作的通知》，督促指导相关业务处室、各市县局实施常态化记分监管，截至8月底，全区360家企业受到信用记分，占比达到4.16%，结合记分结果实施差异化监管，倒逼企业诚信守法经营。上半年，区本级先后录入信用中国（宁夏）平台等相关网站的行政许可信息212条、行政处罚信息2条、执法检查信息96条，全部向社会公开，接受公众监督。四是开展信用调研，推动工作落实。2022年7月,副局长郭涛带队组织稽查局、查验中心工作人员深入5市及部分县分局进行药品安全信用监管工作调研,采取现场调研和书面调研相结合的方式,重点了解药品信用监管工作以及信用管理模块的应用实施、信用记分、信用建档等情况,现场调研和书面调研共收集整理了三大类15个问题,撰写完成了《全区药品安全信用监管工作调研报告》,指导基层加强信用监管工作。五是各市县信用监管典型做法。石嘴山市局印发了《石嘴山市药品安全信用体系建设工作实施方案》,将药品经营企业信用情况纳入药品零售企业设置自助售药机的首要必需条件;中卫市局召开中卫市零售药店信用体系建设推进会,向市医保局致函商洽将零售药店信用分级分类评定结果纳入医保管理、联合惩戒,采取"执法移动小课堂"与"多频次回头看"的方式差异化监管;固原市局对全市519家药品经营企业、1194家药品使用单位分为A、B、C三个等级实行信用分级分类监管,协同相关部门实施联合惩戒;青铜峡市局为6家守信零售药店变更申请、换证申请开辟绿色通道。

二、抽检不合格产品及投诉举报信息核查处置工作

2018年,全区各级监管部门共组织对432件食品药品抽检不合格报告开展核查处置,完成处置任务235件,完成率54.4%;先后发出各类函协查、转办、交办、督办159件。

2019年,自治区药监局严格风险管控,优化核查处置工作流程,提高处置效率,完成区本级抽检不合格产品的送达、复检、风险控制、案件查办等核查处置任务,核查处置率达到100%。强化督查督办,督促各市县及时做好抽检不合格产品的封存、扣押和召回等风险控制措施和后续处置工作。积极做好协查协办工作,协查回复率达到100%。

2021年,自治区药监局高度重视投诉举报工作,着力加强涉药案源线索督办指导。积极沟通协调自治区市场监管厅12315投诉举报平台等有关部门,4月底开通自治区药监局药品专用账号,明确专人负责,加强对平台转办涉药线索的管理和指导。8月、10月连续下发关于药品类案件查办及举报线索立案情况通报两份,切实督促指导基层强化责任落实,提升案件办理及处置举报线索工作水平。截至2021年11月30日,宁夏各级药监部门共通过"12315"平台

受理涉药投诉线索306件，举报线索71件（药品37件，化妆品22件，医疗器械12件），核查处置率100%，其中，立案调查8件，立案率11.3%。

第五节　药品安全专项整治行动

2022年1月9日，习近平总书记就药品安全工作做出重要指示，要求对危害药品安全相关违法犯罪行为重拳出击、严厉查处。根据习近平总书记重要指示批示精神，中央政法委、最高人民法院、最高人民检察院、公安部等中央国家机关迅速行动，国家药监局、市场监管总局专门部署在全国范围内深入开展为期一年的药品安全专项整治行动。

一、工作部署

自2022年2月11日国家药监局召开视频会议部署开展专项整治行动后，自治区药监局高度重视、迅速行动，把开展专项整治行动作为贯彻落实习近平总书记重要指示批示精神的重要举措和具体实践，采取有力措施，扎实推进专项整治行动各项工作有序展开。一是加强组织领导。专门成立由局党组书记担任组长、党组成员担任副组长的专项整治行动领导小组，抽调精干力量组建3个专项工作小组和1个工作专班，统筹负责细化制定"两品一械"领域的整治重点和实施方案并组织实施、组织协调并督查督办重大违法案件、建立全区专项整治行动重大案源线索台账等工作。5月6日，自治区药监局向自治区人民政府呈报了《关于全区药品安全专项整治行动推进情况的报告》（宁药监发〔2022〕23号），5月24日，自治区副主席王和山批示：这次专项整治行动效果不错，但也说明问题不少。要研究机制化管控措施，要认真解剖问题原因，形成一些有效管理办法。8月7日，自治区副主席王和山签批了《自治区人民政府办公厅关于成立集中打击整治危害药品安全违法犯罪工作领导小组的通知》。二是迅速动员部署。自治区药监局于2022年2月15日组织召开全区深入开展药品安全专项整治行动动员部署视频会议，采取区市县三级联动、药械妆一体推进的办法，及时传达学习国家药监局深入开展全国药品安全专项整治行动工作会议精神，就全区开展专项整治行动有关工作进行安排部署，并通过信息简报等形式向自治区党委、政府进行汇报。三是细化工作措施。及时召开局党组会、专题推进会研究讨论工作方案，联合自治区市场监管厅印发《关于深入开展药品安全专项整治行动工作方案》（宁药监发〔2022〕10号），制定出台药品领域专项整治行动实施方案及《2022年全区医疗器械经营使用环节监督检查和风险隐患排查整治工作的通知》《2022年度化妆品生产企业监督检查计划的通知》等文件，进一步明确了各领域专项行动的任务目标、整治措施、工作进度、时间安排、工作要求等，切实做到重点突出、任务具体、时间明确。

二、工作机制

一是建立例会制度。每周召开1次工作专班例会，及时了解掌握3个专项工作小组执法检查情况、风险排查情况、发现问题情况、案件移送情况及存在的问题。每月召开1次领导小组例会，系统听取工作专班和3个专项小组的工作情况汇报，研究解决专项整治行动中出现的新情况、新问题。每季度召开1次专项整治行动调度会，听取各市专项整治行动情况汇报，研判形势，研究解决相关问题。二是建立联络员制度。各市县（区）市场监管局分别确定1名分管领导和1名联络员，负责报送专项整治行动相关材料，提供相关数据。区局工作专班明确1名总联络员，负责对上对下工作联系对接。3个工作专班分别明确1—2名联络员，负责对接、答复基层提出与本领域有关的问题。三是建立检查稽查衔接机制。各专项工作小组对执法检查、监督抽检、不良反应监测、自查反馈、部门移送、大数据平台分析发现的各类风险隐患或问题线索，提交政策法规与稽查办案专项工作小组进行研究甄别，对符合立案条件的，及时立案查处，对未达到立案标准的，按照政府信息公开相关规定依法公开。各市县对专项整治行动期间发现的违法违规线索，在本级研究处理的同时，报区局纳入全区重大案源线索台账。四是建立行刑衔接执法协作机制。与公安机关联合印发《宁夏回族自治区打击药品领域违法犯罪执法协作实施办法》，成立联动执法办公室，负责联席会议、信息互通、形势研判、案件会商、执法联动、联合督办等工作，定期召开联席会议，并建立联络员制度，确保在有关案件查办过程中行刑衔接紧密。五是建立督查督办机制。根据工作推进情况及时研究制定督查督办方案，对各市县局、机关各业务处室开展专项整治行动情况尤其是重大案件查办、重点风险排查情况进行督查督办。六是建立统计报告制度。根据专项整治工作需要和国家药监局工作安排，定期收集各市县局、各专项工作小组开展专项整治行动有关数据，并对有关案件线索、风险隐患实行台账式清单管理，确保专项整治行动效果可量化、成果可查证。

三、取得成效

（一）风险排查情况

专项整治工作开展以来，截至2022年9月30日，全区共排查发现各类风险隐患2134条，已整改1889条，整改率为98.39%。一是加强执法检查。全区各级监管部门共检查药品研发生产企业（单位）56家次，药品经营使用企业（单位）6486家次，排查发现风险隐患1127条，转送立案查处企业144家；医疗器械研发生产企业（单位）28家次、经营使用企业（单位）4282家次，排查发现风险隐患636条，转送立案查处企业50家；化妆品生产企业9家次、经营使用企业（单位）3799家次，排查发现风险隐患371条，转送立案查处企业106家。二是推动企业自查。督促药械生产经营和化妆品生产企业全面建立主体责任和风险隐患"两个清单"、实施关键岗位人员和全体从业人员"两个培训"。截至8月31日，全区药械妆生产经营企业共建立"两个清单"7663份，自查自纠各类风险隐患3778个，组织培训企业关键岗位人员5283人次，有2651家企业组织培训员工14447人次；各级监管部门集体约谈5家药品生产企业主要负责人、质量负责人，推动消除药品生产质量管控风险隐患。三是加强风险监测和网络监测。全区累计收到药品化妆品不良反应/医疗器械不良事件监测报告7205份（药品6105份、医疗器械997份、化妆品103份），编写月度监测分析报告8期、药品和医疗器械季度分析报告各3期，新冠病毒疫苗疑似预防接种异常反应监测专报37期，处置药品预警信号21个。网络监测发现问题线索80个。四是加快监督抽检。国家药监局下达宁夏"两品一械"抽检任务共687批次，已完成抽样697批次、检验605批次，不合格样品5批次，已全部立案调查，目前已办结1件，正在核查处置4批次。计划安排自治区本级"两品一械"抽检任务共1320批次，已完成抽样1243批次、检验366批次，不合格样品4批次，目前正在核查处置。五是加强舆情监测。及时办理局网站"局长信箱"投诉举报信件10件，答复网民疑惑7件。持续关注网上舆情，编印《宁夏药安舆情日报》173期，2022年以来宁夏未发生重大负面舆情事件。六是扩大公众参与。开通0951-5612331专线举报电话、畅通12315举报渠道，确定专人接听、专人负责，全区各级监管部门共接收处置12315热线等渠道转来"两品一械"举报件180件，转立案23件；局专线举报电话接收群众举报件4件，转立案4件，切实拓展了群众参与专项整治的渠道。

（二）移送通报情况

截至2022年9月30日，自治区本级累计办理北京、天津以及浙江、甘肃等地来函协查各类案源线索10件，接收市县局上报案源线索5件、举报线索4件。区局向市县局移交查办案件42起，向公安机关出具假劣药（产品）认定函6份，指导市县局向当地公安部门移交涉刑案源线索6条。全区各级监管部门向卫健、医保等其他行政机关移交线索11条，向区外药品监管部门发出协查函21份，其中自治区本级发出协查函9份。

（三）案件查办情况

截至2022年9月30日，全区共查处"两品一械"行政违法案件492起，其中药品269起、医疗器械102起、化妆品121起。收缴罚没款633.94万元。向国家药监局"一案一报"大案要案8起。

第六节　历年查办案件基本情况

2018—2022年，全区药品监管系统累计查办"两品一械"违法案件2917起，其中自治区本级查办88起，各市县查办2829起。累计向各级公安机关移送涉嫌刑事犯罪案件线索25起。

表6.1　全区查办药品违法案件情况统计（2018—2022年）

年份	办结数（起）	普通程序案件数（起）	简易程序案件数（起）	涉案金额（万元）	罚没数（万元）	向公安部门移送数（起）
2018	359	222	137	83.27	249.34	1
2019	503	289	214	76.61	249.08	0
2020	417	166	251	62.25	464.68	1
2021	483	222	261	26.9	476.83	14
2022	269	135	134	372.98	463.44	5

注：2022年数据截至8月31日。

表6.2 全区查办医疗器械违法案件情况统计（2018—2022年）

年份	办结数（起）	普通程序案件数（起）	简易程序案件数（起）	涉案金额（万元）	罚没数（万元）	向公安部门移送数（起）
2018	29	29	0	422.85	58.11	0
2019	60	48	12	8.35	124.6	2
2020	120	104	16	37.88	230.13	1
2021	148	98	50	134.64	734.78	0
2022	102	58	44	45.58	99.57	1

注：2022年数据截至8月31日。

表6.3 全区查办化妆品违法案件情况统计（2018—2022年）

年份	办结数（起）	普通程序案件数（起）	简易程序案件数（起）	涉案金额（万元）	罚没数（万元）	向公安部门移送数（起）
2018	43	41	2	3.62	8.4	0
2019	57	55	2	4.48	10	0
2020	61	51	10	65.48	34.13	0
2021	145	139	6	16.63	114.03	0
2022	121	116	5	8.49	70.93	0

注：2022年数据截至8月31日。

一、2018年查办案件

（一）基本情况

2018年全区共计办结"两品一械"一般程序行政违法案件292件，同比增长2.82%；货值（案值）金额共计509.63万元，同比增长1.57倍；收缴罚没款309.18万元，同比增长13.93%。移送司法机关案件1件，办理较大案件1件，办理重大案件3件。

2018年全区共计办结"两品一械"简易程序行政违法案件139件，货值（案值）金额共计0.11万元，收缴罚没款6.67万元。

（二）案件类别

一般程序案件：2018年宁夏共计办结药品类案件222件，占76.03%，收缴罚没款共计242.67万元；办结医疗器械类案件29件，占9.93%，收缴罚没款共计58.11万元；办结化妆品类案件41件，占14.04%，收缴罚没款共计8.4万元。

简易程序案件：2018年上半年宁夏共计办结药品类简易程序案件137件，

占98.56%；办结化妆品类案件2件，占1.44%。

（三）案件来源

一般程序案件：2018年全区292件"两品一械"一般程序违法案件中，来源于投诉举报17件，占5.82%；来源于监督抽验99件，占33.91%；来源于执法检验17件，占5.82%；来源于日常监管和专项检查140件，占47.95%；来源于其他部门通报9件，占3.08%；来源于其他类别10件，占3.42%。由此可以看出，日常监管和专项检查成为查办"两品一械"违法案件的主要来源。

简易程序案件：2018年全区139件"两品一械"简易程序违法案件中，来源于投诉举报2件，占1.44%；来源于监督抽验1件，占0.72%；来源于执法检验2件，占1.44%；来源于日常监管和专项检查133件，占95.68%；来源于其他类别1件，占0.72%。

（四）案件分布

一般程序案件：2018年，自治区级共计办结案件7件；银川市（含县级）共计办结案件87件，罚没款59.61万元；石嘴山市（含县级）共计办结案件53件，罚没款27.05万元；吴忠市（含县级）共计办结案件53件，罚没款24.2万元；固原市（含县级）共计办理案件64件，罚没款36.11万元；中卫市（含县级）共计办结案件28件，罚没款22.27万元。

简易程序案件：2018年全区办结"两品一械"简易程序案件139件，罚没款6.67万元。其中药品案件137件，罚没款6.67万元；化妆品案件2件，罚没款0元。

表6.4 2018年全区各市、县（区）办理"两品一械"一般程序违法案件统计

单位名称	药品		医疗器械		化妆品		合计	
	案件数（起）	罚没款（万元）	案件数（起）	罚没款（万元）	案件数（起）	罚没款（万元）	案件数（起）	罚没款（万元）
自治区局	4	139.94	3	0	0	0	7	139.94
银川市局	8	9.63	3	12.84	5	1.43	16	23.9
兴庆一分局	5	2.13	2	7	0	0	7	9.13
兴庆二分局	15	7.38	2	4	0	0	17	11.38
金凤区局	6	0.61	0	0	0	0	6	0.61
西夏区局	10	3.7	0	0	0	0	10	3.7
灵武市局	12	5.06	0	0	1	0.29	13	5.35

续表

单位名称	药品		医疗器械		化妆品		合计	
	案件数（起）	罚没款（万元）	案件数（起）	罚没款（万元）	案件数（起）	罚没款（万元）	案件数（起）	罚没款（万元）
贺兰县局	6	2.69	0	0	0	0	6	2.69
永宁县局	11	2.85	1	0	0	0	12	2.85
石嘴山市局	4	0.78	0	0	0	0	4	0.78
大武口区局	18	6.37	2	1	3	0.57	23	7.94
惠农分区局	7	0.84	0	0	1	0.04	8	0.88
平罗县局	10	6.22	6	10	2	1.23	18	17.45
吴忠市局	2	13.4	0	0	0	0	2	13.4
利通区局	7	2.04	1	1	1	0.27	9	3.31
红寺堡区局	5	0.71	0	0	1	0.06	6	0.77
盐池县局	6	0.9	1	1.1	0	0	7	2
青铜峡市局	15	3.71	0	0	6	0.39	21	4.1
同心县局	7	0.57	0	0	1	0.05	8	0.62
固原市局	14	16.71	2	4	10	2.9	26	23.61
原州区一分局	0	0	0	0	0	0	0	0
原州区二分局	3	1.08	0	0	0	0	3	1.08
固原市开发区局	0	0	0	0	0	0	0	0
隆德县局	21	5.87	0	0	0	0	21	5.87
泾源县局	6	1.37	0	0	0	0	6	1.37
彭阳县局	1	0.04	2	3	0	0	3	3.04
西吉县局	4	0.94	0	0	1	0.2	5	1.14
中卫市局	2	0.45	2	7.17	1	0.05	5	7.67
中宁县局	2	2.03	2	7	6	0.61	10	9.64
海原县局	11	4.65	0	0	2	0.31	13	4.96
合计	222	242.67	29	58.11	41	8.4	292	309.18

二、2019年查办案件

（一）基本情况

2019年1—11月，全区共计办结"两品一械"一般程序行政违法案件346件，同比增长26.74%，货值金额83.62万元，同比下降81.51%，收缴罚没款共计338.5万元，同比增长1.14倍。

2019年1—11月，全区共计办结"两品一械"简易程序行政违法案件209件，收缴罚没款8.6万元。

(二)案件类别

一般程序案件,2019年1—11月,全区共计办结药品类案件257件,同比增长20.66%,占74.28%,收缴罚没款共计222.1万元;办结医疗器械类案件39件,同比增长50%,占11.27%,收缴罚没款共计107.1万元;办结化妆品类案件50件,同比增长47.06%,占14.45%,收缴罚没款共计9.3万元。

(三)案件来源

2019年,办结的一般程序违法案件源于投诉举报11件,占3.18%;源于监督抽验119件,占34.39%;源于执法检验9件,占2.6%;源于日常监管和专项检查162件,占46.82%;源于其他部门通报20件,占5.78%;源于其他类别25件,占7.23%。由此可以看出,日常监管和专项检查成为查办"两品一械"违法案件的主要来源,反映出各级监管部门对日常监管工作的重视,同时加大了对违法行为的查处力度。

(四)案件分布

2019年1—11月,自治区级共计办结案件34件,罚没款78.7万元;宁东共计办结案件两件,罚没款0.1万元;银川市(含县级)共计办结案件139件,罚没款142.01万元;石嘴山市(含县级)共计办结案件33件,罚没款20.25万元;吴忠市(含县级)共计办结案件73件,罚没款61.45万元;固原市(含县级)共计办理案件29件,罚没款16.75万元;中卫市(含县级)共计办结案件36件,罚没款19.24万元。

(五)查办环节

2019年,全区查办的346件"两品一械"一般程序违法案件中,生产环节违法案件3件,占全部违法案件的0.87%;流通环节违法案件343件,占全部违法案件的99.13%。

表6.5 2019年全区各市县局查办"两品一械"案件情况统计

单位名称	药品		医疗器械		化妆品		合计	
	案件数(起)	罚没款(万元)	案件数(起)	罚没款(万元)	案件数(起)	罚没款(万元)	案件数(起)	罚没款(万元)
自治区局	38	81.78	0	0	0	0	38	81.78
宁东局	3	0.83	0	0	0	0	3	0.83
银川市局	14	44.88	10	47.2	1	0	25	92.08

续表

单位名称	药品		医疗器械		化妆品		合计	
	案件数（起）	罚没款（万元）	案件数（起）	罚没款（万元）	案件数（起）	罚没款（万元）	案件数（起）	罚没款（万元）
兴庆一分局	9	1.25	3	4	3	0.28	15	5.53
兴庆二分局	25	2.58	6	9	6	0.62	37	12.2
金凤区局	12	0.36	0	0	0	0	12	0.36
西夏区局	6	8.9	6	13	17	3.05	29	24.95
永宁县局	14	2.86	0	0	4	0.3	18	3.16
贺兰县局	45	15.41	0	0	4	0.46	49	15.87
灵武市局	44	5.45	1	0.1	0	0	45	5.55
石嘴山市局	0	0	0	0	0	0	0	0
大武口区局	49	5.49	5	6.67	4	3.48	58	15.64
惠农区局	23	2.73	1	2.2	2	0.02	26	4.95
平罗县局	9	5.68	2	4	2	0.66	13	10.34
吴忠市局	5	6.12	2	11.41	0	0	7	17.53
利通区局	29	20.36	1	2	1	0.05	31	22.41
太阳山分局	0	0	0	0	0	0	0	0
红寺堡区局	10	10.53	0	0	0	0	10	10.53
同心县局	7	3.64	0	0	0	0	7	3.64
盐池县局	2	0.06	2	3.2	0	0	4	3.26
青铜峡市局	20	4.96	1	2	2	0.29	23	7.25
中卫市局	65	4.21	6	0	1	0.04	72	4.25
中宁县局	20	10.84	0	0	1	0	21	10.84
海原县局	12	1.78	2	4.5	0	0	14	6.28
固原市局	18	0.33	8	4	2	0.11	28	4.44
原州区一分局	2	0.41	1	0.3	0	0	3	0.71
隆德县局	5	1.97	3	11.02	6	0.64	14	13.63
彭阳县局	5	1.69	0	0	0	0	5	1.69
泾源县局	5	3.22	0	0	1	0	6	3.22
西吉县局	7	0.76	0	0	0	0	7	0.76
合计	503	249.08	60	124.6	57	10	620	383.68

三、2020年查办案件

（一）总体情况

2020年1—11月底，全区共查办"两品一械"一般程序违法案件341件，货值金额160.81万元，罚没款708.23万元；办理"两品一械"简易程序案件

190件，货值金额0.08万元，罚没款7.04万元；依法注销药品批发和零售连锁总部许可证11家、零售药品经营许可证15家、医疗器械经营许可9家，查实"挂证"执业药师两人，捣毁制假售假窝点两个，移送公安机关受理案件两起，有效净化市场环境，保障了全区人民群众用药安全。

（二）大案要案

2020年，自治区药监局认真贯彻执行"两法两条例"，加大处罚力度，落实处罚到人，稽查局先后组织查办了任某某无证生产化妆品案（涉案货值61.4万元）、宁夏某某中药饮片公司生产不合格中药饮片案、宁夏某某药材科技有限公司生产销售假药劣药案等案件30件，实现查办大案要案的"零的突破"。向社会公开案件查办信息8期25起，办理药品协查案件11起并及时回复相关部门。区药监局联合公安厅查办的六盘山镇某中医诊所非法渠道购进药品案，现场查获无标签标识中药饮片1.4吨，抽检10个品种有5个假药、4个劣药，该案的查办得到了自治区分管副主席的肯定和表扬。指导吴忠市局按照新修的《中华人民共和国药品管理法》严厉查处了马某某、李某某无证经营药品、医疗器械案，两起案件货值仅有两万余元，但罚没款合计达到了346万元，起到了很好的警示震慑效果。

表6.6 2020年全区各市县局查办"两品一械"案件情况统计

单位名称	药品		医疗器械		化妆品		合计	
	案件数（起）	罚没款（万元）	案件数（起）	罚没款（万元）	案件数（起）	罚没款（万元）	案件数（起）	罚没款（万元）
自治区局	24	70.8	0	0	1	24.13	25	94.93
宁东局	0	0	0	0	0	0	0	0
银川市局	0	0	0	0	0	0	0	0
兴庆区局	47	1.54	28	54.04	10	2.5	85	58.08
金凤区局	27	11.43	19	57.9	1	0	47	69.33
西夏区局	20	10.17	8	10.89	3	0.78	31	21.84
永宁县局	4	0.4	16	10.41	0	0	20	10.81
贺兰县局	5	0.42	5	1.88	0	0	10	2.3
灵武市局	23	1.65	4	0.63	2	0.5	29	2.78
石嘴山市局	1	1.25	0	0	0	0	1	1.25
大武口区局	20	7.41	12	14.13	2	1.22	34	22.76
惠农区局	7	0.66	1	2.1	0	0	8	2.76

续表

单位名称	药品		医疗器械		化妆品		合计	
	案件数（起）	罚没款（万元）	案件数（起）	罚没款（万元）	案件数（起）	罚没款（万元）	案件数（起）	罚没款（万元）
平罗县局	36	9.02	4	4.55	19	3.29	59	16.86
吴忠市局	5	331.25	5	38.5	0	0	10	369.75
利通区局	90	0	1	2.5	0	0	91	2.5
太阳山分局	0	0	0	0	0	0	0	0
红寺堡区局	9	0.5	1	2	0	0	10	2.5
同心县局	20	2.8	0	0	0	0	20	2.8
盐池县局	4	0.28	0	0	2	0.1	6	0.38
青铜峡市局	10	5.26	5	2.05	5	0.2	20	7.51
中卫市局	31	2.64	3	6	5	0.8	39	9.44
中宁县局	0	0	1	0.3	0	0	1	0.3
海原县局	4	0.34	0	0	0	0	4	0.34
固原市局	14	1.14	3	10.75	5	0.16	22	12.05
原州区分局	0	0	0	0	0	0	0	0
隆德县局	2	5.03	0	0	5	0.45	7	5.48
彭阳县局	3	0.3	1	5.5	0	0	4	5.8
泾源县局	6	0.29	0	0	1	0.05	7	0.34
西吉县局	5	0.1	3	6	0	0	8	6.1
合计	417	464.68	120	230.13	61	34.18	598	728.99

四、2021年查办案件

（一）基本情况

2021年1—11月，全区共查办"两品一械"普通程序行政处罚案件462起，简易程序案件395件，罚没款1342.31万元，案件数量较上年同期增长36%，向公安机关移送涉刑案件9起，有效强化了执法权威和整治效果。稽查局依法组织调查并稳妥处置了涉及山东某某县、甘肃某某县两起跨省异地接种新冠疫苗案；稽查局全年查办"两品一械"案件20件，区外来函协查各类案源线索13件，接群众举报进行现场核查6起。

（二）大案要案

2021年，自治区药监局依法查办了宁夏某某公司网络非法销售药品案、宁夏某某非法渠道购进药品案等典型案件。多次派人前往银川、吴忠、中卫、贺兰、彭阳、中宁等市县局，就重大及疑难复杂案件查办进行现场指导并座谈研讨。

指导银川市局依法查办了宁夏某某医院经营使用未经注册医疗设备大案,涉案货值金额 79 万元,收缴罚款 400 万元。

表 6.7　2021 年全区各市县局查办"两品一械"案件情况统计

单位名称	药品		医疗器械		化妆品		合计	
	案件数（起）	罚没款（万元）	案件数（起）	罚没款（万元）	案件数（起）	罚没款（万元）	案件数（起）	罚没款（万元）
自治区局	6	45.24	3	0	0	0	9	45.24
宁东局	1	5	0	0	0	0	1	5
银川市局	0	0	0	0	0	0	0	0
兴庆区局	46	3.3	43	431.17	10	14.05	99	448.52
金凤区局	30	10.74	11	25.6	11	12.1	52	48.44
西夏区局	19	4.43	9	146.6	7	20.42	35	171.45
永宁县局	11	0.47	2	1.6	4	1.69	17	3.76
贺兰县局	17	16.19	2	7	9	3.4	28	26.59
灵武市局	13	69.65	3	4	5	5	21	78.65
石嘴山市局	0	0	0	0	0	0	0	0
大武口区局	24	8.03	19	8.4	6	5.1	49	21.53
惠农区局	17	7.74	2	3.1	2	2	21	12.84
平罗县局	28	9.65	3	3.2	18	19.83	49	32.68
吴忠市局	3	30.32	0	0	3	6.19	6	36.51
利通区局	30	1.46	1	5	1	0.05	32	6.51
太阳山分局	0	0	0	0	0	0	0	0
红寺堡区局	11	0.38	0	0	0	0	11	0.38
同心县局	16	1.56	1	2	2	1.2	19	4.76
盐池县局	1	0.6	7	10.12	12	8.4	20	19.12
青铜峡市局	11	3.5	3	0.15	2	0.1	16	3.75
中卫市局	96	13.25	5	0.5	19	4.24	120	17.99
中宁县局	10	191.87	3	8.4	12	6.31	25	206.58
海原县局	9	1.71	0	0	8	1.16	17	2.87
固原市局	7	8.5	4	9	1	1	12	18.5
原州区分局	7	3.44	3	6.1	0	0	10	9.54
隆德县局	8	12.07	4	8.5	5	1.35	17	21.92
彭阳县局	16	4.1	6	18.5	0	0	22	22.6
泾源县局	27	7.28	6	13.5	4	0	37	20.78
西吉县局	19	16.35	8	22.34	4	0.44	31	39.13
合计	483	476.83	148	734.78	145	114.03	776	1325.64

五、2022 年 1—8 月查办案件

2022 年，全区药品监管系统严格遵循"四个最严"要求，扎实组织开展全区药品安全专项整治工作，深入推进食品药品安全区创建活动，以问题为导向，以查办大案要案为手段，不断提升人民群众用药用械用妆安全，促进药品安全监管工作高质量发展，促进社会和谐稳定，截至 8 月 31 日，全区共办理药品行政违法案例 356 起，收缴罚没款 557.05 万元。

表 6.8　全区"两品一械"案件查办情况统计表（2022 年 1—8 月）

单位名称	药品		医疗器械		化妆品		合计	
	案件数（起）	罚没款（万元）	案件数（起）	罚没款（万元）	案件数（起）	罚没款（万元）	案件数（起）	罚没款（万元）
自治区局	7	150.84	1	1.68	1	0	9	152.52
宁东局	0	0	0	0	0	0	0	0
银川市局	0	0	0	0	0	0	0	0
兴庆分局	27	42.2	16	23.38	2	2.05	45	67.63
金凤分局	7	5.2	15	10	6	6	28	21.2
西夏分局	3	2.12	1	2	3	0.08	7	4.2
永宁县局	9	0.35	5	2.1	0	0	14	2.45
贺兰县局	2	2.5	0	0	0	0	2	2.5
灵武市局	5	3.2	3	0	0	0	8	3.2
石嘴山市局	14	3	9	4	0	0	23	7
大武口分局	8	8.4	0	0	4	1.2	12	9.6
惠农分局	0	0	0	0	4	3.8	4	3.8
平罗县局	4	144.26	2	7.1	8	8.29	14	159.65
吴忠市局	1	20	0	0	2	2.1	3	22.1
利通分局	5	0.94	1	1.16	1	1.03	7	3.13
红寺堡分局	5	1.08	1	0.5	0	0	6	1.58
太阳山分局	0	0	0	0	0	0	0	0
青铜峡市局	26	0.9	1	0	0	0	27	0.9
同心县局	3	0.3	0	0	2	2	5	2.3
盐池县局	0	0	0	0	2	3.81	2	3.81
中卫市局	29	2.4	4	0	0	0	33	2.4
中宁县局	3	0.78	1	2	6	7	10	9.78
海原县局	8	0.2	1	0.5	7	0.8	16	1.5
固原市局	4	5.3	5	7.5	7	5.58	16	18.38
隆德县局	6	1.5	4	2.7	9	1.3	19	5.5
彭阳县局	4	18.63	5	6.3	0	0	9	24.93
泾源县局	5	5.1	1	4	14	5.2	20	14.3
西吉县局	14	5.11	3	7.6	0	0	17	12.71
合计	199	424.31	79	82.52	78	50.24	356	557.07

第七节　典型案例

一、2018年典型案例

案例1：吴忠市某某正骨医院配制劣药案

2018年4月24日，吴忠市某某正骨医院配制的接骨续筋回药膏（批号：20170222）、骨刺康软膏（批号：20160813）、活血化瘀回药膏（批号：20170221）3种医院制剂，经宁夏药品检验研究院检验，不符合药品标准规定。该院的行为，违反了《中华人民共和国药品管理法》第四十九条第三款第（六）项规定，构成配制劣药违法行为。被吴忠市市场监管局做出没收违法所得48312元，并处53712元罚款的行政处罚。

案例2：固原某某医疗器械有限公司超范围经营二类医疗器械案

2018年8月15日，固原市市场监管局执法人员在对固原某某医疗器械有限公司进行监督检查时，发现该公司经营的第二类医疗器械"血糖试条"超出监管部门备案范围。其行为违反了《医疗器械经营监督管理办法》第十七条第一款的规定，依据《医疗器械经营监督管理办法》第五十四条第二款的规定，固原市市场监管局依法给予该公司罚款20000元的行政处罚。

案例3：宁夏某某医院（有限公司）从非法渠道购进中药饮片案

2018年6月7日，银川市市场监管局执法人员在对宁夏某某医院（有限公司）进行检查时，在该院药品库房内查获浙贝母等6种中药饮片"麻包货"，外包装无任何标签标识。经查，该院购进的这批中药饮片不能提供购进票据、供货方资质和生产企业相关资质及购进验收记录、同批号生产企业检验报告等证明文件及资料，货值金额15350元。依据《中华人民共和国药品管理法》第七十九条规定对当事人的违法行为处以下行政处罚：其一，没收违法购进的中药饮片；其二，罚款人民币46050元。

案例4：中宁某某医院使用过期医疗器械案

2018年8月9日，执法人员对中宁某某医院进行监督检查时发现该院检验科诊断试剂专用冷藏冰箱内储存陈列的10批次15个产品的医疗器械均已超过使用期限,其行为涉嫌违反了《医疗器械监督管理条例》第四十条,依据《医疗器械监督管理条例》第六十六条规定给予当事人以下行政处罚:其一,没收过期医疗器械;其二,罚款30000元。

案例5:石嘴山市某某商贸有限公司销售未取得批准文号的特殊用途化妆品案

2018年5月30日,石嘴山市市场监督管理局大武口区分局执法人员对当事人陈列的特殊用途化妆品施华蔻怡然染发霜(4.57椰风醇棕)和昌羲生态昌义清水护理黑发焗油膏(自然黑)进行监督抽样,经宁夏药品检验研究院委托谱尼测试集团深圳有限公司检验,未检出标签及批件标识的染发剂成分(对苯二胺和间氨基苯酚),属化妆品包装标识成分与实际检出成分不符的特殊用途化妆品。当事人的行为违反了《化妆品卫生监督条例》第十三条,依据《化妆品卫生监督条例实施细则》第四十六条,给予当事人以下行政处罚:其一,没收违法所得456元;其二,罚款1368元。

二、2019年典型案例

案例6:银川某某中医门诊部使用假药案

银川某某中医门诊部购进使用的中药饮片麸炒枳实,经自治区药品监督管理局监督抽验,发现所用原料不是《中国药典》收载的枳实品种来源,被认定为假药。至案发时,当事人共购进、使用麸炒枳实5公斤,货值金额1650元,获取违法所得1551元。

当事人行为违反了《中华人民共和国药品管理法》第四十八条"禁止生产销售假药"规定,被银川市市场监管局处以没收违法所得1551元并处货值金额4倍计6600元罚款的行政处罚。

案例7:宁夏某某医药有限公司向无证单位销售药品案

中宁县市场监督管理局在调查核实自治区药品监督管理局交办案件线索过程中,发现宁夏某某医药公司在未对购药单位进行资质审查的情况下,多次向无医疗机构执业许可证单位出售药品。当事人的行为违反了《药品流通监督管理办法》第十三条"药品生产、经营企业知道或者应当知道他人从事无证生产、经营药品行为的,不得为其提供药品"的规定,被中宁县市场监督管理局给予警告并处罚款 4500 元的行政处罚。

案例 8：海原某某医院使用过期医疗器械案

2019 年 4 月 28 日，海原县市场监督管理局执法人员在对海原县某某医院进行执法检查时，在该医院医护办医疗废弃桶中发现两支已使用的、标示失效期为 201903 的一次性注射器，同时在现场还发现 19 支同批次过期产品，货值 2.52 元。该医院行为违反《医疗器械监督管理条例》第四十条"医疗器械经营企业、使用单位不得经营、使用未依法注册、无合格证明文件以及过期、失效、淘汰的医疗器械"的规定，构成使用过期医疗器械违法行为，被海原县市场监督管理局处以没收过期医疗器械和两万元罚款的行政处罚。

案例 9：灵武市某某医院使用劣药案

灵武市某某医院购进使用的一批中药饮片柴胡，经抽检不符合国家药品标准规定，涉案货值 3760 元。当事人行为违反了《中华人民共和国药品管理法》第四十九条第一款"禁止生产、销售劣药"的规定，构成使用劣药违法行为，被灵武市市场监督管理局处以没收违法所得，并处货值两倍罚款的行政处罚。

案例 10：平罗县某某中医诊所从无经营资质单位购进药品案

平罗县市场监督管理局执法人员在日常执法检查时，发现该县某某中医诊所于 2018 年 6 月至 8 月间，以每公斤 100 元的价格从个人手中收购的 7 公斤中药饮片全蝎，无法提供供货单位资质、票据等合格证明材料，涉案货值 7000 元，至检查时已给患者使用 1.86 公斤，获取违法所得 1860 元。当事人的行为违反《中华人民共和国药品管理法》第三十四条"医疗机构必须从具有药品生产、经营资质的企业购进药品"的规定，构成从无药品生产、经营资质企业购进药品违法行为，被平罗县市场监督管理局处以没收药品 5.14 公斤、违法所得 1860 元，并处货值两倍罚款的行政处罚。

案例 11：固原市某某医药公司销售劣药案

隆德县市场监督管理局执法人员在对固原市某某医药公司第 31 药店实施监督检查时，发现该店销售的阿司匹林肠溶片等 3 种药品无法提供供货企业资质、购销票据等合格证明材料，且已超过有效期。当事人的行为违反了《中华人民共和国药品管理法》第四十九条第一款"禁止销售劣药"、第三十四条"药品经营企业必须从具有药品生产、药品经营资格的企业购进药品"的规定，构成销售劣药、从非法渠道购进药品违法行为，被隆德县市场监督管理局处以没收非法购进、销售的药品，并处 6000 元罚款的行政处罚。

案例 12：固原市某医药公司某某药店销售假药案

彭阳县市场监督管理局执法人员在对固原市某医药公司某某药店实施监督检查时，发现该药店销售的宣称有治疗疾病功能的"食证字"产品，属于《中华人民共和国药品管理法》第四十八条第二款"以非药品冒充药品或者以他种药品冒充此种药品的"假药的情形，违反了《中华人民共和国药品管理法》"禁止销售假药"的有关规定，构成销售假药违法行为，被彭阳县市场监督管理局处以没收假药、没收违法所得，并处货值金额 3.5 倍罚款的行政处罚。

三、2020 年典型案例

案例 13：任某某无证生产销售化妆品案

2019 年 12 月 5 日，自治区药监局接到群众举报，称任某某涉嫌在银川市兴庆区某小区无证生产化妆品。自治区药监局执法人员当即赶赴现场，发现大量来源不明的印有广州萁美郦丝品牌未销售的化妆品，同时发现 3 桶无标识疑似半成品化妆品，部分化妆品包装空盒，1 台脚踏通过式封口机和 1 台远红外热收缩包装机等物证，执法人员遂对涉案物资予以依法查扣。因案情复杂又涉及区外，12 月 22 日，执法人员远赴广州，对与当事人有业务往来的相关公司进行当面调查核实。通过深入询问调查、提取快递物流运单、销售清单、微信转账罐装劳务费用凭证等大量细致的调查取证工作，逐步查明当事人利用广州萁美郦丝公司委托广州诗顺化妆品有限公司合法生产的掩护，借机用半成品化妆品阶段性无证灌装生产化妆品的违法事实，违法生产的化妆品货值 61 万余元。自治区药监局依据《化妆品卫生监督条例》第二十四条规定，对当事人任某某未取得《化妆品生产企业卫生许可证》擅自生产化妆品的违法行为，处以没收无证生产剩余的化妆品 12280 支（瓶）、没收违法所得 48270 元，并处违法所得 4 倍即 193080 元的罚款，两项合计罚款 241350 元的行政处罚。

案例 14：李某某未取得《营业执照》《药品经营许可证》《食品经营许可证》经营药品、第二类医疗器械以及添加药品的食品案

2020 年 4 月 7 日，吴忠市市场监督管理局根据市委网信办提供的快手直播

间监测线索，联合市卫生健康委、市公安局执法人员依法对当事人李某某位于吴忠市利通区黄河明珠小区17号楼1单元2401号住宅所进行现场检查，发现其未取得《营业执照》《药品经营许可证》《食品经营许可证》，在家中从事药品、医疗器械、食品经营活动。现场查获无中文标识标签的药品两种（诺克斯7盒、地塞米松7瓶），保健食品4种69瓶，普通食品两种4盒，产品包括肾宝杜仲雄花片、盛力源牌鱼油软胶囊、盛力源牌钙维生素D软胶囊、花巢牌大豆磷脂软胶囊、藏秘九鞭丸、虫草鹿鞭王。经查，当事人自2019年9月起开始从事药品及保健食品的销售活动，主要通过微信朋友圈及抖音直播等方式销售，至案发时已销售药品两种，销售金额270元，获利270元，销售医疗器械1种，销售金额700元，获利385元，销售保健食品4种，销售金额12770元，获利4874元。

2010年7月3日，吴忠市市场监管局依据《中华人民共和国药品管理法》第一百一十五条的规定，对当事人做出了："1.没收诺克斯7盒、地塞米松7瓶；2.没收违法所得270元；3.处以货值金额（按十万计）十五倍即1500000元罚款"的行政处罚；依据《无证无照经营查处办法》第十三条的规定，对当事人做出了："1.没收违法所得385元；2.处以4000元的罚款"的行政处罚；依据《中华人民共和国食品安全法》第一百二十二条第一款的规定，对当事人做出了："1.没收违法所得4874元；2.没收违法经营的食品69瓶、4盒；3.处以50000元的罚款"的行政处罚；依据《中华人民共和国食品安全法》第一百二十三条第一款的规定，对当事人做出了："1.没收违法经营的食品86盒；2.处以100000元的罚款"的行政处罚。以上四种违法行为罚没款合计1659529元。

案情分析：本案当事人违法行为较多，执法人员通过对现场查获物品逐一分析研判，深入排查，深挖案件线索。一是对现场查获的所有外文标示的物品，委托自治区外事管理局进行翻译，认定该批物品外文标签内容为"药品基本信息"，初步认定当事人涉嫌无证经营进口药品。二是根据网信办录制的当事人直播售货中声称的强身壮体等宣传，对查获的保健食品进行抽样送检，经自治区食品检测研究院检测，判定当事人经营的保健食品中有两种产品含有西地那非化学药品成分，初步认定当事人涉嫌销售非法添加药物的食品的行为。三是控制现场、固定证据。对现场进行全面检查，归类清点登记涉案物品，收集购进产品票据，第一时间控制了当事人违法销售产品工具——手机；根据现场发现物品种类和票据载明的进货时间数量逐一核对当事人与上游供货方的微信聊天记录，对语音部分逐条进行汉字翻译，让当事人一一签字确认，固定了涉案物品来源、时间、种类、进购价格、数量等证据；根据进货种类、数量、时间逐一核查产品去向，现场提取当事人与下游客户微信聊天记录并截图，固定了销售证据；现场提取当事人将支付进货款、收取销货款的微信、支付宝现金流水截图，现场打印并由当事人签字确认，固定了当事人进销货收付款证据。四是追踪溯源，顺藤摸瓜扩大战果。执法人员根据当事人李某某提供的线索，第一时间赶往药品供货源头红寺堡区，在公安部门的配合下，一举端掉了马某某无《药品经营许可证》经营药品的"黑窝点"，现场查处17种非中文标示的进口药品，货值20595元，该案已另案处理。五是部门联合，增强执法工作合力。该案在现场检查过程中，该市场监管局与卫生健康委、公安部门执法人员联合执法，各部门依据各自分工依法开展工作，有力地控制了现场局势，固定了第一手证据，做到了行政司法衔接的事前介入，防范了执法风险。

法律适用：本案当事人同一行为同时违反了多部法律、法规，案情比较复杂，需要结合当事人违法的情节、实施、社会危害以及法律适用有关原则分别裁量。当事人未取得《药品经营许可证》经营药品，违反《中华人民共和国药品管理法》第五十一条第一款的规定，依据《中华人民共和国药品管理法》第一百一十五条的规定，责令关闭，并对当事人给予"没收违法销售的药品和违法所得，并处货值金额（按十万计）十五倍以上三十倍以下罚款"的行政处罚；对当事人未取得《营业执照》销售第二类医疗器械的行为，依据《无证无照经营查处办法》第十三条的规定予以处罚；对当事人违反《中华人民共和国食品安全法》第三十五条第一款规定，未取得《食品经营许可证》经营食品行为，依据《中华人民共和国食品安全法》第一百二十二条第一款规定予以处罚；对当事人违反《中华人民共和国食品安全法》第三十五条第一款规定，经营添加药品的食品的违法行为，依据《中华人民共和国食品安全法》第一百二十三条第一款的规定裁量处罚，以彰显法律打击食品药品违法犯罪的强大威慑力。

启示建议：此案系新修订《中华人民共和国药品管理法》颁布后，宁夏吴忠市办理的第一起药品违法案件，当事人销售途径主要通过抖音、微信朋友圈等方式进行，案件发生存在一定的隐蔽性及销售手段的新颖性，罚款系目前宁夏药品监管领域违法处罚数额最高的一起案件，社会关注度较高。

查办此类案件，应强化与公安、网信监管部门的密切沟通协调，及时通报案件查处情况，形成打击合力。案件查办结束后，应将案件视频资料，通过当地媒体、直播平台、抖音等自媒体进行正面宣传报道，既有效震慑了违法犯罪分子，也提高了人民群众安全用药防范意识，同时赢得多数群众对此种做法的理解和支持，自觉与违法犯罪行为作斗争，努力营造全社会共同参与群防群治的氛围。

案例15：银川市兴庆区某药店经营未依法注册的一次性使用医用口罩案

2020年2月2日，银川市市场监督管理局兴庆区分局（以下简称兴庆区分局）根据群众微博举报对银川市兴庆区某药店（以下简称当事人）进行突击检查，现场发现当事人经营的标示为河南飘安集团有限公司生产的"飘安"牌"一次性使用医用口罩"无法提供医疗器械注册证等合格证明文件，执法人员当场对涉案产品予以扣押。经过执法人员的仔细甄别，扣押的涉案产品的名称、包装袋颜色、款式、产品初包装数量以及产品批号编排方式等特征与河南飘安集团生产的正品口罩完全不同。根据河南省药品监督管理局《关于通报河南飘安集团有限公司生产的"一次性使用医用口罩"真伪情况的函》（豫药监执法函〔2020〕34号），当事人经营的"飘安"牌一次性使用医用口罩涉嫌未取得医疗器械注册证，同时涉嫌侵犯他人注册商标专用权。

当事人因销售未经注册一次性使用医用口罩，被银川市市场监督管理局兴庆区分局给予没收违法所得60元、没收"飘安牌一次性使用医用口罩"6袋、罚款85000元的行政处罚。

案情分析：银川市兴庆区某药店经营未依法注册的医疗器械案，具有以下几个特点：第一，案件定性难。本案当事人销售的假冒"飘安"牌一次性使用医用口罩既涉嫌未取得医疗器械注册证，又涉嫌侵犯他人注册商标专用权。在案件定性过程中，到底是应该定性为未依法注册医疗器械还是定性为侵犯注册商标专用权商品，是本案违法事实认定的焦点，也是案件定性的难点。鉴于本案涉案产品主要是用于疫情防控期间佩戴，起到阻断传染性病毒传播的作用，其外包装完全按照医疗器械特征标识，且未取得医疗器械注册证，依法认定为医疗器械更符合违法实际。第二，调查取证难。本案违法事实的认定主要从三个角度取证：一是当事人销售涉案口罩的购进途径；二是当事人销售的数量、价格，由于当事人未履行进货查验及记录义务，也未通过电脑销售系统销售，仅能提供部分微信转账记录；三是当事人陈述，疫情防控期间，医用口罩本来就比较奇缺，其购进口罩的目的不完全是为了谋利，有一部分还捐赠给了环卫工人。上述这些情况都给案件调查取证增加了难度。

法律适用：当事人经营未依法注册的医疗器械的行为违反了《医疗器械监督管理条例》第四十条"医疗器械经营企业、使用单位不得经营、使用未依法注册、无合格证明文件以及过期、失效、淘汰的医疗器械"的规定，构成销售未经注册医疗器械违法行为。依据《医疗器械监督管理条例》第六十三条"有下列情形之一的，由县级以上人民政府食品药品监督管理部门没收违法所得、违法生产经营的医疗器械和用于违法生产经营的工具、设备、原材料等物品；违法生产经营的医疗器械货值金额不足1万元的，并处5万元以上10万元以下罚款；……（一）生产、经营未取得医疗器械注册证的第二类、第三类医疗器械"规定，兴庆区分局根据调查取得的证据，结合当事人实施违法行为的事实、主观过错以及社会危害等因素，综合裁量后认为，当事人在疫情防控期间违法购进销售未依法注册的医疗器械的行为事实清楚、证据确凿、性质恶劣，依法应予严厉处罚。

启示建议：通过本案查办，从中得到一些启示。一是要强化宣传，加强引导。帮助药械经营企业牢固树立用药用械安全第一责任人意识，通过经常性地开展《中华人民共和国药品管理法》《医疗器械监督管理条例》等法律法规及相关专业知识的宣传和培训，不断提高企业的守法意识、风险意识、质量意识。二是要突出重点，严格执法。加大对医疗器械生产经营使用单位的专项检查。始终保持打假治劣的高压态势，严肃查处无证生产经营、制售假冒伪劣、非法渠道购进以及不按标准或产品技术要求组织生产的等违法行为，构建起不敢违法、不愿违法的长效机制。三是强化社会共治。加大对违法企业的曝光力度，使违法企业一处违法，处处受制，倒逼企业守法经营。

四、2021年典型案例

案例16：宁夏某某医药连锁有限公司未从具有经营资格企业购进药品案

自治区药品监督管理局根据2020年药品抽检计划,在对宁夏某某医药连锁有限公司购进销售二氧化硫残留量超出国家药品标准中药饮片党参开展核查处置过程中,发现当事人提供的标示陕西某某医药公司的涉案药品购进票据、清单及相关凭证使用印章存疑。经执法人员反复协查和调查发现,当事人购进的包括涉案药品党参在内的76个品规货值金额6610元的中药饮片均为陕西某医药公司业务员王某某私自提供,相关资质、票据、印章以及药品合格证明文件也系王某某伪造。

当事人在不知情的情况下购进了上述药品,构成未从具有药品经营资格的企业购进药品和销售劣药违法行为。自治区药品监督管理在充分考量法条竞合的基础上,依据《中华人民共和国药品管理法》第一百二十九的规定,对当事人处以没收违法所得6610.00元,并处罚款160000元的行政处罚。

案例17:宁夏某某医疗美容服务合伙企业(有限合伙)银川某某医美诊所使用未依法注册医疗器械案

2020年6月12日,银川市市场监督管理局金凤区分局(以下简称金凤区分局),在日常监督检查时发现在宁夏某某医疗美容服务合伙企业(有限合伙)银川某某医美诊所(以下简称某某医美诊所)光电室正在使用的P型美肤仪、射频美容仪、颜可素、CO_2点阵治疗仪、氢氧大气泡、808半导体脱毛仪六台仪器均无铭牌,另一台大水光补水仪为韩文铭牌,某某医美诊所现场无法提供供货方资质及随货同行票据,执法人员当场查扣了七台美容仪器。

案件调查:经调查,银川某某医美诊所通过2019年9月5日至7日在广州举办的中国美业博览会购买了P型美肤仪、射频美容仪、CO_2点阵治疗仪、氢氧大气泡、808半导体脱毛仪、水光补水仪六台美容仪器,另外一台仪器颜可素是通过微信购买。该诊所自述为了避免同行业的人看到铭牌内容从而购买相同仪器,故自行拆解了铭牌。金凤区分局根据当事人提供的射频美容仪、808半导体脱毛仪、CO_2点阵治疗仪(标示生产企业均为北京泰富瑞泽科技有限公司)的生产企业资质,向北京市海淀区市场监督管理局协查,协查结论为"北京泰富瑞泽科技有限公司生产过电子美容产品射频美容仪、808半导体脱毛仪、医疗器械CO_2点阵治疗仪,但协查的三种美容仪器均非北京泰富瑞泽科技有限公司生产"。由此认定射频美容仪、808半导体脱毛仪为冒用他人厂名厂址的假冒的电子产品，医疗器械 CO_2 点阵治疗仪未依法注册，货值金额 70000 元。另外，某某医美诊所提供的经营企业广州科信腾飞科技有限公司的资质以及产品资料显示电子注射器（水光补水仪）为二类医疗器械（注册证号：国械注进 20192141528），型号：Panasi-DS-10；Panace-DS-30，与仪器上韩文铭牌翻译后型号：Panace-DS-51 不相符，在国家药品监督管理局数据库中查询也无 Panace-DS-51 的型号，该医疗器械未依法注册，货值金额 5000 元。

查处结果：银川某某诊所使用未依法注册医疗器械的违法行为，违反了《医疗器械监督管理条例》第四十条"医疗器械经营企业、使用单位不得经营、使用未依法注册、无合格证明文件以及过期、失效、淘汰的医疗器械"的规定，依据《医疗器械监督管理条例》第六十六条"有下列情形之一的，由县级以上人民政府食品药品监督管理部门责令改正，没收违法生产、经营或者使用的医疗器械；违法生产、经营或者使用的医疗器械货值金额不足 1 万元的，并处 2 万元以上 5 万元以下罚款；货值金额 1 万元以上的，并处货值金额 5 倍以上 10 倍以下罚款；情节严重的，责令停产停业，直至由原发证部门吊销医疗器械注册证、医疗器械生产许可证、医疗器械经营许可证；……（三）经营、使用无合格证明文件、过期、失效、淘汰的医疗器械，或者使用未依法注册的医疗器械的"的规定，金凤区分局依法对该诊所使用未依法注册的医疗器械的违法行为做出如下行政处罚：其一，没收未依法注册的医疗器械 CO_2 点阵治疗仪，电子注射器（水光补水仪）；其二，处 CO_2 点阵治疗仪、电子注射器（水光补水仪）货值金额 75000 元 5 倍的罚款，罚款 375000 元。

启示建议：加强执法队伍专业性。医疗器械产业的快速发展，为社会医疗条件改善和人民生活质量提高提供了强有力的支持。同时，新产品、新技术的出现对医疗器械执法队伍建设提出了更高要求，要加强执法队伍专业性，形成一支能有效应对各类医疗器械违法行为、突发事件的专业稽查队伍。

提升企业主体责任意识。加强医疗器械法规宣传和培训，督促引导企业坚守道德底线，强化质量管理，保障产品安全，强化企业是质量安全第一责任人意识，落实企业主体责任。

第七章　科普宣传和社会共治

第一节　宣传工作制度和能力建设

2018—2022年，原宁夏回族自治区食品药品监督管理局和新成立的宁夏回族自治区药品监督管理局每年举办1期新闻宣传能力提升培训班，持续加强药品安全新闻宣传和社会共治。2018年12月17日原宁夏回族自治区食品药品监督管理局印发了《中共宁夏药品监督管理局党组意识形态工作责任制度（试行）》。2019年5月31日，经宁夏回族自治区药品监督管理局党组审议通过以综合处文件印发了《自治区药品监督管理局新闻宣传工作管理规定》《自治区药品监督管理局政务信息工作管理规定》《自治区药品监督管理局重大紧急事件报告工作制度》。2020年4月26日，宁夏回族自治区药品监督管理局党组对《中共宁夏药品监督管理局党组意识形态工作责任制度（试行）》进行修订更名后印发了《自治区药监局党组意识形态工作责任制实施规范》（后于2021年12月28日重新修订印发），并同步印发了《自治区药品监督管理局舆情监测和应对处置管理暂行办法》。2021年12月28日制定印发《自治区药监局意识形态工作责任制督查检查考核办法（试行）》。

2018年1月1日—2020年12月31日期间，原自治区食品药品监督管理局和新成立的自治区药品监督管理局每年通过购买服务方式，委托中国健康传媒集团对涉及宁夏回族自治区食品（保健食品）、药品、医疗器械、化妆品领域相关舆情进行全网实时监测；2021年1月1日之后，自治区药品监督管理局指定本局直属事业单位自治区药品安全技术查验中心负责涉药舆情监测工作。截至2022年8月31日，宁夏没有出现重大及以上级别的涉药涉械涉妆负面舆情。

2018年8月28日至29日，自治区食品药品监督管理局在银川市工会大厦举办全区食品药品安全应急管理培训班，各市、县（区）市场监督管理局（食品药品监督管理局）食品药品相关人员，原宁夏回族自治区食品药品监督管理局综合处、食品生产处、食品流通处、餐饮处、保化处、安监处、器械处、药品流通处、稽查局有关人员参加了培训，培训内容主要有食品药品安全应急管理与案例分析、食品药品安全事件谣言治理与舆情引导等，并组织开展了食品药品应急桌面演练。

2019年10月10日，自治区药品监督管理局在宁夏世纪大饭店十楼多功能厅举办公文与政务信息写作培训班，邀请自治区人民政府办公厅信息处刘立宁处长作了"公文与政务信息写作"专题讲座，局机关及直属各事业单位全体干部职工参加培训。

2020年10月26—30日，自治区药品监督管理局在银川滨河新区银川能源学院高端培训中心举办2020年"全国安全用药月"宁夏系列活动启动暨全区药品安全领域意识形态及新闻宣传能力提升培训班，邀请自治区党校教授李长德作了"习近平总书记视察宁夏重要讲话精神"专题讲座，邀请自治区党委讲师团副团长李富有教授作了"牢牢掌握意识形态工作领导权"专题讲座，邀请宁夏大学新闻传播学院宫京成教授作了"新媒体与传统媒体融合"和"新媒体时代突发公共事件的媒体应对"专题讲座，邀请自治区党委宣传部外宣处副处长田瑾作了"行政机关、事业单位宣传工作"专题讲座，邀请自治区党校副教授张苹作了"政府信息公开"专题讲座，邀请自治区政府办公厅眭文平作了"政务信息写作"专题讲座，邀请宁夏新闻网副总编辑马江作了"网络信息传播与评论"专题讲座，邀请中共银川市委信息中心副主任徐刚作了"构建更加明朗的互联网空间"专题讲座。自治区药品监督管理局党组书记、局长王生礼出席开班仪式并讲话，局党组成员、副局长郭涛主持开班仪式。

2021年12月12—18日，自治区药品监督管理局在石嘴山市星海湖宾馆举办了2021年全区药监系统学习习近平法治思想暨信息宣传应急管理及政务公开和统计工作培训班，邀请宁夏大学教授朱爱农作了"习近平发展思想概论"专题讲座，邀请北方民族大学教授刘庆国作了"行政处罚法解读"专题讲座，邀请自治区党校二级巡视员马自忠作了"十九届六中全会和自治区党委十二届十四次全会精神"专题讲座，邀请自治区统计局三级主任科员刘佳作了"依法统计依法治统提高统计数据真实性"专题讲座，邀请自治区国安办顾钰彪作了"意识形态与国家安全形势"专题讲座，邀请自治区党委办公厅信息综合室副主任张小宁作了"提高党委工作信息报送质量"专题讲座，邀请安徽省安策智库咨询有限公司、中国科学技术大学在读硕士王正亮作了"政务公开实务"专题讲座，邀请宁夏大学新闻学院讲师、博士王雅蕾作了"政务新媒体管理和应用"专题讲座，邀请自治区疾控中心副主任医师龚瑞作了"新冠肺炎疫情常态化防控"专题讲座，组织学员观摩了自治区（石嘴山市）疫苗药品安全突发事件Ⅳ级升Ⅲ级应急演练活动，宁夏回族自治区药品监督管理局党组书记、局长王生礼出席开班仪式并讲话，局党组成员、药品安全总监刘峰主持开班仪式，全区各市、县（区）及宁东市场监管局分管领导、新闻宣传工作人员，自治区药监局机关各处室、直属各事业单位主要负责人、从事新闻宣传工作的同志参加了培训。

第二节　科普宣传活动

2018年，自治区食品药品监督管理局委托新华网宁夏频道制作了专题网页，全年在新华网宁夏频道发布各类新闻稿件和信息140篇（不含"媒体眼中的食药安全"媒体采风活动专稿），并委托其于2018年7月13日—7月31日组织开展了2018（宁夏）"媒体眼中的食药安全"媒体采风活动，邀请新华社、人民网、央广网、光明网、中新社、中国食品报、宁夏日报、宁夏电视台、新消息报等20余家中央驻宁及区内媒体，就宁夏食品、药品、保健食品、化妆品、医疗器械监管事业的发展，进行集中采访报道，活动期间累计发布各类原创新闻稿件109篇；委托宁夏日报社开辟宣传专栏发布相关稿件70余篇，并委托其开展了"我与食品安全"征文活动，动员各级监管干部撰写文章并在《宁夏日报》公开发表；委托新消息报社采写刊发有关食品药品相关稿件100篇；委托宁夏电视台全年发布食品药品公益广告；通过购买服务方式在银川市1008辆公交车、宁夏人民会堂影院片前等渠道发布有关图文，营造浓厚社会氛围。

2019年，自治区药品监督管理局以集中打造"药安早知道"宣传品牌为引领，制定了《2019年普法科普宣传工作总体方案》和《2019年药品安全普法科普宣传具体项目实施计划》，开通了两个政务新媒体账号（微信公众号和今日头条政务号），并委托宁夏新闻网（宁夏新闻传媒有限公司）进行内容维护；委托宁夏日报开设了"药安早知道"专栏；委托新消息报开设了"药安早知道"周五专刊。

2020年,自治区药品监督管理局制定了《2020年药品安全普法科普宣传项目计划》,延续2019年做法,继续委托宁夏新闻网(宁夏新闻传媒有限公司)对"药安早知道"政务新媒体进行内容维护;在宁夏日报、新消息报和宁夏电视台开办专栏,全年在宁夏日报发布有关普法科普宣传信息24条,在新消息报发布科普宣传专刊40期。按照国家药品监督管理局统一安排部署,自治区药品监督管理局政策法规处陈思宇参加了2020年全国药品安全科普讲解大赛并荣获"药品安全科普使者"称号;委托宁夏健康网(宁夏龙世界文化传媒有限公司)于11月20日在宁丰宾馆举办了以"安全用药 战'疫'同行"为主题的首届宁夏药品安全科普讲解大赛,来自全区各级药品监管部门、生产经营企业的20名选手参加讲解大赛,自治区药品检验研究院的李昕、孙莹,银川市市场监督管理局的邢楠楠,固原市市场监督管理局的王文娟,青铜峡市市场监督管理局的南蕊蕊等5位选手被授予"宁夏药品安全科普使者"称号;委托宁夏新闻网(宁夏新闻传媒有限公司)于2020年12月21—23日"媒体问药安"采访活动,邀请中央驻宁媒体、全国商业媒体平台、省级新闻类新媒体和宁夏属地网络媒体的20余家媒体近30名编辑、记者和新媒体人员,深入银川市、石嘴山市、吴忠市等地,挖掘宁夏药品生产经营企业、监管人员在保障药品安全方面的新亮点、新成绩,先后采写发布宣传稿件206篇。

2021年,自治区药品监督管理局继续委托宁夏新闻网(宁夏新闻传媒有限公司)对"药安早知道"政务新媒体进行内容维护;在宁夏日报、新消息报和宁夏电视台开办专栏,全年在宁夏日报发布有关普法科普宣传信息32条,在新消息报发布科普宣传专刊24期。委托宁夏新闻广播在FM106.1\AM891频率所属生活服务类节目《1061乐享生活》节目10点时段,每周一、二、三、四、五(每周5期)开设"药安早知道"专栏节目,每期5—8分钟;委托宁夏金抖云文化传播公司通过微信朋友圈、抖音平台发布药品安全有关短视频数据推广6次;结合全域创建"食品药品安全区",按照自治区市场监督管理厅统一安排部署,委托银川视博影视制作有限公司、宁夏凤翔九天影视文化传媒股份有限公司、宁夏亿点文化传媒有限公司、宁夏广电传媒广告有限公司等第三方机构拍摄制作了多部MG动画片、短视频等宣传作品;按照国家药品监督管理局部署要求，组织开展了户外宣传、科普图文制作等宣传活动。

2022年，自治区药品监督管理局在4月1日召开的第12次党组会议研究决定启动《宁夏药品监管事业发展历程（2018—2022）》编纂工作；5月7日召开第13次党组会议审议通过《2021年新闻宣传项目执行情况和2022年宣传工作计划》，决定实施新媒体数据推广、"药安早知道"政务新媒体运维及品牌推广、全域创建食品药品安全区科普进社区、户外电子大屏（宁夏人民会堂）宣传、户外幕墙（德丰大厦）宣传、视频资料收集整理、科普图文制作等宣传工作。结合药品安全专项整治行动，在宁夏药品监督管理局门户网站开设了"媒体声音"栏目，截至2022年8月31日，通过微信朋友圈、抖音等平台推广《关于深入开展药品安全专项整治的通告》《化妆品经营单位制度指南》《医疗器械监督管理条例》等普法科普短视频作品8部，累计曝光量9636524人次；协调中国医药报、宁夏日报、宁夏新闻网、宁夏电视台等媒体发布有关药品安全新闻信息87篇。

第三节　新闻发布会

2018年4月24日，自治区食品药品监督管理局办公室联系有关媒体，在局机关六楼会议室举行食品药品"黑名单"制度暨餐饮业提升工程新闻通气会。党组成员、副局长马如林出席，就自治区人民政府办公厅转发《自治区食品药品安全委员会关于提升餐饮业质量安全水平的实施意见》和本局制定的《宁夏食品药品安全"黑名单"信息共享和联合惩戒办法》有关内容，与到会记者进行了交流互动。本次新闻通气会共有16家媒体、18名记者参加。截至25日15时，共监测到宁夏食品药品"黑名单"和餐饮业质量安全提升相关信息56篇次，其中，新闻网站32篇次，纸媒7篇次，手机客户端1篇次，微信6篇次，微博10篇次。

2018年4月26日9时，自治区食品药品监督管理局在局机关八楼举办食品"三小"管理专题新闻发布会，党组成员、副局长殷远和主持新闻发布会，党组成员、副局长王生礼介绍并解读《宁夏回族自治区食品生产加工小作坊小经营店和食品小摊点管理条例》，并答记者问。自治区党委宣传部田瑾到会指导。

本次新闻发布会共有20家媒体26名记者参加,有6家媒体记者围绕食品"三小"数量等基本情况、"三小"管理长效机制建设、加强监管与服务经济发展、小餐饮店餐具清洗消毒、旅游景区高速公路服务区"三小"管理、监管方式创新等方面进行了现场提问。截至27日15时,共监测到本次新闻发布会的相关信息85篇次,其中,新闻网站42篇次,纸媒6篇次,手机客户端10篇次,微信12篇次,微博12篇次,论坛3篇次。

2018年6月28日,自治区食品药品监督管理局办公室联系有关媒体,在局机关六楼会议室举行2018年第二次新闻通气会,就宁夏食品标签标识管理规定、医疗器械第三方物流监管及《宁夏中药饮片炮制规范》(2017年版)等3个方面的内容,与媒体记者进行座谈交流。自治区食品药品监督管理局党组成员、食品安全总监叶上云出席,就《宁夏预包装食品生产日期等标签项目内容标准管理规定》(宁食药监规发〔2018〕6号)和《关于做好医疗器械第三方物流监管工作的通知》(宁食药监规发〔2018〕7号)及《宁夏中药饮片炮制规范》(2017年版)等有关内容,与到会记者进行了交流互动。本次新闻通气会共有11家媒体、12名记者参加。据中国健康传媒集团舆情监测中心监测,截至6月29日10时,共监测到本次新闻通气会的相关信息27条,其中,新闻网站14条,纸媒7条,手机客户端3条,微信1条,微博2条。

2019年8月8日,自治区人民政府新闻办在自治区人民政府新闻发布厅举办《中华人民共和国疫苗管理法》宣贯暨2019年上半年宁夏药品监管工作情况通报专题新闻发布会,自治区药品监督管理局党组成员、副局长郭涛发布有关情况并回答记者提问,自治区药监局相关业务处室的负责同志参加新闻发布会。自治区党委宣传部田瑾主持新闻发布会。

2019年12月31日,自治区人民政府新闻办在自治区人民政府新闻发布厅举办《中华人民共和国药品管理法》宣贯暨2019年全区药品安全整体工作情况通报新闻发布会。自治区药品监督管理局党组成员、副局长郭涛发布有关情况并回答记者提问,自治区药监局相关业务处室的负责同志参加新闻发布会。自治区党委宣传部田瑾主持新闻发布会。

2020年12月24日,自治区人民政府新闻办在自治区人民政府新闻发布厅举办2020年药品监管工作整体情况新闻发布会,自治区药品监督管理局党组成员、副局长郭涛发布有关情况并回答记者提问,自治区药监局相关业务处室的负责同志参加新闻发布会。自治区党委宣传部杨旭年主持新闻发布会。

2021年12月30日,自治区人民政府新闻办在自治区人民政府新闻发布厅举行2021年药品监管领域推进全域创建食品药品安全区有关情况新闻发布会。自治区药监局党组成员、副局长郭涛介绍有关情况并回答记者提问,自治区药监局相关处室的负责同志参加新闻发布会。

第四节　宁夏药安早知道宣传品牌建设

根据原国家食品药品监督管理总局新闻宣传司2016年7月8日印发的《关于组织开通政务微信公众号及头条号的通知》(食药监宣便函〔2016〕19号)要求,2016年10月17日,原宁夏回族自治区食品药品监督管理局官方微信公众号、订阅号及今日头条政务号"宁夏食事药闻"正式开通上线,是宁夏第一个由食品药品监督管理部门开通的官方政务新媒体。2016年10月18日—2018年12月31日,原宁夏回族自治区食品药品监督管理局采取购买服务方式委托宁夏健康网(宁夏龙世界文化传媒有限公司)对"宁夏食事药闻"政务新媒体账号进行运营维护,截至2018年12月31日,共发布食品药品相关新闻信息、科普文章等原创性、转发性稿件共2300余篇,以微信公众号为主体的账号关注量达5000余人。2019年3月,因机构改革,原宁夏回族自治区食品药品监督管理局官方微信公众号、订阅号及今日头条政务号"宁夏食事药闻"3个政务新媒体账号全部关停。

2019年3月21日,自治区药品监督管理局组织召开2019年普法科普宣传暨意识形态工作座谈会,邀请自治区党委宣传部新闻处、外宣处,自治区纪委监委机关宣传部,自治区党委网信办有关处室负责同志,自治区区直机关工委宣传部负责同志,自治区市场监管厅新闻宣传处负责同志,宁夏日报记者部、社会部负责同志及跑口记者,新消息报有关部门负责同志、跑口记者,宁夏新闻网有关领导及跑口记者,中国医药报有关领导及驻宁记者,银川市、贺兰县市场监督管理局分管药品安全新闻宣传工作的副局长及具体工作人员,以及局机关有关领导、处室负责同志共34人参加会议,围绕打造"药安早知道"宣传品牌进行了座谈交流并出谋划策。

2019年6月1日，自治区药品监督管理局申请开通了"药安早知道"微信公众号和今日头条政务号两个政务新媒体账号（后于2022年6月1日开通了微信视频号并同步将账号名称均更名为"宁夏药安早知道"）。该账号开通后，通过购买服务方式委托宁夏新闻网（宁夏新闻传媒有限公司）进行内容维护，并在微信公众号设置了药安头条、政务互动、阳光药店3个二级栏目和8个三级栏目。截至2022年8月31日，累计发布药品相关新闻信息、科普文章等原创性、转载性稿件共2128篇，其中微信公众号的关注量达到35462人，并借助其先后开展了"安全用药月知识竞答""化妆品安全有奖知识竞答""化妆品监督管理条例知识有奖竞答""'全国医疗器械安全宣传周'宁夏区竞赛活动"等线上有奖知识竞答活动，累计参与人数达20余万人。2020年入选全国省级药品监管政务新媒体top5周排行榜1次，2022年入选全国省级药品监管政务新媒体top10周排行榜1次。2019年，化妆品安全科普周期间组织拍摄的"我爱你，祖国"主题快闪视频被国家药监局评为全国优秀创新活动。2020年，"药安早知道"微信公众号被中国健康传媒集团评定授予全国省级药品监管政务新媒体科普贡献奖。

第五节　全国安全用药月宁夏系列活动

2018年10月中旬至11月中旬全国安全用药月期间，自治区药品监督管理局围绕"安全用药、共享健康"主题，积极组织参与国家药监局、中国药学会举办的第三届中国药品安全论坛、首届安全用药企业家责任论坛、2018全国用药安全科普传播论坛、四十年中药饮片质量发展论坛、2018年药盾论坛、第七届药品安全网络知识竞赛等活动。举办中国药师周系列科普公益活动，通过"药师您好"安全用药科普文艺作品展示、"科海扬帆、梦想起航"科普进校园等活动，培育安全用药科普志愿队伍。开展"正确认识疫苗"科普公益行动，联系各级疾控部门，借助漫画、动漫、知识手册等多媒体手段，用老百姓听得懂的语言讲述疫苗知识。开展药品安全进社区公益活动，通过发放科普宣传资料、组织药学专家现场咨询、慢性病用药知识讲座、量血压、测血糖、鉴别常见假劣药品、药品快检等活动，宣传药品安全知识，提高公众安全用药认知水平。举办关注儿童健康大众科学讲堂两期，推动学术资源科普化和公民安全用药知识的快速普及。组织在区内主流媒体刊发安全用药月宣传专版，宣传药品安全监管工作成效及安全用药常识。在宁夏日报、新消息报、等新闻媒体发布2018年药品安全违法典型案例，曝光违法企业和行为。

2019年10月中旬至11月中旬全国安全用药月期间，自治区药品监督管理局紧扣"安全用药 良法善治"主题，邀请国家药品监督管理局"两法"（《中华人民共和国药品管理法》和《中华人民共和国疫苗管理法》，下同）宣贯讲师团专家来宁对自治区药监局机关及直属单位全体干部，各市、县局局长、分管副局长和药械科负责人，药品生产企业（医疗机构制剂室）、批发企业和零售连锁总部法定代表人和质量负责人，银川市各主要医疗机构药剂科负责人进行培训。协调宁夏药学会成立特殊人群安全用药专业委员会，同步举办特殊人群安全用药论坛，组织会员单位相关负责人和医药学领域专家学者围绕儿童和老年人用药现状、用药安全等进行研讨。组织宁夏药学会青年药学科技志愿者服务队深入社区、养老机构等一线机构，围绕糖尿病预防和谨慎使用降糖药等主题，采取互动体验和专家讲座等形式，开展用药科普志愿服务活动。组织参与第八届"药品安全网络知识竞赛"和"寻找身边最美药师"活动。开展药品检测机构"开放日"活动，组织媒体记者和部分社区群众到自治区药检院通过参观、听讲解、座谈等方式，了解药品检验"从收样到出报告"全过程运作情况和检验不合格项目有关科普知识。开展自治区药监局挂牌1周年媒体开放日活动，11月13日，邀请部分媒体记者、药品生产经营企业召开座谈会，全面介绍自治区药监局成立一年来履职情况，结合"两法"颁布实施，听取各方面意见建议。在宁夏日报、新消息报各刊发1期专版，重点介绍2019年开展的7个专项行动整治（严厉打击药品流通使用违法违规行为专项整治、药品零售企业执业药师"挂证"行为专项整治、无菌和植入性医疗器械等高风险产品生产经营企业专项检查、医疗器械"清网"行动、违法宣称的非特殊用途化妆品清查、化妆品线上净网线下清源，"靓发行动"）成果。活动期间，全区共举行现场咨询53场次，向群众发放宣传资料8万余份，接受群众咨询7000余人次，展出宣传展板26块，悬挂横幅、利用电子屏播放安全用药宣传标语4000多条次。

2020年10月下旬至11月下旬全国安全用药月期间,自治区药品监督管理局围绕"安全用药 战'疫'同行"主题,于10月26—30日在银川能源学院(滨河校区)举办了2020年全区药品安全领域意识形态及新闻宣传能力提升培训班暨全国安全用药月宁夏系列活动启动大会。开展"药师您好"系列科普宣传进校园、进社区、进直播间和"媒体问药安"记者走基层采访活动。举办2020年宁夏药品安全普法科普知识讲解大赛,组织20名参赛选手进行现场讲解竞赛并录制视频,组织有关专家现场评选出5名优胜者,以宁夏药学会名义授予"宁夏药品安全科普使者"称号,开展"寻找身边最美药师"和"全国药监系统抗'疫'模范"评选活动。在宁夏医科大学药学院组织在校大学生举办"医药打假靠消费者还是执法者"主题辩论会。拍摄制作了《隐形眼镜居然是高风险医疗器械》《一只口罩的出道》等视频作品。组织参加了第九届"药品安全网络知识竞赛"和"安全用药 战'疫'同行——药师在行动"执业药师专业知识竞赛。

2021年10月中旬至11月中下旬全国安全用药月期间,自治区药品监督管理局围绕"安全用药 坚守初心"主题,采取"一市一周一主题"方式,动员各级监管部门结合党史学习教育、"我为群众办实事"实践活动等,结合全域创建"食品药品安全区"和"六个精准"监管等年度重点工作任务,采取多种形式宣传安全用药知识。于10月15日上午在银川市总工会举行2021年全国安全用药月宁夏系列活动启动仪式暨"学党史、铭初心"党史知识竞赛活动。10月18日上午在银川市温特兹饭店举行自治区(银川市)"城乡携手共建药品安全防线"活动。于11月29日开展自治区药监局"政府开放日"及中药标本馆开放日活动。举办2021年全区药监系统学习习近平法治思想暨信息宣传应急管理及政务公开和统计工作培训班,并举行自治区(石嘴山市)药品(疫苗)安全突发事件Ⅳ级升Ⅲ级应急实战演练。启动全国第四届"寻找身边最美药师"宁夏推选工作。开展2021年"中国药师周"暨全域创建"食品药品安全区"系列科普"五进"活动。其中,开展"药师您好"系列科普进社区活动3场次,在宁夏职业技术学院开展"科海扬帆、梦想启航"科普进校园1场次。在银川市老年大学开展"益老益小""药"知道专题讲座1场次,并组织对部分企业法定代表人等关键岗位人员进行落实主体责任的相关培训。在苏银产业园开展"服务进园区 监管有温度"活动1次。

第六节 医疗器械监管宣传

一、首届全国医疗器械安全宣传周活动

2020年10月19—25日,国家药监局举办首届全国医疗器械安全宣传周活动。自治区药监局印发通知,明确在首届全国医疗器械安全宣传周期间,在全区范围内积极开展医疗器械系列宣传活动。在全国医疗器械安全宣传周期间,宁夏当地各市围绕"安全用械 守护健康"主题组织形式多样的科普宣传活动,提升百姓的安全用械意识,形成社会共治良好局面。

宁夏开展的7项活动具体包括:举办2020年"全国医疗器械安全宣传周"启动仪式暨安全用械科普宣传活动,在银川步行街鼓楼街口现场向群众普及医疗器械安全常识;召开医疗器械网络销售监管座谈会,就消费者如何通过互联网选择医疗器械、如何维护相关权益等问题开展座谈;举办医疗器械检测机构和企业开放日活动,邀请媒体记者、普通群众走进医疗器械检测机构和生产、经营企业,通过面对面交流,了解全区医疗器械检验检测开展、企业发展情况,增强公众对宁夏医疗器械质量安全的信心;开展"走进直播间,器械监管人与您面对面"活动,采取现场连线的方式解答关于医疗器械审评和不良事件监测的相关咨询,加深公众对医疗器械审评和不良事件监测的认识和了解;开展医疗器械科普宣讲活动,在区局机关组织党员公开课,讲解医疗器械分类的相关知识,并对如何把握医疗器械分类规则进行分享交流;组织开展医疗器械安全进社区活动,通过公益咨询讲解,帮助群众走出消费误区,正确选择适合的家用医疗器械;组织参加"全国医疗器械安全网络知识竞赛"。公众通过参与"全国医疗器械安全网络知识竞赛",生成自己的医疗器械安全知识分析结果,了解个人知识"短板",从而精准传播医疗器械安全知识。

二、第二届全国医疗器械安全宣传周活动

2021年,国家药监局部署宣传周活动后,自治区药监局高度重视,结合宁夏实际制定印发了《关于开展2021年全国医疗器械安全宣传周活动的通知》,对宣传周活动做出了具体安排,各市县市场监管局也结合实际制定了相应的工

作安排。

（一）活动内容

宣传周期间，各市县局围绕"安全用械 创新发展"主题，结合新修订《医疗器械监督管理条例》宣贯和全域创建"食品药品安全区"工作，深入开展了形式多样的系列宣传活动。一是从7月19日开始利用"药安早知道"微信公众号和宁夏新闻网等新媒体进行"全国医疗器械安全宣传周"的线上宣传，为宣传周活动营造良好舆论氛围。二是7月21日自治区药监局联合银川市市场监督管理局在银川市新光华社区举办了"全国医疗器械安全宣传周（宁夏）"启动仪式暨"安全用械进社区"活动，20家医疗器械生产、经营企业和使用单位参与并开展了现场宣传咨询活动，社区医院在活动现场进行了义诊，通过义诊普及安全用械常识。各市县局也同步开展启动仪式和进社区宣传活动。三是委托第三方制作并在全区广大群众中开展了医疗器械知识网络竞答活动，内容涉及新修订的《医疗器械监督管理条例》、安全用械科普知识等，竞答持续7天，每天评出当日获奖人员，全区有3.7万余人参加了竞答，大大提升了群众的参与度。四是联合银川市市场监管局组织召开10家医疗器械网络销售企业和第三方平台企业参加的网络销售医疗器械座谈会，为从事网络销售医疗器械的企业与第三方平台和监管部门之间搭建了交流沟通的平台，座谈会对活跃网络销售医疗器械达成了很好的共识。五是制作了医疗器械安全科普知识和《医疗器械监督管理条例》宣传3个短视频在银川市公交车进行播放，提高宣传覆盖面。六是积极组织监管人员、企业人员参加国家局线上系列专题培训，进一步加大对企业相关人员的普法宣传力度。

（二）宣传成效

此次宣传活动中，全区各监管部门紧密结合新修订《医疗器械监督管理条例》的宣贯，组织开展对医疗机构相关人员业务培训15场次，培训相关人员2000余人。组织开展"五进"宣传活动50余场次，通过制作宣传展板、悬挂宣传横幅、设置咨询宣传台、发放小礼品等积极营造氛围，宣传过程中，组织200余家医疗器械生产经营企业和使用单位参加现场宣传活动，发放各类宣传资料、折页等5万余份，估算现场参与群众近4万人次。在中国医药报、中国食品安全报发布信息3篇，以及搜狐网、中国食品药品网、中国人民资讯网等转载相关宣传信息多篇，在宁夏日报、新消息报、宁夏新闻网等省级媒体发布信息5篇，在宁夏都市阳光电台、银川电视台等报道3次，各市级报纸刊发宣传信息10篇，通过自治区药监局"药安早知道"微信公众号发布宣传信息5篇，借助网络知识竞答活动加持，"药安早知道"公众号关注人数增加至3万人，参加竞赛答题3.7万人。按照国家局线上专题培训课程安排，组织监管人员、企业相关人员700余人按时参加国家局线上培训课程，提升宁夏医疗器械监管人员业务水平和从业人员的守法意识。宣传周期间，积极利用主流媒体对公众在用械过程中的一些误区进行回应，利用宁夏日报等媒体对一些虚假宣传的情况进行披露，如通过媒体对医用冷敷凝胶能否治疗妇科病、预防HPV病毒进行宣讲，增强群众的自我防范能力。

（三）活动亮点

1.开展医疗器械知识网络竞答，提高群众参与性。宣传周期间，自治区药监局充分利用群众日常生活娱乐离不开手机的特点，开展了医疗器械知识网络竞答，并设置了竞答抽奖环节。在竞答题目设置上不求全，不求多，不求难，不求高大上，每次竞答随机产生5道题，答对即可参与抽奖，而且可以连续7天每天答题并抽奖。活动不需要多的时间、不需亲身出户，随时随地即可参加竞答，学习新修订的《医疗器械监督管理条例》，普及安全用械常识，用趣味性的抽奖活动促进群众答题积极性，在答题中不断学习医疗器械相关知识，加强对医疗器械产品特殊性的认识，取得了较好的效果。

2.利用公交车车载视频开展宣传，提高宣传覆盖面。自治区药监局制作了涉及"正确认识医疗器械"、《医疗器械监督管理条例》宣传等3个医疗器械安全短视频，利用公交车人流量大的特点，在银川市830辆公交车车载视频上以每小时两次、每天24次的播放频率轮番播放15天，使广大市民在主动和被动中、有意和无意中接受医疗器械安全科普知识，估算至少有50万人进行了观看，提升了医疗器械安全科普宣传普及面，有力宣传医疗器械安全知识，提升公众对医疗器械的认识。

三、第三届全国医疗器械宣传周活动

按照国家药监局2022年全国医疗器械安全宣传周活动部署，自治区药监局

结合全域创建"食品药品安全区"工作，7月18日开始，组织全区药品监管部门开展了全国医疗器械安全宣传周（宁夏）活动，印发了《关于开展2021年全国医疗器械安全宣传周活动的通知》，对宣传周活动做出了具体安排。各市县市场监管局结合自身实际做出相应的工作安排，有力推动宣传周活动。

（一）自治区局开展活动

一是7月18日，自治区局联合石嘴山市市场监管局在石嘴山市大武口区步行街开展启动仪式，其他市县同步开展了宣传周启动活动。二是开展企业管理我来讲活动。组织全区20家医疗器械生产企业开展"质量管理我来讲"活动，选取了3家企业就落实生产质量管理规范做了经验交流，并组织企业人员到区内落实生产质量管理规范较好的企业进行现场观摩学习，搭建企业之间相互学习交流平台，促进企业之间相互学习借鉴和提升。三是召开医疗器械网络销售监管座谈会。自治区局联合银川市市场监管局组织召开监管部门和11家网络销售医疗器械企业、网络销售平台相关人员座谈会，对医疗器械网络销售监测工作进行介绍、交流和研讨，提升网络销售规范化管理水平。四是举办唯一标识全环节试点启动会议。7月22日，联合自治区卫生健康委、医保局、公共资源交易局、中卫市人民政府召开医疗器械唯一标识全环节试点启动会，确定了中卫市为医疗器械唯一标识全环节试点市，明确了试点工作的主要任务、时间节点、工作方法，大力推动唯一标识试点工作。同时，联合自治区标准化院条码中心、发码机构举办面向医疗器械生产、经营和使用单位唯一标识应用线上培训。五是开展医疗器械生产企业落实主体责任培训。举办了为期两天的针对全区医疗器械生产企业法定代表人、企业负责人、管理者代表、生产和质量负责人落实企业主体责任培训班，共80人参加培训，并进行现场考试，进一步提升了企业关键人员规范生产意识和主体责任意识。六是动员各方力量开展宣传。自治区局组织制作医疗器械法规宣传短视频，通过微信、药安早知道、公交车车载视频等媒介平台进行宣传，制作了《医疗器械监督管理条例》宣传短视频，在银川市830辆公交车车载视频上轮番播放15天，拓展了医疗器械安全科普宣传普及面，提升公众对医疗器械的认识。自治区药检院组织开展检验室开放日活动，邀请公众代表、媒体记者等走进自治区药品检验研究院，进行现场观摩并开展座谈交流宣传活动。自治区药品审评查验和不良反应检测中心举办"注册法规线上大讲堂"活动，自治区药品安全技术查验中心组织宣传进社区宣传活动。

（二）各市县局开展活动

各市县局结合药品安全专项整治和全域创建"食品药品安全区"，先后组织开展了广场宣传20场次，共发放宣传资料40000余份，开展义务诊疗咨询服务140次。组织执法人员走进社区向群众宣讲医疗器械科普知识16场次，发放宣传材料12000余份，制作符合要求、独立包装的宣传用医用口罩10000个向社区群众发放并宣传医用口罩佩戴常识。石嘴山市局、固原市局、中卫市局、惠农分局、中宁县局等局组织开展法规大讲堂活动，针对存在风险隐患较高的第三类医疗器械经营企业、植入性医疗器械使用单位的从业人员开展了《医疗器械监督管理条例》等法律法规宣贯培训会8场次，培训1000余人次。银川市局、石嘴山市局、固原市局针对执法人员开展了医疗器械法规专题培训3场次，培训200余人。石嘴山市局组织开展线上有奖知识答题活动，通过短信、微信朋友圈推送宣传信息8万人次，共有1589人次参与答题，160人获奖，有力宣传了医疗器械知识。中卫市局、吴忠市局在公共场所广泛播放国家药监局及自治区局制作的医疗器械科普宣传短片，海原县局联合相关企业党支部结合主题党日活动开展宣传活动。

第七节 化妆品监管宣传

2018年，自治区药监局不断丰富化妆品宣传形式，推动社会共治。一是广泛印发化妆品消费提示，并要求全区化妆品企业将其张贴在经营场所的醒目位置，提醒消费者增强防范意识，提高防骗能力；二是通过媒体宣传等形式，曝光典型案件，震慑不法行为，吸引社会广泛关注，营造舆论氛围；三是认真落实举报奖励制度，做好举报投诉的受理及处理，发挥社会监督作用。

2019年，针对消费者化妆品科普知识不足的情况，自治区药监局组织开展了多种形式的宣传活动。组织举办了2019年全国化妆品科普宣传周启动仪式暨大型宣传活动，组织了79场化妆品公益咨询进社区活动，面对面、手把手教消费者如何通过看标签标识鉴别化妆品，发放科普宣传资料20000余份，发放"化妆品消费提示""染发类化妆品使用信息提示"2000余份，参与群众10000多人；

组织了5场化妆品安全公益讲座进高校活动,共有5000多名高校师生参加了宣传活动;在新消息报刊载13期(专版)化妆品安全知识,在本局门户网站连载化妆品安全知识问答21期,在微信朋友圈推送《染发剂的科学知识你知道多少》《从科学的角度看美白化妆品》等视频,点击量达186万多人次;同时针对媒体热议的"药妆"、EGF、干细胞等消费者关注的违法宣传问题,及时在宁夏电视台、新消息报等媒体开展宣传,解读政策、正面引导消费;随季节变化,主动宣传防晒剂、美白、染发剂等化妆品安全科普知识;向全区移动、电信、联通等760万手机用户发布了化妆品消费警示,全面普及化妆品科普知识。通过宣传让更多人了解和关注化妆品,服务和引导消费者科学合理使用化妆品。自治区药监局主办的"化妆品宣传快闪视频活动"荣获国家药监局优秀活动奖。

2020年,自治区药监局组织开展了2020年全国化妆品安全科普宣传周活动,在宁夏新闻广播开展了化妆品科普知识融媒体宣传;在宁夏电视台"都市阳光"栏目开展了"云话妆"线上访谈;在抖音平台、微信朋友圈推送了化妆品科普宣传片;在"药安早知道"微信公众号组织了化妆品安全知识有奖竞答活动,公众参与达3.7万人次,"药安早知道"微信公众号首次荣登全国省级药监政务新媒体周排行榜第5名;通过"食药专技培训"APP组织区内5家化妆品生产企业从业人员学习了化妆品质量安全公益网络课程;在宁夏主要媒体新消息报、药安早知道专栏刊登了化妆品监管工作、法律法规以及科普知识22期;在局政务网发布《化妆品原料》《化妆品配方与生产工艺》等科普文章100余篇。各市、县市场监管部门走进商超、化妆品专卖店、美容美体会所等重点场所,零距离开展化妆品安全科普宣传,发放《化妆品监督管理条例》《化妆品安全监管告知书》《化妆品经营质量安全承诺书》《化妆品知识宣传手册》等宣传资料30000余份。

2021年,自治区药监局牢固树立"宣传也是监管"的理念,以"2021年全国化妆品安全科普宣传周"为主线,组织开展了丰富多彩的宣传活动。一是举办《化妆品监督管理条例》知识竞赛活动。5月28日,举办了线下《化妆品监督管理条例》知识竞赛活动,来自全区9支代表队分别代表区内化妆品执法部门、检验机构、行业协会、生产企业和经营单位参加竞赛,200人观摩了比赛,宁夏电视台、宁夏日报、宁夏新闻网、银川电视台、银川晚报、银川新闻网、华兴时报、新消息报等10余媒体现场进行了宣传报道。二是开展"爱肤日"宣传活动。开展以"关注儿童用妆安全"为主题的融媒体直播访谈节目，邀请宁夏皮肤科专家通过宁夏新闻广播、黄河云视、听见广播APP、抖音宁夏新闻广播官方账号及微博等媒体，就网友关注的如何选购合格化妆品和安全使用等11个问题进行了50分钟同步音视频直播，关注网友达2700多人次。同时，组织进校园80余场次、宣传培训学生4000余人次；组织进医院7场次。三是开展化妆品检验室开放日活动。邀请消费者、媒体记者等30余人来到自治区药品检验研究院"零距离、全方位、多角度"了解化妆品检测过程，公众参观了业务室、化妆品检测实验室，参观了化妆品检测的实验过程，增强对化妆品质量安全的信心。四是组织"六进""八上"活动。宣传周期间，各市县局组织化妆品安全科普"六进"活动（进商圈、进社区、进校园、进企业、进集市、进医院）、化妆品科普知识"八上"活动（上官方政务网、上微信公众号、上微信工作群、上LED电子显示屏、上微信朋友圈、上公交车载视频、上报纸、上广播），提高公众对化妆品安全的认知水平，引导消费者科学理性消费，促进化妆品质量安全社会共治。2021年，自治区药监局主办的《化妆品监督管理条例》知识竞赛活动荣获国家药监局"优秀创新活动奖"。

第八章 发展规划和专业监管能力建设

第一节 宁夏药品安全"十三五"规划实施情况

2017年2月7日，自治区人民政府印发《宁夏回族自治区食品药品安全"十三五"规划》（宁政发〔2017〕21号），全面回顾"十二五"时期全区食品药品安全工作，深入分析"十三五"时期食品药品监管的现状和形势、机遇和挑战，提出了"十三五"时期发展的指导思想、基本原则、发展目标和主要任务。2019年12月，根据规划实施进度和形势变化，经中期评估后进行了修订，并于2020年1月6日发布了《宁夏回族自治区食品药品安全"十三五"规划（修订本）》。

2020年8月24日，自治区药监局召开2020年第23次党组会议，安排对《宁夏回族自治区食品药品安全"十三五"规划（修订本）》实施情况进行终期评估。评估主要包括规划中提出的药品安全发展目标、重点任务、重大项目的实施情况，规划实施过程中存在的主要问题以及下一步的对策建议等。

2021年9月29日，自治区药监局召开2021年第23次党组会议，审议通过了《"十三五"药品安全规划实施情况总结评估报告》。评估认为，《宁夏回族自治区食品药品安全"十三五"规划》（本段简称《规划》）实施以来，全区药品安全工作坚持以习近平新时代中国特色社会主义思想为指导，深入贯彻落实党中央、国务院和自治区党委、政府关于药品监管工作的决策部署以及国家药监局各项工作安排，以"四个最严"要求为根本遵循，紧密结合全区药品安全形势和监管工作实际，紧扣《规划》确定的发展目标和主要任务，持续深化改革，坚持依法行政，不断加强药品、医疗器械、化妆品的生产、流通、消费环节全过程监管，严厉打击制假售假行为，强化日常监管和检验能力建设，提升风险监测和应急管理水平，圆满完成了新一轮机构改革任务；自治区药品检验研究院（原自治区药品检验所）完成整体搬迁并取得了中国合格评定国家认可委员会（CNAS）认可证书，实验室信息管理系统（Lims）建成并投入使用；建成了宁夏药品"智慧监管"平台并在此基础上开发建设了"阳光药店"系统，先后被国家药监局评定为全国药品"智慧监管"典型案例；"药安早知道"宣传品牌的影响力持续提升；五年累计完成"两品一械"国抽、省抽任务共10555批次，查办一般程序违法案件1503件，收缴罚没款1770.9万元；全区未发生重大药品安全事件，药品安全形势稳中向好，公众用药安全得到有力保障，特别是面对新冠肺炎疫情冲击，全区药监系统齐心协力、尽锐出战，攻坚破解各种困难问题，各项工作取得了一系列新的发展和进步。圆满完成了《规划》确定的发展目标和工作任务，《规划》的有效实施为持续提升全区药品监管水平提供了科学的指导和保障，为下一阶段发展打下了坚实的基础。

一、法规制度体系逐步健全

一是在依法行政方面，提请自治区"两办"印发了《关于落实食品药品安全党政同责的意见》，出台了《宁夏回族自治区药品监督管理局行政执法人员执法行为规范》《宁夏医疗器械飞行检查工作制度》等制度；二是在风险防控方面，结合机构改革，先后印发了《宁夏回族自治区药品安全监管风险分级管理办法》《关于改革和完善疫苗管理机制的实施意见》等制度；三是在权责制度方面，制定了《自治区药品监督管理局权责清单》《宁夏回族自治区药品监督管理事权划分暂行规定》等制度，制订了自治区药监局"双随机、一公开"监管制度和行政处罚裁量基准，及时清理废止了一批文件，为各级监管部门、监管干部尽职免责、失职追责提供了明确依据。

二、监管责任体系不断优化

一是党政同责方面，健全工作体制机制，严格落实各级政府药品安全属地责任和监管部门责任，强化各级政府药品安全工作考核，突出考核重点、完善考评体系、健全督查督办和评议考核机制；二是事权划分方面，制定宁夏药品监督管理事权划分暂行规定，建立区市县三级事权划分的新机制，并组织专门力量对自治区本级药监部门权力、责任进行全面梳理，形成事权清晰、权责明确、上下协调、运转高效、执行有力的监管责任体系；三是企业履责方面，坚持"风险越高、监管越严"的差异化监管理念,推动建立"一企一档"监管档案,制定了药品医疗器械化妆品风险分级分类监督管理办法,压实各类企业主体责任,增强了执法检查发现问题、化解风险的靶向性和有效性。

三、监管执法体系运转有力

一是健全执法制度方面,制定印发了《宁夏回族自治区药品监督管理行政处罚适用规则》《宁夏回族自治区药品行政处罚裁量基准》,切实为推动行政权力规范、透明、廉洁、高效运行,为建设法治机关提供了坚强的制度保障;二是加强日常监管执法方面,认真落实"四个最严"要求,扎实开展日常监督及专项检查,检查覆盖率为100%,结合疫情防控及扫黑除恶专项斗争等有关工作部署,组织全区各市县药品监管部门深入排查药品领域各类行政违法案件线索;三是强化信用监管方面,修订落实《宁夏食品药品安全"黑名单"信息共享和联合惩戒办法》《宁夏药监局信用信息目录》,对市场主体按照信用等级实施差异化监管;四是协作机制建立方面,联合卫生、公安、医保等监管部门开展联合执法,重点对全区药店、医疗机构等进行全覆盖执法检查,在疫情防控期间联合卫生健康委、市场监管厅及时出台多项特殊监管政策,支持企业转产防护用药品医疗器械,长期的、有效的部门协作机制正逐步建立。

四、信息化体系建设全面推进

一是建立"智慧监管"平台,按照"机器换人、提升效能"的思路,建成了集行政审批、日常监管、稽查执法、检验检测、公众服务、信用管理、信息监测、药品追溯和大数据监测等功能模块为一体的宁夏药品"智慧监管"平台,成为破解人少事多难题的有力工具,并被国家药监局评定为全国药品"智慧监管"典型案例;二是实施"阳光药店"工程建设,积极推进自治区全域创建"食品药品安全区",把实施"阳光药店"工程建设作为全域创建的切入点,在宁夏药品"智慧监管"平台基础上,开发建设了"阳光药店"信息系统及手机APP,完成了"阳光药店"工程建设试点工作任务。

五、社会共治体系逐步形成

一是普法宣传方面,坚持"宣传引导、共治共享"理念,采取在宁夏日报、新消息报、中国医药报等媒体开办专栏、专刊等办法，打造全媒体科普宣传矩阵，优化"药安早知道"信息发布平台，定期宣传药品安全科普知识和曝光违法行为，深入开展药品安全普法教育；二是投诉举报奖励机制方面，完善有奖举报制度，畅通举报渠道，鼓励群众举报违法犯罪行为，健全公众参与监督的激励机制；三是信息公开方面，制定了《宁夏食品药品安全公共信用信息管理办法》《宁夏回族自治区药品、医疗器械安全信用体系建设管理办法》，主动回应人民群众关切，全面公开权力责任清单及各类抽检、执法检查、稽查办案等信息，自觉接受社会各界监督，并跟踪做好风险项目的科学解读，切实保障人民的知情权、参与权、监督权。

六、应急处置体系有序运行

一是应急机制建立方面，起草"两品一械"安全突发事件应急预案并提请自治区政府办公厅印发；二是应急队伍建设方面，为各级监管机构配备应急装备，筹备组建自治区药品安全突发事件应急管理专家委员会、药品应急处置专家库，突发事件应对能力明显提升；三是应急工作开展方面，利用信息采集引擎，实行重点监测和动态分析，开展多种形式的应急演练，加强信息报送，开展舆情监测工作，不断提高突发事件应急处置能力和水平。

评估报告指出，从长远看，还存在一些问题和不足，尤其在新冠肺炎疫情防控中，也暴露出了一些短板弱项，主要是"两品一械"相关产业发展水平不高、信息化监管水平不高、检验检测体系不完善，质量安全风险防控压力加大，推进职业化专业化药品检查员队伍建设、药品安全治理体系和治理能力现代化还有大量工作要做。

表8.1 宁夏药品安全"十三五"规划专栏任务完成情况表

（摘自于《宁夏回族自治区食品药品安全"十三五"规划》）

类别	任务指标	完成情况/存在不足	总体评价
专栏六	1.规范与完善药品注册现场核查管理办法，药品注册现场核查项目（药学研究、质量研究、药理毒理研究和临床试验）的覆盖率达到100%，规定时限内药品现场核查完成率达到100%。	已达到100%。	达到预期

续表

类别	任务指标	完成情况/存在不足	总体评价
专栏六	2. 严格落实《药品经营质量管理规范》，药品经营使用秩序更加规范；持续推进医疗机构药品使用质量管理规范化建设，全区医疗机构100%达到《宁夏药品使用质量管理规范》要求。2020年实现全区所有零售药店必须配备执业药师并在岗履职，开展药学服务工作，药学服务水平不断提升。	存在不足：1.农村地区和城乡结合部药品安全尤其是一些偏远乡镇的个体诊所药品安全管理还亟待加强；2.执业药师"挂证"、不在岗销售处方药问题需加强整治；3.须强化过期药品回收、网络药械销售、电子处方等过程监管。	达到预期
	3. 地产药品及医疗机构制剂抽验企业和品种覆盖率达到100%；国家基本药物和宁夏增补的基本药物监督抽检覆盖率达到100%。	存在不足：1.中药配方颗粒无相关监管标准、检验手段，尚未列入监管计划；2.存在医疗机构药房不规范，诊所"药店化"等监管漏洞。	达到预期
	4. 每年完成不少于1000批次的药品流通环节监督抽样，基本药物目录等品种每两年覆盖率达100%。	已达到100%。	达到预期
	5. 在2018年年底前完成化学药和仿制药口服固体制剂[2007年10月1日前批准的国家基本药物目录（2012年版）]的一致性评价。	在2018年年底前，宁夏3家药品生产企业289基药品种11个文号14个已启动一致性评价工作，其中1个批准文号已完成药学研究工作。	达到预期
专栏七	6. 充分利用国家和自治区专项资金有计划的实施设施设备的更新。逐步淘汰部分老旧检验检测设备，引进一批高精尖检验检测设备和技术，达到区域优势。	2016年以来利用中央转移支付资金772.9万元，完成20台套仪器设备的采购。2018年新增采购仿制药一致性评价研究必需的液相色谱串联三重四级杆质谱、X-射线衍射仪等设备。	达到预期
	7. 加强科研工作。参与国家和自治区"十三五"规划中有关中医药项目的科研工作，承担部分课题。	获批"仿制药一致性评价质量研究基础条件建设""宁夏药物创制与仿制药研究重点实验室""仿制药一致性评价关键技术研究与示范"项目；《甘草、枸杞质量特征和商品规格研究》《甘草、枸杞质量特征和区划研究》已顺利完成。	达到预期
	8. 加强药品风险监督检测工作。加大日常监督抽检力度，特别是对重点环节、重点品种、投诉举报集中、违法广告严重的品种以及上年度抽检不合格率较高的品种开展专项抽验；对"三统一"基本药物品种实行全覆盖抽检，对不合格的产品依法予以查处，并建立完善信息统一发布平台。	2016年药品省抽1421批次，化妆品国抽450批次、化妆品省抽100批次，医疗器械省抽71批次；2017年药品省抽1672批次，化妆品国抽450批次、化妆品省抽106批次，医疗器械省抽75批次；2018年药品省抽1706批次，化妆品国抽550批次、化妆品省抽100批次，医疗器械省抽105批次；2019年药品省抽1525批次，医疗器械省抽59批次、化妆品国抽和省抽均外包；2020年药品省抽1533批次，化妆品国抽470批次、化妆品省抽100批次，医疗器械省抽62批次。对抽检不合格样品进行了核查处置，从检测结果看，抽检合格率逐年提高。	达到预期

续表

类别	任务指标	完成情况/存在不足	总体评价
专栏七	9. 自治区级检验机构基本具备国产药品（生物制品除外）检测能力，侧重于国家及自治区计划、国家及自治区专项、企业注册、委托等任务的检测和市级药品检验机构检验结果的验证。	已具备。	达到预期
	10. 市级药品检验机构基本具备国产药品（生物制品除外）检测能力，侧重于部分区计划、日常监督、投诉举报等任务的检测。	已具备。	达到预期
专栏八	11. 2016 年起，对全部第二类医疗器械生产企业按照规范进行全项检查，每年全覆盖一次。	已达到 100%。	超过预期
	12. 2018 年起，对全部生产企业均按照规范进行全项检查，至"十三五"末，实现全覆盖。	已达到 100%。	达到预期
	13. 2018 年年底前，100% 医疗器械生产企业符合《医疗器械生产质量管理规范》的要求。	已达到 100%。	超过预期
	14. 2020 年年底，二类医疗器械生产企业的采购、生产、检验检测、出厂、销售等全过程的记录 100% 满足追溯性要求。	已达到 100%。	达到预期
专栏九	15. 全面实施《医疗器械经营质量管理规范》，对安全风险因素大的经营企业加大日常检查频次，高风险三级医疗器械经营企业年度检查覆盖率达到 100%。	已达到 100%。	达到预期
	16. 全面实施《医疗器械使用质量监督管理办法》，加强对医疗器械使用环节高风险品种的监督检查，二级以上（含二级）医疗机构重点监管品种的医疗器械年检查覆盖率达到 100%，乡镇卫生院、民营医院重点监管品种的医疗器械 3 年内检查覆盖率达到 100%。	已达到 100%。	达到预期
	17. 医疗器械监督抽样：重点监管医疗器械品种抽检覆盖率达 80% 以上。	已达 95% 以上。	超过预期
	18. 推进实施《医疗器械经营质量管理规范》，2017 年年底在全区创建 60 家经营示范企业；2020 年第三类医疗器械经营企业 100% 达到《医疗器械经营质量管理规范》标准，全面提升经营质量管理水平。	已达到 100%。	达到预期
	19. 开展监督检查员队伍的建设，建立医疗器械生产企业检查员库，在"十三五"末期，医疗器械监督检查员持证上岗率达到 100%，国家重点监管产品和第三类医疗器械产品的检查至少有 1 名专职检查员参加。	已达到 100%。	超过预期
	20. 建立医疗器械技术审评专家库，健全专家聘用和管理制度。制定宁夏 80% 以上产品注册技术审评指南，统一审评尺度，提高审查质量和审批效率，完善审评体系建设。建立医疗器械不良事件监测和再评价专家委员会，优化专家结构，进一步完善医疗器械不良事件监测和再评价专家管理和使用制度，完善管理机制。	建立了 53 人的医疗器械技术审评专家库，已制定注册技术审评指南计划并报原国家食品药品监管总局；医疗器械不良事件专家委员会已建立，但需进一步完善。	达到预期

续表

类别	任务指标	完成情况/存在不足	总体评价
专栏十	21.进一步加强化妆品生产监管。完成《化妆品生产许可证》换发工作，引导企业进一步规范生产，提高生产质量管理意识和水平，落实生产企业主体责任。探索建立化妆品生产企业分级监管制度，提高监管效能。	全区5家化妆品生产企业100%换发了新证。	达到预期
	22.进一步加强化妆品监督抽检和监督检查。科学制定国家化妆品监督抽检方案，根据监督抽检结果，有针对性地组织监督检查，重点打击化妆品非法添加。加强监督抽检和监督检查信息的发布工作，加大不合格产品信息的曝光力度。	按年度制定化妆品监督抽检和监督检查计划，实现了100%全覆盖。	达到预期
	23.进一步加强化妆品不良反应监测。完善化妆品不良反应监测评价网络建设，加强化妆品不良反应监测评价机构管理，提高化妆品不良反应监测的实效性和敏感性，加大对化妆品不良反应监测数据的分析和挖掘，更好地服务于化妆品监管工作。	2020年年末，宁夏共注册化妆品不良反应监测基层单位69家，其中27家为化妆品监测哨点单位，现均已纳入化妆品风险监测网络体系。已构建成了省、市、县三级化妆品不良反应监测体系。	达到预期
专栏十一	24.药品不良反应报告数达到500份/百万人，县（市、区）病例报告比例达95%以上，新的和严重报告比例达25%以上。	2016年共收到报告10644份，达到1593份/百万人口，市县区报告比例达100%。新的和严重的2056份，占同期报告总数19.32%。 2017年共收到报告11199份，达到1642份/百万人口，市县区报告比例达100%。新的和严重的2481份，占同期报告总数22.15%。 2018年共收到报告8628份，达到1266份/百万人口，市县区报告比例达100%。新的和严重的2084份，占同期报告总数24.15%。 2019年共收到报告9355份，达到1346份/百万人口，市县区报告比例达100%。新的和严重的1788份，占同期报告总数19.11%。 2020年共收到报告7734份，达到1113份/百万人口，市县区报告比例达96%。新的和严重的1188份，占同期报告总数15.36%。	未达到预期
	25.医疗器械不良事件报告数达到200份/百万人，建立自治区医疗器械监测哨点并纳入器械风险监测网络体系，县（市、区）病例报告比例达85%以上。	医疗器械不良事件报告数达到206份/百万人；市、县（区）病例报告比例达到100%。在全区范围内建设了15家医疗器械重点监测哨点并纳入医疗器械风险监测网络体系。	超过预期
	26.化妆品不良反应报告数达到50份/百万人。	化妆品不良反应报告数达到54份/百万人。	超过预期
	27.加快设立化妆品不良反应监测哨点，逐步建成自治区、市、县监测哨点三级化妆品不良反应监测体系。5个地级市化妆品不良反应监测哨点纳入化妆品风险监测网络体系。	2020年年末，宁夏共注册化妆品不良反应监测基层单位69家，其中27家为化妆品监测哨点单位。	达到预期

续表

类别	任务指标	完成情况/存在不足	总体评价
重大项目开展情况			
专栏十二	28. 对接国家计划，开展全区新成立的药检所实验室改造，配置必要的检测设备。	截至目前，已全面完成了自治区药品检验研究院（原自治区药品检验所）整体搬迁工作，通过了国家实验室认可（CNAS）工作的网上申报和实验室复评审工作，该院质量体系建设和实验室规范管理水平实现了新的突破。	达到预期
	29. 对接国家计划，开展自治区医疗器械检验检测机构基础设施建设和检验检测设备配备。	目前区级没有设置医疗器械检验检测机构，自治区药检院对医疗器械只能做部分品种或部分项目的检测。	未达到预期
	30. 建立与执法移动终端相连接，与稽查执法相结合的食品药品投诉举报快速处置体系。	已达到100%。	达到预期
	31. 按照国家标准，配置与审评工作和人员数量相适应的办公用房和办公设施，包括审评办公室、咨询室、档案资料室、信息化系统和设备。	已完成配置。	达到预期
专栏十三	32. 按照《全国食品药品监督管理机构执法基本装备配备指导标准》（食药监财〔2014〕204号）要求，为县级监管机构及乡镇（街道）派出机构配备执法基本装备、执法取证装备、快检装备和应急装备。	已完成配置。	达到预期
专栏十四	33. 建设药品全过程的安全监管信息系统。	打造面向各级药品监督管理部门、药械化相关企业和社会公众的宁夏药品"智慧监管平台"，成为破解人少事多问题的有力工具。	达到预期
	34. 按照统一的标准规范体系，建设宁夏专题数据库，做好相关数据库的搭建和对接，实现资源整合和数据共享。	启动了自治区药检院实验室LIMS系统建设、"阳光药店"工程建设。开发建设了监管端、企业端和公众端的"阳光药店"信息系统及手机APP，分别满足不同功能需求，组织502家药品零售连锁企业门店参加局"阳光药店"试点工作，目前相关软件系统监管端、企业端已开发完成，终端数据已实现对接，进入市场调试阶段。	达到预期
	35. 建设审评审批、许可监管、诚信管理、风险监测、风险预警、溯源管理、稽查执法、移动终端APP等应用系统。	审评审批信息化平台于2017年由自治区政务服务中心完成建设，接入自治区政务服务平台；从2019年6月12日正式启动"药品智慧监管"平台项目实施工作，建设内容包括行政审批、日常监管、稽查执法、检验检测、公众服务、信用管理、信息监测、药品追溯和大数据监测等9个应用系统，全部系统于2019年10月上线。	达到预期

续表

类别	任务指标	完成情况/存在不足	总体评价
专栏十四	36. 建设相应的信息安全保障体系、信息化标准规范体系、共享协同应用支撑体系等。	编制了《宁夏食品药品监管信息化"十三五"发展规划》，被纳入《宁夏回族自治区信息化"十三五"发展规划》建设内容。	达到预期
专栏十五	37. 实施监管人才队伍建设工程。以提升行政监管和技术监督为重点，建设一支适应工作需要的监管队伍。到2020年，完善基层监管人员配备标准。加快高层次人才和急需紧缺专门人才培养，建立职业化食品药品检查员队伍。到2020年，大学本科以上人才比例不低于90%；硕士研究生以上人才比例超过10%；与食品药品监管紧密相关专业人才比例超过75%。建立食品药品监管工作协管员、监督员、信息员队伍，构建横向到边，纵向到底的监管力量布局。	目前全区已有药品GSP检查员106人，药品GMP检查员13人，医疗器械检查员53人，化妆品生产许可检查员13人。药品监管系统经过多轮次机构改革后，由于基层各级药品监管人员大量分流、转岗，导致检查员资源流失严重等现实问题。	基本达到预期
	38. 实施监管人才知识更新工程。分级分类实施全员轮训，强化专业知识、监管实务、应急管理、法律法规培训。处级以上干部人均年脱产培训学时数不低于110学时，科级及以下干部不低于90学时，专业技术人员不低于90学时，乡镇（街道）食品药品安全工作人员、协管员、监督员和信息员不低于40学时。	已达到100%。	达到预期
	39. 监管人才教育培训基础工程。建立并逐步完善监管学科、课程和教材体系，大力培养和建设专兼结合的培训师资队伍；建立覆盖全系统的远程教育培训网络平台。	国家食品药品监管总局已组织编印了全国食品药品基层监管人员培训试用教材（综合知识篇、监管务实篇）。2016年以来，注重有针对性地培养区内食品药品监管人员走上讲台，2017年，向各处室下发了培训课题任务，以此为切入点，要求各处室在落实培训计划过程中，在系统内逐步培养讲课师资力量，承担食品药品监管培训讲课主力。2018年借助国家食品药品监管干部网络学院，建立了覆盖全系统的远程教育培训网络平台，已完成了全系统干部注册工作。2019年山东大学网络教育学院在宁夏地区招收学生405人。大力推进执业药师继续教育，有1600人次执业药师完成了2019年度继续教育。2020年在疫情防控特殊形势下，积极克服困难，通过网络培训、集中培训等方式，举办各类培训班15期，培训各级监管干部980余人次。	达到预期
	40. 从业人员素质提升公益工程。加强对从业人员培训，促进提升药品行业关键岗位从业人员素质。	争取自治区人社厅专业技术人才知识更新工程和急需紧缺人才培养培训项目支持，会同自治区药学会、组织举办了"涉药人员能力提升急需紧缺人才培养培训项目"等培训班。	达到预期

续表

类别	任务指标	完成情况/存在不足	总体评价
专栏十六	41.制定并实施食品药品安全科普宣传项目,加强对各地的统筹指导和补助力度,推动各地食品药品科普宣传工作。	按年度进行,已完成100%。	达到预期
	42.到2020年年底,自治区级科普宣传员骨干达到50人以上,市级食品药品科普宣传员每市达到20人以上,县级食品药品科普宣传员每县达到10人以上,逐步形成区、市、县三级层级分明、数量合理的科普宣传工作队伍。	已完成。	达到预期
	43.围绕公众关注的"四品一械"安全科普知识,编辑制作动漫、音视频、公益广告,编写科普文章,编绘挂图、折页及科普信息图,面向社会各个阶层广泛传播。(1)加强各类纸质宣传品制作。按照5张折页为1套、5张海报为1套的标准和内容不重复的要求,自治区每年开发制作纸质宣传品10套以上,市级层面每年5套以上,县级层面每年2套以上,对市、县局开发制作科普宣传作品给予资金补助。(2)自治区累计制作可视化宣传作品不少于6小时,市级层面每年创作制作可视化作品不少于30分钟,县级层面每年不少于15分钟。(3)编印《宁夏食品药品科普知识系列丛书》,到2020年年底,初步形成一整套基本涵盖"四品一械"各领域的科普知识资料库、资料集。	按年度进行,已完成100%。	达到预期
	44.切实加大科普宣传推介力度。充分利用各种媒介资源,采取灵活多样形式扩大宣传渠道,推动形成浓厚氛围。(1)继续保持与有关报纸杂志合作关系。与区内主流媒体加强合作,采取购买服务方式,广泛开辟专栏、专刊、专版、专题,不断扩大食品药品科普宣传工作影响力。(2)加大平面科普宣传推介力度。以行业媒体和区内主流媒体为主,每年在全区性报纸杂志上发布书面文字、图片信息、消息、新闻等不少于200篇。(3)加大可视化科普宣传推介力度。每年播放食品药品科普视频、电视新闻、话题新闻、公益广告等不少于500分钟、科普广播1800分钟。	按年度进行,已完成100%。	达到预期
	45.构建新型发布平台,应用推广"食事药闻"微博、微信公众号、APP。到2020年年底,全区下载使用食事药闻APP手机客户端人数达到3万人次,活跃使用人数达到1万人次以上。到2020年年底,确保全区县级以上监管部门全部开通官方微信。	已设立"食事药闻"微博、微信公众号。全区县级以上监管部门已全部开通官方微信。	达到预期
	46.各级食品药品监管部门每年都要组织办好"3·31主题日""全国食品安全宣传周""全国安全用药月"等食品药品科普宣传活动。	按年度进行,已完成100%。	达到预期

续表

类别	任务指标	完成情况/存在不足	总体评价
专栏十七	47.应急队伍与装备建设。建立全区食品药品监管系统应急队伍，逐步配备应急工作所需的设备设施，提高快速抵达、现场快检及信息报告能力。（1）自治区食品药品监督管理局成立食品药品安全突发事件应急处置专家库。（2）加强应急装备建设：①配备应急指挥车：自治区食品药品监督管理局和五市市场监督管理局配备应急指挥车辆。②配备应急通信、现场调查、应急办公、快速检验、应急保障等基本装备。	已建立药品安全突发事件应急处置专家库并为各级监管机构配备应急移动执法工具、应急办公装备、应急保障装备，突发事件应对能力明显提升。	达到预期
	48.食品药品安全预案体系建设。健全涵盖"四品一械"的应急预案体系，完善突发事件防范应对规章制度。建设自治区、市食品药品安全舆情监测网络，建设食品药品安全突发事件案例库。（1）修订《自治区重大食品安全事故应急预案》，确定为自治区专项预案由自治区人民政府办公厅印发。修订《自治区药品医疗器械突发事件应急预案》，由自治区食品药品监督管理局印发。（2）各市、县修订和完善食品药品突发事件应急预案，制定操作手册，完善相关应急处置流程。	修订完善了《紧急重大情况报告工作制度》，起草并报请自治区疫苗管理厅际联席会议审议了《疫苗安全事件应急预案》（送审稿），各市县修订完善了药品安全突发事件应急预案，制定操作手册，完善应急处置流程。	达到预期
	49.应急信息系统建设。基本建成覆盖各市、县（区）级食品药品监管部门的食品药品安全信息直报系统，推进跨地区、多部门信息共享机制建设，建立健全应急指挥决策、食品药品安全信息报告、预警信息发布机制，提高应急指挥决策效率。（1）2016年年底建成覆盖全区19个市、县（区）的重大信息直报系统。（2）建设自治区食品药品安全应急指挥系统信息平台，形成"统一指挥、结构合理、反应灵敏、运转高效、保障有力"的食品药品安全突发事件综合处置体系。	药品安全信息直报系统设备已配发基层局，系统正在搭建。	基本达到预期
	50.应急检验检测建设。推进自治区级应急检验检测实验室建设，建立健全覆盖"四品一械"各领域的应急检验检测绿色通道制度和运行机制。自治区药品检验所和自治区食品检测中心承担食品药品安全突发事件应急检验检测任务。	自治区药品检验研究院能够承担药品安全突发事件应急检验检测任务。	达到预期
	51.应急演练。组织开展食品药品安全应急预案实战演练、仿真模拟和桌面推演等多种形式的应急演练，不断提高突发事件应急处置能力和水平。各级食品药品监管部门编制的应急预案至少每3年演练一次，新编制的应急预案发布前要通过模拟演练等方式检验预案的可操作性和实用性。"十三五"期间，自治区食品药品监督管理局组织开展食品和药品Ⅲ级突发事件实战演练各1次，五市市场监督管理局开展应急演练活动。	已完成。	达到预期

续表

类别	任务指标	完成情况/存在不足	总体评价
专栏十八	52. 建立食品药品企业诚信信息公示平台，完善信用奖惩联动机制，推进落实食品药品安全"黑名单"制度和行政处罚案件信息公开制度，对于因严重违反食品、药品、保健食品、化妆品、医疗器械管理等法律法规受到行政处罚的生产经营者及其责任人员的有关信息，及时通过自治区公共信用信息平台公布，与银行、税务、工商等部门共享，加大依法披露失信行为力度，接受社会监督，并实施重点监管。	已完成。	达到预期
	53. 2017年年底前，推动食品药品行业信用体系建设，建立食品药品安全长效机制。	制定了《宁夏食品药品安全"黑名单"信息共享和联合惩戒办法》《自治区食品药品投诉举报奖励办法》《宁夏回族自治区药品、医疗器械安全信用体系建设管理办法》《宁夏药监局信用信息目录》等相关制度文件，形成了药品安全公共信用体系建设的制度体系。	达到预期
	54. 2020年年底前，食品药品行业信用建设取得明显进展，联合守信激励和失信惩戒机制发挥重要作用，人民群众对食品药品安全基本满意。	逐步形成了药品安全公共信用体系建设的制度体系，促进了宁夏示范乡镇、街道和示范县（区）、示范城市创建和食品药品安全量化分级监管工作的开展。	达到预期

第二节 宁夏药品安全及高质量发展"十四五"规划编制实施

一、编制过程

2020年3月9日，国家药监局综合司下发了《关于做好"十四五"药品安全及高质量发展规划编制有关工作的通知》（药监综〔2020〕16号），就全国药品监管系统"十四五"规划编制工作做出安排部署。

2020年4月10日，自治区党委、政府印发《关于统一规划体系更好发挥自治区发展规划战略导向作用的实施意见》（宁党发〔2020〕6号），进一步明确了各行各业"十四五"规划编制的有关政策要求。

2020年7月9日，自治区人民政府办公厅印发《自治区"十四五"规划编制工作方案》（宁政办发〔2020〕26号），就全区"十四五"规划编制工作做出具体安排。

2020年8月24日，自治区药监局召开2020年第23次党组会议，审议通过《宁夏药品安全及高质量发展"十四五"规划编制工作方案》，决定成立自治区药监局"十四五"规划编制工作领导小组并下设办公室和药品小组、医疗器械小组、科技法制小组、业务能力小组、智慧药监小组等6个专项工作小组，启动《宁夏药品安全及高质量发展"十四五"规划》编制工作。

2020年10月21日至22日，国家药监局在安徽省合肥市召开部分省（区、市）药品监管案件查办暨"十四五"规划调研座谈会，安徽、浙江、江西、广西、海南、宁夏、新疆等省（自治区）及新疆生产建设兵团药品监督管理局负责同志，国家药监局有关司局负责同志参加会议。自治区药监局党组成员、副局长郭涛参加会议并汇报《宁夏药品安全及高质量发展"十四五"规划》编制工作进展情况。

2020年11月30日至12月9日，自治区药监局党组书记、局长王生礼带领自治区药监局"十四五"规划编制工作领导小组办公室有关人员，先后赴吴忠、中卫、石嘴山、银川、固原就2021年重点工作及"十四五"规划意见建议进行调研，了解基层情况、掌握一手资料，为编制好《宁夏药品安全及高质量发展"十四五"规划》打基础。

2020年12月21日，自治区药监局召开"十四五"规划编制工作领导小组会议，专题听取6个专项小组工作推进情况汇报，就规划总体框架、主要目标、重点任务提出初步意见。党组书记、局长王生礼主持会议。

2021年3月17日，自治区药监局召开第7次党组会议，审议了《宁夏药品安全及高质量发展"十四五"规划（初稿）》，决定修改完善后征求各市县市场监管局意见，并根据征求意见进一步修改完善。

2021年9月29日，自治区药监局召开第23次党组会议，审议通过了《宁夏药品安全及高质量发展"十四五"规划（送审稿）》，决定进一步修改完善后正式印发并按规定报自治区发展改革委备案。

2021年11月1日，自治区药监局印发《宁夏药品安全及高质量发展"十四五"规划》（宁药监发〔2021〕70号，本节简称《规划》）。《规划》正文共四个部分，14543字。第一部分为编制背景（"十三五"发展回顾及"十四五"发展形势分析），第二部分为指导思想、总体原则与发展目标，第三部分为主要任务,第四部分为保障措施。

二、发展目标

《规划》明确,到"十四五"末,全区"两品一械"监管的权责体系更加健全、监管制度更加完善、监管服务更加优化;监管队伍更加专业,技术支撑更加有力、监管手段更加先进;智慧监管更加精准,共治氛围更加浓厚,人民群众更加满意,基本构建起符合宁夏高质量发展要求、科学权威高效的药品监管体系。具体指标如下:

表8.2 药品安全"十四五"期末主要指标

类别	序号	指标内容	2025年目标值	指标属性
一、监管能力建设指标				
人才队伍建设指标	1	国家级职业化专业化检查员配比指标	药品检查员15人;医疗器械检查员6人;化妆品检查员3人	预期性
	2	自治区级职业化专业化检查员配比指标	药品检查员≥20人;医疗器械检查员≥12人;化妆品检查员≥8人	预期性
	3	全区零售药店执业药师配备率	100%	约束性
信息化建设指标	4	宁夏药品"智慧监管"平台监管事项录入率、案件查处录入率和监督抽样录入率	100%	预期性
二、质量监管目标				
药品质量监管指标	5	化学药及中成药抽检合格率	≥99%	约束性
	6	中药饮片抽检合格率	≥90%	约束性
	7	对药品生产企业抽检覆盖率和不合格产品核查处置率	100%	约束性
	8	对在产医疗器械生产企业抽检覆盖率和不合格产品核查处置率	100%	约束性
不良反应监测指标	9	药品不良反应报告数达到	800份/百万人	约束性
	10	医疗器械不良事件报告数达到	220份/百万人	约束性
	11	化妆品不良反应报告数达到	60份/百万人	约束性
	12	乡镇卫生院、社区卫生服务中心监测覆盖率	≥50%	约束性
	13	化妆品不良反应监测县区覆盖率	≥70%	约束性
三、监督检查目标				
监督检查指标	14	生产企业质量管理体系建设率	100%	约束性
	15	生产企业质量安全管理人员法规知识抽查考核覆盖率和合格率	≥98%	约束性
	16	生产企业质量安全管理人员法规知识自查报告率	≥95%	约束性

续表

类别	序号	指标内容	2025年目标值	指标属性
监督检查指标	17	对疫苗、血液制品、放射性药品、医疗用毒性药品、无菌药品等高风险生产企业进行《药品生产质量管理规范》符合性检查	至少每1年1次	约束性
	18	自治区药监局组织对疫苗配送企业监督检查	每年2次	约束性
	19	自治区药监局组织对无菌等纳入国家和自治区重点监管目录的高风险医疗器械生产企业的全项目合规性检查	至少每1年1次	约束性
	20	自治区药监局组织对辖区内化妆品电子商务平台经营者监督检查	至少每1年1次	约束性
	21	药品信息化追溯体系对生产企业监管覆盖率	100%	约束性
四、社会监督目标				
投诉举报目标	22	全区的投诉举报系统电话接通率	100%	约束性
	23	法定时限回复率、有效处置率	100%	约束性
政务公开目标	24	药品安全违法案件办结率	100%	约束性
	25	应公开的监管信息公示率	100%	约束性
满意度调查目标	26	群众对药品安全总体满意度	≥75%	预期性
	27	对"食品药品安全区"创建工作的知晓率	≥80%	预期性
	28	对"食品药品安全区"创建工作的支持率	≥90%	预期性

三、主要任务

《规划》从加强科学监管能力建设，全面推进智慧监管，深化放管服、优化营商环境，构建药品风险防控体系，突出重点品种、领域、业态监管，建立社会共治体系等6个方面，提出了20项目标任务，并以7个专栏的形式明确了具体项目。

专栏一　法规制度标准体系建设目标

1. 修订《宁夏回族自治区药品流通监督管理办法》。
2. 修订《宁夏药品医疗器械化妆品风险分级分类监督管理办法（试行）》。
3. 修订完善《宁夏中药饮片炮制规范》《宁夏中药材标准》。
4. 组织编印《宁夏药品行政处罚典型案例汇编》，续编《宁夏药事志》。

专栏二　检验检测能力提升目标

1. 建设国家枸杞产品质量检验检测中心（宁夏）。

2. 建设宁夏药物创制与仿制药研究重点实验室。

3. 建设宁夏药品监督管理局中药质量控制重点实验室。

专栏三　人才队伍建设工程

1. 国家级职业化专业化检查员配比指标：药品检查员达到 15 人，医疗器械检查员达到 6 人，化妆品检查员达到 3 人。

2. 自治区级职业化专业化检查员配比指标：药品检查员达到 20 人以上、医疗器械检查员达到 12 人以上、化妆品检查员达到 8 人以上。每个检查组专职检查员人数不低于总数的 3/4。

3. 人才培训计划：优先开展职业化专业化检查员的系统化培训，有序开展各级审评员、检验检测、监管执法能力培训。各级专兼职检查员均按教学大纲完成岗前资格培训并通过考核。基层监管人员专业化培训时间不低于 40 学时 / 年。新入职人员规范化培训时间不低于 90 学时。

4. 执业药师配备指标：2025 年，将实现全区零售药店执业药师配备率达到 100%。农村乡镇以下地区偏远地区全面完成差异化配备。继续实施执业药师能力与学历提升工程，强化继续教育和实训培养。

专栏四　药品安全监管目标

1. 药品监管目标。

（1）强化对药品批发企业零售连锁总部的监督检查，继续对Ⅱ级以上风险药品批发企业零售连锁总部实施全覆盖检查，对疫苗配送企业，每年检查两次。

（2）对麻醉药品、第一类精神药品、药品类易制毒化学品生产企业每季度检查不少于 1 次。

（3）对疫苗、血液制品、放射性药品、医疗用毒性药品、无菌药品等高风险生产企业，每年不少于 1 次《药品生产质量管理规范》符合性检查。

（4）对上述产品之外的药品生产企业，每年抽取一定比例开展监督检查，但应当在 3 年内完成本行政区域内企业检查全覆盖。

（5）对麻醉药品和精神药品等特殊管理药品经营企业实施《药品经营质量管理规范》的情况至少每年监督检查 1 次，其他药品经营企业实施《药品经营质量管理规范》的情况至少每 3 年监督检查 1 次；必要时采取飞行检查。

（6）深入开展中药饮片专项整治工作，鼓励地产中药饮片以高质量供应市场。

2. 医疗器械监管目标。

（1）区、市两级分别根据事权划分每年对辖区医疗器械生产企业开展监督检查，自治区药监局组织对各市开展第一类医疗器械生产、备案情况按照30%的比例进行抽查，并适时组织开展飞行检查；各市级监管部门组织对辖区第一类医疗器械生产企业进行全项目合规性检查至少每年1次。

（2）自治区药监局组织对在产第二类医疗器械生产企业进行全项目合规性检查至少每年1次，对无菌、防疫用以及风险二级以上企业开展监督检查每年不少于两次。

（3）自治区药监局组织对地产医疗器械抽检实现全覆盖。与国抽任务品种相互补充，对经营使用环节的无菌、防疫用、使用量大、风险高的医疗器械开展监督抽检，每年计划完成90批次，25个左右品种的抽检任务。

（4）各市县监管部门对辖区内三级监管医疗器械经营企业开展监督检查至少每年1次；对二级监管的经营企业开展监督检查每两年不少于1次；对一级监管的经营企业开展监督检查比例不少于35%。

（5）各市县监管部门对二级以上（含）医疗机构等使用单位每年监督检查比例不少于35%；对二级以下医疗机构、诊所、乡镇卫生室、厂区和学校卫生室每年监督检查比例不少于25%。

（6）对无菌和植入性等高风险医疗器械开展专项整治，不少于两次。

3. 化妆品监管目标。

（1）每年对区内化妆品生产企业开展全覆盖监督检查，对地产化妆品品种实行全覆盖抽样检验。

（2）每年完成国家及自治区化妆品监督抽检任务。

（3）市县市场监管部门持续开展化妆品经营单位专项治理，推进化妆品经营单位落实索证索票制度。

专栏五 药品监管信息化平台建设目标

1. "十四五"期间，将开展宁夏药品追溯系统建设，并与国家追溯服务协同平台对接。

2. 建设疫苗电子全程追溯体系，整合疫苗生产、流通和预防接种全过程追溯信息，实现疫苗可追溯。

3. 完善信用管理系统建设。建立"一企一档"的信用管理档案、企业信用信息共享制度，打造部门间、区域间信用联合奖惩"一张网"。

4. 全面推行"阳光药店"信息系统，争取"十四五"期末，将全区80%的零售药店建成"阳光药店"，达到政府监管、主体自查、公众参与的社会共治格局。

5. 加强全区药品监管信息资源汇聚，在智慧监管平台搭建网络销售药品主动监测模块和企业风险信号监测分析模块，为全区药品管提供决策分析支撑，提升监管的科学化。

6. 加强政务服务能力建设。进一步加强业务系统与自治区政务服务融合的深度和广度，推进证照数据融合和场景化应用。推进减证便民，实现审批更简、监管更强、服务更优。

专栏六　应急管理能力提升项目

1. 每年至少组织召开1次风险会商会议，加强风险管控能力。
2. 2025年年底，建成自治区药品安全应急指挥中心。
3. 区、市、县定期开展应急演练。
4. 组织协调开展"两品一械"突发事件应急实操性培训。

专栏七　科普宣传项目

1. 加强队伍建设。动态更新现有网评员队伍，坚持每年举办1期新闻宣传能力提升班。推动建立"两品一械"新闻宣传及科普专家库，聘请区内监管机构、医疗机构、大专院校、新闻媒体、医药企业等方面的专业人才，组建一支15人左右的新闻宣传及科普专家队伍，及时有效应对可能发生的重大舆情事件。组建一支10人左右、涵盖传统媒体、新媒体、行业媒体的核心记者队伍，讲好药监故事、做好药品安全宣传报道。

2. 加强渠道建设。以"药安早知道"微信公众号为核心品牌，通过开发嵌入"阳光药店"小程序等在线应用，着力提升门户网站、政务新媒体运维管理质量。保持每年在主要平面媒体和网络媒体每年发稿120篇的宣传强度，每年合作播出音视频时长6小时。根据实际情况每年在公交站牌、宣传栏、电子屏、车载广告等户外宣传资源展示120块以上。积极支持有条件的市县通过打造药品安全科普宣传主题公园、主题街区等，有效扩大药品安全科普宣传曝光量。加强与自治区科协等单位协作，推动药品安全科普馆建设。

第三节 全域创建食品药品安全区

2019年12月30日,自治区党委全面深化改革委员会召开第八次会议,传达学习中央全面深化改革委员会第十一次会议精神,审议通过《关于深化改革加强食品安全工作的实施意见》《关于改革和完善疫苗管理体制的实施意见》《全区政法领域全面深化改革实施方案》《全区县级融媒体中心建设实施方案》《宁夏记协深化改革方案》等改革方案,自治区党委书记陈润儿主持会议并讲话,明确提出全域创建食品药品安全区的总体构想,要求要提高政治站位,按照习近平总书记"最严谨的标准、最严格的监管、最严厉的处罚、最严肃的问责"要求,确保群众"舌尖上的安全"和"针头上的安全"。要突出抓好"三严",狠抓源头严防、过程严管、风险严控,构筑保障食品药品安全的铜墙铁壁。要健全责任体系,落实各级党委和政府的领导责任、企业的主体责任和部门的监管责任,形成闭环式、全链条、无缝隙的责任链条。

2020年7月9日,自治区主席咸辉主持召开政府第69次常务会议,审议《自治区全域创建"食品药品安全区"实施方案(送审稿)》等,决定提请自治区党委全面深化改革委员会审定。

2020年8月29日,自治区党委办公厅、人民政府办公厅联合印发了《宁夏回族自治区全域创建"食品药品安全区"实施方案》(宁党厅字〔2020〕20号,本节简称《方案》),明确了全域创建"食品药品安全区"的工作目标、主要任务、实施步骤、工作要求。《方案》提出,要用3年时间,将宁夏全域建成"以落实'四个最严'为引领,以互联网智能监管为支撑,以提升保障水平为核心"的"食品药品安全区",促进宁夏食品药品安全高质量发展。《方案》提出,创建工作总体上要实现食品药品安全整体状况良好,监管责任落实到位管理机制运行高效,安全保障能力显著提升,生产经营者守法和诚信意识普遍增强,社会共治格局基本形成5个方面32项目标任务。具体内容包括(以下仅收录涉及药品方面的部分指标):群众对食品药品安全总体满意度达75%以上;城市街道社区和乡镇100%实施网格化管理;化学药及中成药抽检合格率稳定在99%以上;中药饮片抽检合格率稳定在90%以上;食品药品安全监督抽检不合格产品核查处置达到100%；食品药品安全违法案件办结率达到100%；应公开的监管信息公示率达到100%；符合"阳光药店"建设标准的零售药店达80%以上；投诉举报系统电话接通率达到100%，法定时限回复率、有效处置率达到100%等。根据《方案》，宁夏将建设统一的"食品药品安全互联网数字信息化管理平台"，达到全链条数字化监管的目的。通过建立药品信息化追溯监管系统，实现药品的全程可追溯；通过实施产地环境提升工程，加强种植养殖环节监管、食品药品生产加工过程监管、食品药品流通监管，建立健全食品药品从产地环境、种植养殖、生产加工、储存运输到终端消费各环节、全链条的"线上线下"监督管理体系，实现食品药品生产、加工、销售全过程、无缝隙监管。《方案》要求，要突出重点品种、领域、业态监管。围绕开展农村食品药品安全专项整治，全面提升农村食品药品安全治理水平；实施特色食品药品质量提升工程，调整优化食品药品产业布局，重点打造枸杞、葡萄酒、优质牛羊肉等产业。《方案》要求各地各级监管部门要加强食品药品生产经营过程控制，生产经营主体对其生产经营的产品进行追溯负责。

2020年10月27日，全区全域创建食品药品安全区动员大会在银川召开，标志着全域创建食品药品安全区工作全面铺开。

2020年12月21日，自治区药监局召开"十四五"规划编制工作领导小组会议，专题听取6个专项小组工作推进情况汇报，就规划总体框架、主要目标、重点任务提出初步意见。要求《宁夏药品安全及高质量发展"十四五"规划》编制工作要紧紧围绕全域创建"食品药品安全区"的有关部署，切实加强相互衔接融合，以规划引领创建，以创建丰富和充实规划。

2021年7月15日，自治区药监局召开第15次党组会议，研究审议本局《贯彻落实"四大提升行动"工作方案》，提出要对全域创建"食品药品安全区"涉及药品方面的创建目标任务进行再细化、再明确，并建立局领导包抓重点工作机制。

2021年7月23日，自治区药监局召开党组宣传思想和意识形态工作专题会，审议通过《全域创建"食品药品安全区"宣传工作方案》，并于8月27日以宁药监综发〔2021〕22号文件向机关各处室、直属各事业单位印发了该方案，于9月6日向各市县市场监管局印发了《关于切实加强药品安全普法科普宣传工作持续提升全域创建"食品药品安全区"公众知晓率和满意度的通知》(宁药监发〔2021〕57号)。

2021年7月26日—8月6日,自治区药监局安排由5位党组成员带队,深入全区5市,围绕全域创建和年度重点工作推进情况,采取"四不两直"方式进行了暗访督查,共抽查了115家涉药单位,发现了225个具体问题。

2021年8月30日,自治区市场监管厅发布了《宁夏回族自治区全域创建食品药品安全区评价验收细则》地方标准(DB64/T 1818-2021),明确了7个方面一级指标(基本项)、29个方面指标、56项评价内容;并设置了两个方面两项否决项、1个方面9项加分项,共计67项评价内容,基本项、加分项、否决项满分105分,评价验收成绩≥85分视为合格,<85分视为不合格。

2021年9月10日,自治区药监局召开全区药品监管领域全域创建食品药品安全区推进暨飞行检查情况反馈通报会议。会议首次以视频形式向各市县市场监督管理局反馈了飞行检查发现的问题和全域创建食品药品安全区涉药任务推进中的短板弱项。党组书记、局长王生礼,自治区纪委监委驻市场监管厅纪检监察组副组长唐银虎出席并讲话。

2021年10月29日,自治区药监局综合处印发《自治区药监局包抓全域创建"食品药品安全区"重点工作任务清单》(宁药监综发〔2021〕32号),进一步明确了四项关键性工作(宣传工作、推动企业主体责任落实工作、市县创建指导工作、药品监管信息化工作)和十项重点建设任务(药品职业化专业化检查员队伍建设、药品监管制度体系建设、智慧监管平台建设、信息化追溯体系建设、"阳光药店"工程建设、中药标准体系建设、药品检验检测体系建设、药品科研能力建设、药品信用体系建设、药品安全应急体系建设)。

2021年11月19日,自治区药监局召开全域创建"食品药品安全区"重点工作领导包抓机制推进情况专题汇报会,听取各包抓领导工作推进情况汇报,就下一步工作做出安排部署并提出进一步要求。

2022年1月17—27日,自治区食品药品安全委员会办公室组织自治区药监局等有关厅局、五市市场监督管理局有关人员,采取现场核查和问卷调查方式,对全区全域创建"食品药品安全区"工作进行了中期评估,现场核查全区食品药品生产经营单位900家(其中药品经营企业144家,药品使用单位33家,疾控中心、疫苗接种单位22家），发放调查问卷11050份。经调查，社会公众对全域创建"食品药品安全区"工作的知晓率为94.5%、支持率为94.5%、满意度为83.7%。中期评估市级平均得分94分，宁东地区得分91.25分，县区平均得分94.16分。

2022年5月25日，自治区副主席、自治区食品药品安全委员会主任王和山，在宁夏贺兰山东麓葡萄酒产业园区管理委员会三楼会议室主持召开自治区食品药品安全委员会2022年第一次全体会议，听取了全域创建食品药品安全区工作推进情况的汇报，对下一步工作做出了进一步安排部署。

第四节　药品安全应急体系和应急能力建设

2018年8月28日至29日，自治区食品药品监督管理局在银川市工会大厦举办全区食品药品安全应急管理培训班，各市、县（区）市场监督管理局（食品药品监督管理局）食品药品相关人员，自治区食品药品监督管理局综合处、食品生产处、食品流通处、餐饮处、保化处、安监处、器械处、药品流通处、稽查局有关人员参加了培训，培训内容主要有食品药品安全应急管理与案例分析、食品药品安全事件谣言治理与舆情引导等，并组织开展了食品药品应急桌面演练。

2019年1月23日，自治区药监局召开第5次党组会议和第2次局务会议，审议通过《自治区药品监督管理局值班工作制度》，对协调处置突发事件、紧急情况等做出规定。4月10日，自治区药监局召开第12次党组会议和第7次局务会议，研究应急管理及突发事件信息报告有关事宜，传达学习自治区党委书记石泰峰针对坚决防范遏制重特大事故方面的批示精神和《自治区人民政府总值班室关于进一步理顺和加强突发事件信息报告工作的通知》（宁政值函〔2019〕1号，包含《自治区突发事件应急响应机制》等内容），决定对局机关配电室进行改造。5月28日，自治区药监局召开第19次党组会议和第8次局务会议，审议通过《自治区药品监督管理局紧急重大情况报告工作制度》，进一步明确重大紧急情况报告主体、程序、时限要求等内容。

2020年1月23日，自治区药监局印发《自治区药监局防控新冠肺炎疫情应急工作方案》（宁药监函发〔2020〕20号），后于2021年9月29日召开第23次党组会议对其进行了重新修订，明确成立疫情防控工作领导小组，下设综合协调组、应急处置组、企业巡查组、市县（区）督导组等工作机构，并分别明确了各组主要职责；明确了常态化疫情防控工作主要任务和责任分工、机关（含直属事业单位）内部应急状态及处置措施、应急防控工作有关纪律要求等。12月30日，自治区人民政府办公厅印发了《宁夏回族自治区疫苗安全事件应急预案（试行）》（宁政办发〔2020〕55号）。

2021年2月21日，自治区药监局在局机关八楼会议室启动建设应急指挥中心视频会议室。工程历时63天，于4月23日建成。12月6日，自治区药监局召开第26次党组会议，研究举办2021年药品（疫苗）安全突发事件应急演练、网络安全应急演练有关事宜。12月18日，自治区药监局在石嘴山市星海湖宾馆举办了2021年全区药监系统学习习近平法治思想暨信息宣传应急管理及政务公开和统计工作培训班，并联合石嘴山市人民政府组织开展了自治区（石嘴山市）疫苗药品安全突发事件Ⅳ级升Ⅲ级应急演练活动，自治区药监局党组书记、局长王生礼在培训班开班仪式讲话并宣布应急演练开始，党组成员、副局长杨学礼对应急演练活动进行了点评，局党组成员、药品安全总监刘峰主持培训班开班仪式并在应急演练活动中扮演现场总指挥角色，全区各市、县（区）及宁东市场监管局分管领导、新闻宣传工作人员，自治区药监局机关各处室、直属各事业单位主要负责人、从事新闻宣传工作的同志参加了培训并参与、参观了应急演练活动。本次演练依据《宁夏回族自治区疫苗安全事件应急预案（试行）》（宁政办发〔2021〕55号）和《石嘴山市疫苗安全事件应急预案（试行）》有关规定，模拟在宁北市海星区某社区卫生服务站疫苗接种点发生一起疫苗安全突发事件，接到报告后，宁北市人民政府立即启动Ⅳ级响应，对事发地进行调查研究和应急处置。同时，自治区药监局也接到了在该市海星区某中心医院发现类似病例的报告，随即报请自治区人民政府将应急响应级别由Ⅳ级升为Ⅲ级升级。按照响应级别，区、市两级立即安排有关工作人员前往事发地进行处置，并根据处置进度同步开展舆情监测和引导，处置完毕后专门召开新闻发布会，让群众安心，应急响应终止。演练共分为事故报告、先期处置与启动响应、现场处置、情况通报及舆情应对、响应终止、事件评估与后续处置6个科目，通过跨部门、全流程、全要素的远程协同式综合实战演练,力求在参演主体、内容设置、组织形式上紧贴实战、注重实效,充分检验药品安全应急机制是否完善有效,应急处置能力是否达到要求,部门之间的协调配合是否一致,进而验证《宁夏回族自治区疫苗安全突发事件应急预案(试行)》(宁政办发〔2021〕55号)和《石嘴山市疫苗安全事件应急预案(试行)》的合理性和实操性,推动完善应急处置措施,提高全区及石嘴山市应对药品(疫苗)安全突发事件的组织协调、统筹指挥能力。12月24日,自治区药监局召开第29次党组会议,研究审议《宁夏回族自治区药品安全突发事件应急预案(审议稿)》,决定按程序报请自治区人民政府办公厅审查印发。

根据2022年4月27日,《自治区人民政府办公厅关于印发宁夏回族自治区防汛抗旱应急预案等16部自治区专项应急预案的通知》(宁政办发〔2022〕23号)中,按《宁夏回族自治区药品安全突发事件应急预案》要求,自治区药监局结合自身实际,进一步明确责任,细化具体措施,于9月16日召开第22次党组会议,审议通过《自治区药品监督管理局药品安全突发事件应急预案》《自治区药品监督管理局医疗器械安全突发事件应急预案》《自治区药品监督管理局化妆品安全突发事件应急预案》,并以宁药监发〔2022〕40号文件予以印发实施。

第五节 检验检测能力建设

2018年,自治区药监局积极组织人员参加国家药监局举办的各类培训班及区局举办的2018年全区药品检查员培训班,累计培训近100人次,进一步增长监督检查人员的业务知识,提升执法人员监管水平,增强药品监督工作责任感,为更好地履行药品安全监管职能构筑扎实平台。

2019年,自治区药监局继续加强药品检验检测能力及队伍建设。在药品检验检测能力建设方面:一是完成宁夏药检院整体搬迁工作,并对实验室质量管理体系进行了全面修订完善,完成国家实验室认可(CNAS)网上申报项工作。二是对药品检验信息化平台实施了全面的升级改造,完善了检验系统及标准数据库,启动实施宁夏药品检验研究院实验室管理LIMS系统项目。三是通过国家和自治区关于医疗器械、药品、化妆品、药品包材的CMA复评和扩项评审，取得了619个参数（项目）的计量认证资质证书以及动物实验室使用许可证，全院质量体系建设和实验室规范管理水平实现了新突破。在监管队伍建设方面：一是组织举办新修订药品管理法和GMP审计技术专题培训班，培训GMP检查员及后备检查员20名，企业参训150人。二是锻炼队伍，处室主动与药品安全技术查验中心协调，在现场检查中安排中心人员参与实习实操11人次，安排中心人员、行政受理大厅人员参加业务培训6人次，为监管队伍储备后备力量。三是积极推进职业化专业化检查员队伍建设。向自治区党委编办报送《关于组建自治区药品审评查验和不良反应监测中心的请示》，拟结合事业单位机构改革工作，组建自治区药品审评查验和不良反应监测中心，以此为依托构建宁夏药品职业化专业化检查员队伍。

2020年，为适应药品监管体系和能力现代化的要求，持续加强监管人员业务知识培训，扩充GMP检查员队伍，不断提升专业监管能力水平。年内6名监管人员参加各类在线和专题培训29人次，培训内容涵盖了法律法规、GMP、GCP、特药、中药饮片等业务。组织对4名GMP后备检查员开展现场检查实操带教培训，经考核合格后纳入正式检查员管理，扩充了GMP检查员队伍。

第六节　药品智慧监管能力建设

为全面加强自治区药品监管体系和能力建设，更好保护和促进人民群众身体健康，根据国家药品安全监管信息系统建设总体规划，结合自治区实际情况，以自治区电子政务平台为依托，自治区药监局党组高瞻远瞩，高位谋划，多方筹措资金，自2018年10月以来，历经1年建设了"宁夏药品智慧监管平台"，并逐步完善了相关功能。该平台服务于监管者、企业、公众以及其他政府部门，依据国家药品监管相关法律法规建设的涵盖所有药品监管业务的全流程、全链条信息化监管平台，规范了行政审批和监督执法等各环节，确保药品监管工作合法合规；各项智能化分析功能，提高了工作效率，同时解决了监管力量不足的问题；公众端向社会公布企业相关信息，给社会大众提供了查询便捷；随着宁夏药品智慧监管平台的逐步推广应用，使自治区药品智慧监管能力得到了极大提升。

2018年6月4日，自治区食品药品监督管理局第18次党组会议审议通过《宁夏回族食品药品智慧监管信息化平台建设项目方案》。10月，自治区药监局结合机构改革实际，根据国家药监局、自治区党委政府相关要求，安排启动宁夏药品智慧监管平台建设调研和技术方案编写工作。12月7日，自治区药监局召开第2次党组会议，研究药品智慧监管信息化项目建设有关事宜，要求对原方案进行修订完善，尽快启动项目建设有关工作。12月13日，自治区药监局召开第5次党组会议，审议通过《宁夏回族自治区"智慧药品"监管信息化建设项目设计方案》。

2019年2月18日，自治区药监局召开药品智慧监管信息化项目专家论证会，推选国家药监局信息中心张喆担任专家组组长，组织有关方面专家张喆、朱学政、蒋鹏、陈兵、苏海等对项目建设进行论证。杨秋蓉、郭涛、白军生等局领导参加会议。4—8月，自治区药监局组织完成了"宁夏药品智慧监管信息化平台建设项目（一标段）"的公开招标采购，北京华宇信息技术有限公司以785.5万中标，8月14日双方签订合同。6月11日，自治区药监局召开药品智慧监管项目建设领导小组第一次全体会议暨项目建设启动会，听取项目建设前期有关工作进展情况通报，听取中标企业推进项目建设的初步计划汇报，就加快项目建设做出安排部署。标志着宁夏药品智慧监管平台建设全面启动。11月1日，依据2018年技术方案，宁夏药品智慧监管平台建设工作基本完成并投入试运行，该系统荣获国家药品监督管理局2019药品智慧监管典型案例。

2020年1月1日，宁夏药品智慧监管平台正式投入运行，极大地推动了宁夏药品监管系统信息化监管的高质量发展。6月1日，自治区药监局第17次党组会议和第6次局务会议上，研究并通过《宁夏回族自治区"阳光药店"工程建设实施方案》。11月11日，"阳光药店"模块建设完成，开始进行试点药店的推广应用，药店按照阳光药店工作要求确保每日正常上传进销存数据和药品处方，执业药师刷脸打卡，填报各项服务承诺，维护店铺商品信息（如药品照片、用途等信息、优惠活动等）。12月11—13日，国家药监局在海南博鳌召开的2020智慧监管创新大会上，宁夏"阳光药店"信息系统被评为全国2020年智慧监管典型案例。

2021年6月28日,自治区药监局召开第14次党组会议,决定成立局网络安全和信息化领导小组。王生礼任组长,刘峰任副组长,机关各处室、直属各事业单位主要负责人任成员,领导小组办公室设在综合处,综合处处长任办公室主任。11月15日,自治区药监局召开"药品智慧监管信息化平台建设项目暨宁夏药品智慧监管平台'阳光药店'模块"信息化建设项目验收会,经过专家论证和局机关审核,两个项目顺利通过验收。

宁夏药品智慧监管平台集行政审批、日常监管、检验检测、稽查执法、药品追溯、信用管理、信息监测、风险分级、大数据分析、阳光药店等10个模块(系统)于一体,是自治区药监局成立后的首个综合业务平台。平台建设坚持"以问题为导向"的风险监管思路,着力推动"机器换人",推动监管执法全程可留痕,信息可追溯,提高监管的公正性,减少执法的廉政风险。为自治区、市、县三级联动、多元协同的药械化监管工作提供了有力支撑。

行政审批系统:该系统是宁夏药品智慧监管平台运行的基础,同时也实现了自治区本级药品、化妆品、医疗器械所有审批事项的"一网通办""不见面马上办",改变了以往企业线下办理审批事项存在多头跑、来回跑、材料准备不全的问题,使企业可以通过自治区政务服务网自助办理,极大方便了企业。该系统规范了行政审批、审查工作程序,并实现与监管相对人信息管理系统衔接,统一形成管理相对人基本档案数据库,截至2022年8月31日,已录入管理相对人等基础数据12016家,为监督执法、行政处罚等工作提供了基础信息。

日常监管系统:适时对"两品一械"生产经营企业进行日常监督检查的功能。监管人员使用移动执法终端,依法对本辖区"两品一械"生产经营者进行日常检查、专项检查、飞行检查,根据制式打钩表逐项检查,即便不熟悉药品监管业务的人员也可根据提示步骤完成检查。截至2022年8月31日,共录入日常检查信息17944条。通过该功能,可以有效减轻监管人员的负担,提高工作效率,做到监管留痕,科学考核。

检验检测系统:可以对抽检计划进行统一管理,对任务进行分解。业务处室制订抽检计划后,经局领导批准,下发各监管单位实施,并形成统计分析。截至2022年8月31日,通过该系统共完成5643批次抽检任务。

稽查执法系统:实现线索、案源、立案、办案、结案的全流程管理。对于不同案件类型进行不同办理流程配置，工作人员可以对整个案件办理过程进行跟踪，在案件办理过程中，系统在不同环节提供对应文书模板，可以快速生成文书并办理业务。自治区药监局可随时查看各市县"两品一械"案件查办情况。截至2022年8月31日，通过该系统共立案908件，办理完成案件828件。

药品追溯系统：按照国家药监局对药品追溯系统建设提出的指导意见，药品上市许可持有人、药品经营企业应当建立并实施药品追溯制度，提供追溯信息，保证药品可追溯。该系统通过对药品生产企业、流通企业追溯信息汇总管理，实现药品来源可查、去向可追、风险可控、责任可究。

信用管理系统：对企业主体及重点从业人员的信用信息归集分类管理，根据信用评定维度和指标规则，对企业主体的失信信息和良好信息进行归集记分，评定企业信用等级并形成信用档案。2020年3月20日，宁夏药品智慧监管平台信用管理模块系统向各市市场监督管理局开放试用。随着《宁夏回族自治区药品生产经营信用分级分类管理办法（试行）》（宁药监规发〔2021〕5号）于2022年2月1日起实施，为监管人员增加或降低监管频次或其他监管方式提供了依据。该系统以落实自治区药品监管职责为立足点，以归集各项检查情况中的信用数据为支撑点，以加强关键环节风险监控为突破点，为社会公众提供便捷和高效的服务为落脚点，来进行规划和建设。

信息监测系统：利用大数据的智能挖掘、热点分析等技术，对新闻网页、博客、论坛等评论进行采集分析，对热点信息进行定位及追踪，对敏感信息实时监控及预警，从复杂的社会信息中挖掘出有用的信息，囊括了事前预警、事中分析、事后处理，为信息的全面分析构建坚固的基础。并每天、每月、每季度、每年均生成舆情报告。截至2022年8月31日，共发布日报929期，月报48期，季报16期，年报两期。

风险分级系统：建立风险分级记录，并可进行风险分级变更和复核。从不同角度对风险等级情况进行统计分析，以便区局从宏观掌握工作动态及各市区县情况，辅助决策。可对风险等级进行变更审批，同时每年可对风险等级进行复核工作，加强等级评定严谨性。

大数据分析系统：将药品智慧监管平台的所有实基础数据、业务数据汇聚于此，形成从全局到特定企业、产品、人员的全景档案。该模块划分为四个小模块：一是业务分析，用于各级领导及业务人员了解业务重点，深入研究业务；二是统一检索，供业务人员在工作中全方位了解特定企业、产品、人员的全景信息，快速获取工作所需参考资料；三是全景档案数据服务接口，供各业务系统直接调用展示特定企业、产品、人员的全景档案，方便业务人员在各系统做业务操作时更快捷了解企业、产品、人员的全部信息；四是应用管理，为运维人员提供系统配置及运行情况监控的功能，以保障本系统的正常运行和有效应用。

阳光药店系统：运用智慧监管手段，在线监控药店执业药师在岗履职、阴凉冷藏药品储存温度、药品进销存数据、处方药和含麻药销售管理等关键信息，为监管人员日常工作和领导决策提供支持。监管人员可足不出户就了解药店基本情况，有针对性地进行检查。目前已有3600家药店配备安装了温湿度监测终端设备、4064家药店实现数据对接，计划到2022年年底，全区85%的零售药店达到"阳光药店"建设标准，将进一步压实零售企业药品质量安全主体责任，有效解决零售药店落实药品经营质量管理规范不严格、不到位等问题。用户使用小程序足不出户便可了解距离自己最近的药店，查询所需购买的药品；药店处方单可直接上传系统，减少纸质处方单收集，规范执业药师实时打卡，保证出售药品的规范性和安全性。

按照"自治区级统一开发部署、各级药品监管部门分级应用"的原则，科学推进"智慧药监"信息化系统应用，以"智慧"理念促进监管方式转变和监管效能提升。自治区药监局全面开展"宁夏药品智慧监管"应用，重点以"互联网一体化监管、基层人员移动监管"为手段，推动监管效能提升。进一步推进大数据分析应用，基于"宁夏药品智慧监管"平台数据资源和应用工具，探索利用数据创新业务，提高监管的预见性、靶向性、时效性，大幅度提升人民群众对药品安全的获得感和安全感。

第七节　职业化专业化检查员队伍建设

2019年7月9日，国务院办公厅印发《关于建立职业化专业化药品检查员队伍的意见》（国办发〔2019〕36号），2020年12月18日，自治区人民政府办公厅印发《关于建立自治区级职业化专业化药品检查员队伍的实施意见》（宁政办发〔2020〕52号),对建立职业化专业化药品检查员队伍做出总体安排部署。

2021年11月15日,自治区药监局召开2021年第25次党组会议,审议通过《自治区药品监督管理局职业化专业化药品检查员队伍建设管理办法(暂行)》《自治区药品监督管理局药品检查员分级分类管理办法(暂行)》《自治区药品监督管理局药品检查员教育培训管理办法(暂行)》《自治区药品监督管理局药品检查员选派管理办法(暂行)》《自治区药品监督管理局药品检查员考核评价管理办法(暂行)》《自治区药品监督管理局外聘专家管理办法(暂行)》等制度,初步搭建起了职业化专业化药品检查员队伍建设的制度框架。

一、药品检查员队伍建设

截至2022年8月31日,自治区取得药品生产质量管理规范(GMP)检查员资格的人员共有18人,其中取得国家级检查员资格的有6人。取得药品经营质量管理规范(GSP)检查员资格的人员共有67人,其中取得国家级检查员资格的有两人。取得国家级药物临床试验质量管理规范(GCP)检查员资格的人员有两人。

表8.3　自治区取得国家级药品GMP检查员资格名单(截至2022年8月31日)

姓名	性别	单位	备注
黑生虎	男	自治区药品监督管理局	
吕莉	女	自治区药品监督管理局	
海学武	男	自治区药品审评查验和不良反应监测中心	
逯海龙	男	自治区药品审评查验和不良反应监测中心	
董颖	女	自治区药品审评查验和不良反应监测中心	
任涛	男	自治区市场监督管理厅	

表8.4　自治区取得国家级药品GSP检查员资格名单(截至2022年8月31日)

姓名	性别	单位	备注
王涛	男	自治区药品监督管理局	
董颖	女	自治区药品审评查验和不良反应监测中心	

表8.5　自治区取得国家级药品GCP检查员资格名单(截至2022年8月31日)

姓名	性别	单位	备注
罗磊	男	自治区药品监督管理局	
周惠娟	女	自治区药品监督管理局	

二、医疗器械检查员队伍建设

（一）监管人员学习培训

党的十九大以来，自治区药监局强化学习培训，着力提升监管人员能力素质，采取请进来走出去的方式，实现部门内部常态化培训、区局统一专题培训、参加总局能力提升培训"三位一体"的培训模式，开展医疗器械监管人员教育培训，确保监管人员业务知识水平不断提高。

（二）企业培训

党的十九大以来，自治区药监局大力开展企业培训。以新修订《医疗器械监督管理条例》实施为契机，组织开展全区执法监管人员培训班，同时，组织对全区医疗器械生产企业法人、负责人、管理者代表进行专题培训，各企业按照要求组织对员工进行全员培训。利用国家药监局层面可以向企业开放的线上培训机会，组织企业进行线上培训。针对本地企业从事医疗器械检验人才缺乏，从事检验人员能力不足现状，出台了企业检验人员免费到自治区药品检验院跟班学习措施，通过为期1—3月的学习，帮助企业提高检验能力，开阔检验视野，提升检验工作管理水平。

（三）医疗器械检查员库建设

党的十九大以来，自治区药监局建立检查员库实施专业化监管。制定印发了全区医疗器械检查员管理办法和宁夏医疗器械飞行检查工作制度，在全区范围内综合遴选出53名具有丰富检查执法经验的监管人员，建立了全区医疗器械检查员库，对检查员进行统一管理和培训，满足宁夏医疗器械现场检查的专业化需求。

表8.6　自治区取得国家级医疗器械检查员资格名单（截至2022年8月31日）

姓名	性别	单位	备注
王松安	男	自治区药品监督管理局	
冯琳	女	自治区药品监督管理局	
逯海龙	男	自治区药品审评查验和不良反应监测中心	
马锦	女	自治区药品安全技术查验中心	

（四）医疗器械检测检验技术支撑能力建设

自治区药监局医疗器械审评和检验技术机构力量相对薄弱。自治区药品审评查验和不良反应中心仅有 1 名工作人员专职负责医疗器械技术审评工作。自治区药品检验院医疗器械检测室只配备了 3 人，可检测项目仅有 42 项。技术支撑能力与监管需求存在差距，宁夏仅有自治区药检院能开展医疗器械检验业务，检验检测能力不足，技术监督相对滞后。为了解决存在的问题，2019 年，自治区药监局抓住自治区药品检验院搬迁的契机，积极申请扩项 22 个参数，弥补检验能力与地区医疗器械产业不相适应的问题，扩项后能够满足宁夏所有地产医疗器械的检验需求。2020 年，针对疫情发生后宁夏医疗器械检验机构不能对医用口罩实施全项目检测等薄弱点，加大医疗器械产品检验检测能力建设，实现医用口罩、医用一次性防护服、天然橡胶避孕套等多个医疗器械产品的检测能力大提升，对宁夏医疗器械发展起到积极促进作用。

三、化妆品监管能力建设

2018 年机构改革后，自治区药监局设立化妆品监督管理处，编制 4 人，此外，直属事业单位有 4 人从事化妆品行政许可现场核查工作。8 人中有 1 人取得国家化妆品检查员资格证书，区内没有建立专兼职的化妆品检查员队伍。截至 2021 年年底，只有 8 人按照岗位职责履行化妆品生产企业监督检查职能。

2018 年，宁夏着力推进化妆品监管队伍能力建设。其一，省级化妆品检查员队伍继续增强，全区共有 28 名兼职化妆品检查员；其二，制定检查员管理制度和廉政纪律制度，进一步规范了化妆品检查员监督检查行政行为；其三，提升了检查员监管能力，通过培训学习、现场检查、交流观摩等方式，丰富化妆品监管人员的理论知识和实践经验，有效提升检查员队伍业务能力。自治区药监局高度重视化妆品监管队伍和有关人员的能力建设工作，把培训工作贯穿于全年业务监管工作始终，举办各类培训班 3 期，有效提高化妆品监管人员能力和素质，提升化妆品监管水平。一是参加国家局组织的各类化妆品班，2018 年宁夏积极派员参加国家食品监督管理局和国家食品药品监督管理局高研学院组织的各类化妆品监管培训班，先后有 10 人次参加化妆品检查员培训班、化妆品抽检工作培训班、化妆品抽检系统培训班等。二是举办化妆品抽样检验培训班。2018 年 3 月，根据 2018 年国家化妆品抽检任务安排和宁夏回族自治区抽检化妆品任务计划，宁夏组织举办化妆品抽样检验培训班，安排部署化妆品抽样检验工作，组织对《化妆品抽检规范》、化妆品抽样检验程序等内容进行培训，全系统共80余人参加培训班。三是举办化妆品检查员培训班，2018年10月，宁夏举办化妆品检查员培训班，邀请广东省食品药品监督管理局和宁夏化妆品生产企业审评专家讲解《化妆品生产许可工作规范及检查要点》，培训化妆品生产企业检查专业知识，全系统共40余人参加培训班。四是举办化妆品不良反应监测工作培训班，2018年5月，宁夏组织举办全区化妆品不良反应监测工作培训班，全区各市、县（区）市场监督管理局、分局负责化妆品监测工作人员、全区化妆品不良反应监测哨点化妆品监测人员、全区二级以上医疗机构、部分大型民营医院、整形医院皮肤科工作人员150人参加培训，培训班邀请云南省药品不良反应监测中心老师授课，主要讲解化妆品不良反应监测基础知识等。通过培训，有力推动了化妆品不良反应监测工作。

2020年6月9—11日，自治区药品监督管理局在银川组织举办了进口非特殊用途化妆品备案管理能力培训班，区内30名相关工作人员参加了培训。本次培训班邀请陕西省和区内国家化妆品评审专家授课，系统深入学习了进口非特殊化妆品备案管理工作的相关政策法规、工作动态、备案要求和案例分析以及进口非特殊用途化妆品标签标识、配方和工艺、毒理学、理化等指标的评审要求和规范等内容。通过培训，使宁夏相关工作人员了解掌握了进口非特殊用途备案管理工作的政策法规、化妆品专业理论和备案技术审评实操等知识和技能，提升了工作能力。

2021年，针对机构改革后基层化妆品人员变动大、情况不熟悉、业务能力弱、企业主体责任落实不到位、从业人员法律法规意识淡漠、质量安全意识不强等突出问题，自治区药监局把强化培训作为突破口，按照缺什么、补什么的原则，重点抓好监管和企业从业人员两类人员的培训。一是举办全区化妆品生产质量管理规范培训班，组织对6家生产企业法人、质量安全负责人、生产和质量管理部门负责人4类人员共计30人进行了培训；督促企业加强从业人员培训，有效落实"两个"培训全覆盖。二是举办化妆品生产经营监管能力培训班。聚焦基层监管人员的短板，举办了稽查执法暨化妆品监管能力提升培训班，对《化妆品监督管理条例》以及化妆品经营环节监管实务等法规和监管要点进行了培训，共170余人参加了培训，有效提升了基层监管人员化妆品监管能力。

表 8.7　自治区取得国家级化妆品检查员资格名单（截至 2022 年 8 月 31 日）

姓名	性别	单位	备注
赵显平	男	自治区药品监督管理局	
夏莉娟	女	自治区药品审评查验和不良反应监测中心	
董颖	女	自治区药品审评查验和不良反应监测中心	

第八节　执业药师继续教育

自 2009 年起，宁夏药品监督管理局委托宁夏药学会承担继续教育管理和实施工作。作为宁夏唯一一家组织执业药师开展继续教育的机构，宁夏药学会经中国药师协会备案，坚持以习近平新时代中国特色社会主义思想为指导，以服务提升药师执业能力为核心，贯彻落实国家卫生健康方针政策，严格遵守国家相关规定、中国药师协会规章及《专业技术人员继续教育规定》（人力资源社会保障部第 25 号令）等规范要求，依托中国药师协会"全国执业药师继续教育示范性网络平台"开展继续教育全员网络教育培训，保质保量为执业药师提供相关服务。截至 2019 年 5 月，宁夏通过执业药师资格考试累计人数 5056 人，其中 2018 年度执业药师资格考试合格人数为 583 人（药学专业合格 300 人，中药学专业合格 283 人）。2020 年宁夏注册执业药师 1770 人，占执业药师总数的 35%。从 2017 年至 2019 年数据看，参加学历提升高起专 468 人，专升本 632 人，95.9% 的人员选择了中药或者药学专业，并且 75% 的学员不是执业药师，但有参加执业药师资格考试的意向。

2021 年 2 月，自治区药监局组织开展执业药师继续教育专项整改工作。

一是引入竞争机制，加快推进施教平台建设。在全国范围内较早开展遴选施教机构工作，从企业报价、资质认证、企业业绩、项目团队、技术方案、项目进度、项目服务、平台安全性与财务状况等方面对 6 家参与遴选的施教机构依法依规进行严格评审。经综合评审遴选，北京爱思唯尔科技教育有限公司被确定为宁夏地区执业药师继续教育培训施教平台，遴选结果向社会公示，公示期间未收到任何异议、投诉或举报。

二是强化信息建设，实现电子管理。建立了"宁夏回族自治区执业药师继续教育培训平台""省级药师协会管理系统"两大信息系统平台，不断优化升级系统模块设置内容，健全完善执业药师继续教育信息台账，实现了从"报名、缴费、学习、考试、证书打印"一体化电子管理。同时，严格落实相关学习要求，系统平台设置了防快进、防挂课、防替考等措施，并可实时监测学习考试及学分取得等情况，坚决杜绝考试考核流于形式等问题，做到管理科学、高效、规范，更好地保障了执业药师继续教育学习效果。

三是严格学时管理，合理设置科目，印发了《关于开展2021年度宁夏地区执（从）业药师继续教育培训的通知》（宁药会发〔2021〕20号），规定每年执业药师继续教育的时间累计不少于30学分（90学时），执（从）业药师可结合个人工作需求及工作特点，选择相应的课程学习。其中：公需科目10学分（30学时），总时长应不低于1350分钟；专业科目20学分（60学时），要求所选课程不得少于60学时，总时长应不低于2400分钟，每门课程经学习完成、考核通过后，方可计入学习时长。

四是严格程序管理，公开收费标准。为深入贯彻落实"我为群众办实事"任务要求、切实为执业药师减负，宁夏执业药师继续教育年度收费标准由220元/人降至190元/人，真正惠及执业药师，受到一致好评。同时，严禁工作人员以任何借口收取现金，学费支付方式为平台扫码支付或网银转账，并为学员开具发票，均有痕迹化台账记录。定期开展收费管理自查，相关票据建立台账、专人管理、专柜分类留存。向社会公示继续教育的学习形式、时间安排、主要内容、学习要求、收费项目及标准等情况，广泛接受社会监督。

五是丰富教学内容，增强培训效果。宁夏药学会根据执业药师继续教育大纲，与遴选平台机构会商确定继续教育的课程设置、形式内容等，重点侧重执业药师管理相关法规、素养及执业规范、常见病的诊疗指南等，确保执业药师继续教育的针对性和实效性。

第九章　党员干部队伍和党建精神文明建设

第一节　干部队伍建设基本情况

在编在职干部：根据2018年10月新一轮机构改革精神，自治区药监局是自治区市场监管厅的部门管理机构，为副厅级。局机关行政编制51名。内设综合处、政策法规处、药品注册与生产监督管理处、药品流通监督管理处、医疗器械监督管理处、化妆品监督管理处、稽查局7个职能处室，设立机关党委，同人事与老干部处合署办公。直属事业单位4家：宁夏回族自治区药品检验研究院（核定事业编制55名，聘用编制两名）、宁夏回族自治区药品安全技术查验中心（核定事业编制19名）、宁夏回族自治区药品审评查验和不良反应监测中心（核定事业编制19名，聘用编制1名）和宁夏回族自治区药品监督管理局机关服务中心（核定事业编制3名，聘用编制3名）。自治区药监局（包括直属单位、派出机构）有行政执法人员84人，其中，机关46人，直属事业单位38人（委托执法），全部为大专以上学历。机关及直属事业单位在职人员中有共产党员105名。

表9.1　自治区药监局机关（含机关服务中心）在编在职党员干部职工名录

（2022年9月30日）

序号	姓名	性别	出生年月	职务职级	政治面貌	学历	备注
1	王生礼	男	1965.05	自治区市场厅党组成员、一级巡视员；自治区药监局党组书记、局长	中共党员	硕士研究生	公务员
2	郭涛	男	1968.04	党组成员、副局长	中共党员	宁夏党校研究生	公务员
3	白军生	男	1966.07	党组成员、副局长	中共党员	大学本科	公务员
4	刘峰	男	1972.04	党组成员、药品安全总监	中共党员	硕士研究生	公务员
5	杨学礼	男	1963.10	二级巡视员		大学本科	公务员
6	黄烨	女	1971.11	药品稽查专员	中共党员	大学本科	公务员
7	李永杰	男	1974.05	药品稽查专员	中共党员	大学本科	公务员
8	刘建军	男	1975.06	药品稽查专员	中共党员	大学本科	公务员
9	王少波	男	1976.08	综合处处长、一级调研员	中共党员	宁夏党校研究生	公务员

续表

序号	姓名	性别	出生年月	职务职级	政治面貌	学历	备注
10	贺灵萍	女	1969.11	综合处副处长、三级调研员	中共党员	大学本科	公务员
11	戎晓钰	女	1979.09	综合处四级调研员	群众	大学本科	公务员
12	梁新萍	女	1970.02	综合处四级调研员	中共党员	大学本科	公务员
13	马玉雯	女	1985.08	综合处一级主任科员	群众	大学本科	公务员
14	李琰	女	1989.08	综合处三级主任科员	中共党员	大学本科	公务员
15	姚潇宁	女	1994.10	综合处一级科员	预备党员	大学本科	公务员
16	李永清	男	1973.01	政策法规处处长	中共党员	大学本科	公务员
17	冯雪	女	1977.11	政策法规处副处长	中共党员	大学本科	公务员
18	陈思宇	女	1990.01	政策法规处一级主任科员	中共党员	宁夏党校研究生	公务员
19	罗磊	男	1979.10	药品注册与生产监管处处长	中共党员	硕士研究生	公务员
20	徐世明	男	1968.07	药品注册与生产监管处副处长、三级调研员	中共党员	大学本科	公务员
21	吕莉	女	1987.08	药品注册与生产监管处一级主任科员	中共党员	大学本科	公务员
22	周惠娟	女	1976.10	药品注册与生产监管处一级主任科员	民主促进会	硕士研究生	公务员
23	黑生虎	男	1972.03	药品流通监管处处长	中共党员	大学本科	公务员
24	王涛	男	1971.08	药品流通监管处副处长	中共党员	宁夏党校研究生	公务员
25	王诚	男	1964.10	药品流通监管处二级调研员	中共党员	大学本科	公务员
26	吴淑岚	女	1969.08	药品流通监管处三级调研员	中共党员	大学本科	公务员
27	冯琳	女	1977.07	医疗器械监管处处长	中共党员	宁夏党校研究生	公务员
28	王占军	男	1977.12	医疗器械监管处副处长	中共党员	大学本科	公务员
29	邓平	男	1964.10	医疗器械监管处一级调研员	中共党员	大学本科	公务员
30	沈明辉	女	1963.11	医疗器械监管处三级调研员	中共党员	大学本科	公务员
31	刘斌	男	1971.04	化妆品监管处处长、一级调研员	中共党员	硕士研究生	公务员
32	杨建	男	1979.10	化妆品监管处副处长	中共党员	宁夏党校研究生	公务员
33	王梦华	女	1969.06	化妆品监管处二级调研员	中共党员	大学本科	公务员
34	卢军涛	男	1971.06	化妆品监管处二级调研员	中共党员	大学本科	公务员
35	王松安	男	1973.08	稽查局局长	中共党员	宁夏党校研究生	公务员
36	开瑞强	男	1974.03	稽查局副局长	中共党员	大学本科	公务员
37	孙永利	男	1969.08	稽查局副局长、三级调研员	中共党员	大学本科	公务员
38	马勇	男	1965.02	稽查局三级调研员	中共党员	大专本科	公务员
39	方国贤	男	1971.09	稽查局四级调研员	中共党员	大学本科	公务员
40	张星	男	1979.11	稽查局四级调研员	中共党员	硕士（单证）研究生	公务员
41	赵丽君	女	1986.05	稽查局二级主任科员	民革党员	大学本科	公务员
42	马海涛	男	1969.12	机关党委专职副书记、人事与老干部处处长、一级调研员	中共党员	大学本科	公务员
43	赵显平	男	1970.08	机关党委（人事与老干部处）副处长、三级调研员	中共党员	大学本科	公务员

续表

序号	姓名	性别	出生年月	职务职级	政治面貌	学历	备注
44	吴丹	女	1988.02	机关党委（人事与老干部处）副处长	中共党员	硕士研究生	公务员
45	杨崇杰	男	1970.09	机关党委（人事与老干部处）二级调研员	中共党员	大学本科	公务员
46	顾海波	男	1970.05	机关党委（人事与老干部处）二级调研员	中共党员	大学本科	公务员
47	王弋琳	女	1988.09	机关党委（人事与老干部处）三级主任科员	中共党员	宁夏党校研究生	公务员
48	盛家琪	女	1990.09	机关党委（人事与老干部处）四级主任科员	群众	大学本科	公务员
49	陈海红	男	1989.12	机关党委（人事与老干部处）四级主任科员	群众	大学本科	公务员
机关服务中心							
1	张晟	男	1964.12	综合处高级工	中共党员	大学本科	工勤编
2	李文	男	1966.03	综合处技师	群众	大专本科	工勤编
3	杨勇	男	1979.03	综合处技师	群众	大学本科	工勤编
4	施晓雨	女	1988.02	综合处文印员	群众	大学本科	聘用编
5	董传阳	男	1989.11	综合处新闻宣传员	群众	大学本科	聘用编
6	马瑞灏	男	2002.02	综合处信息技术员	群众	大专	聘用编

离退休干部：2019年1月1日至2022年9月30日期间，自治区药监局及直属各事业单位共有17名干部职工退休。现有离退休干部104人，其中享受副厅级及以上（含二级巡视员）退休待遇15人，副处级（含四级调研员）以上39人，离退休干部中共有共产党员56人。

表9.2 自治区药监局及直属事业单位退休人员名录
（2019年1月1日至2022年9月30日）

序号	姓名	性别	退休日期	退休前所在单位	退休前职务职级	政治面貌	专业	最高学历
1	武晓平	男	2020.11	自治区药品监督管理局	正厅	中共党员	宁夏大学中文专业	大学本科
2	杨秋蓉	女	2021.01	自治区药品监督管理局	二级巡视员	中共党员	宁夏大学汉语言文学专业	大学本科
3	李云霞	女	2020.05	自治区药品监督管理局	二级调研员	中共党员	兰州商学院会计专业	大专本科
4	王立伟	男	2020.03	自治区药品监督管理局	一级调研员	中共党员	中央党校法律专业	大学
5	董华	女	2021.05	自治区药品监督管理局	二级调研员	群众	银川市党校法律专业	大专

续表

序号	姓名	性别	退休日期	退休前所在单位	退休前职务职级	政治面貌	专业	最高学历
6	郭海燕	女	2022.06	自治区药品监督管理局	一级调研员	中共党员	北京医学院药学专业	大学本科
7	刘雪岚	女	2022.07	自治区药品监督管理局	二级调研员	中共党员	沈阳药科大学药学专业	大学本科
8	刘世裕	男	2021.05	自治区药品监督管理局机关服务中心	二级技师	群众		中专
9	尹华	女	2019.09	自治区药品安全技术查验中心	专技八级	群众	宁夏广播电视大学医学检验	大专
10	李克勤	男	2019.02	自治区药品检验研究院	专技十一级	群众	宁夏大学汉语言文学专业	大专
11	王新凤	女	2019.03	自治区药品检验研究院	管理八级（非领导）	群众	银川市党校行政管理专业	大专
12	杨秀荣	女	2019.08	自治区药品检验研究院	专技八级	群众	中国人大政治经济学	硕士研究生
13	王文忠	男	2019.12	自治区药品检验研究院	二级技术工	中共党员	银川市党校行政管理	大专
14	李克俭	男	2020.04	自治区药品检验研究院	管理八级（非领导）	群众	高中	大专
15	王建宁	男	2020.06	自治区药品检验研究院	专技五级	中共党员	北京职工学院药学	大专
16	罗淑花	女	2020.09	自治区药品检验研究院	专技八级	群众	宁夏医学院临床医学	大专
17	史宏伟	女	2022.06	自治区药品检验研究院	管理七级（非领导）	群众	银川党校行政管理	大专

一、干部教育培训

党的十九大以来，自治区药监局高度重视干部队伍教育培训和能力素质提升，坚持每年年初研究制订年度干部教育培训计划，统筹安排区、市、县三级监管执法干部，审评、审批、抽样、检验等技术人员培训。2018年（含食品）至2022年9月30日，先后举办各类政治理论培训、监管业务培训、法治教育培训等各类培训班81期，培训各级监管执法干部、业务干部6900余人次。

一是突出政治能力培训。坚持把学习习近平新时代中国特色社会主义思想、习近平总书记视察宁夏重要讲话和重要指示批示精神及党的十九大和十九届历次全会精神作为干部教育培训的主课，组织党员干部精读细研《习近平谈治国理政》《习近平新时代中国特色社会主义思想学习问答》等重要读本，不断推动学习贯彻往深里走、往心里走、往实里走，教育引导各级干部深刻领悟"两个确立"决定性意义，增强"四个意识"、坚定"四个自信"、做到"两个维护"。

二是突出法治能力培训。深入学习贯彻习近平法治思想，坚决贯彻落实党中央、国务院关于加强疫苗药品监管的重要指示批示精神，从坚决维护广大人民群众最根本利益的高度，持续加强《中华人民共和国药品管理法》《中华人民共和国疫苗管理法》《化妆品监督管理条例》《医疗器械监督管理条例》的学习宣传培训，着力提升各级监管干部法治思维、依法履职能力。

三是突出专业能力培训。聚焦干部专业能力提升，实施"两品一械"监管能力培训计划，加强药品检查员队伍的专业化培训体系建设，强化检查员法律法规、专业知识、职业道德等培训。创新培训方式和培训形式，充分利用专题研讨、案例教学、现场演练、情景模拟、影视观摩、技术比武、知识竞赛等教学方法，丰富和增强培训的吸引力和感染力，提升培训效果。紧盯监管能力不足、专业不强等突出问题，不断提高对监管法律法规、技术规范的实践和运用，提高风险防控以及应对突发事件、解决疑难问题的能力。

四是突出培训质量管理。聚焦培训质量提升，实施干部教育培训科学化管理。重点解决以往出现的培训对象不精准、培训内容单一、培训效果打折扣的问题。干部教育培训计划实行归口管理，自治区药监局机关党委（人事与老干部处）负责统筹制定干部教育培训计划，开展督促指导和统筹协调，各主办处室（单位）做好办班事宜。严格执行培训计划，按照干部教育培训计划确定培训主题、调训对象、学制时间、参训人数等，认真落实培训审批、讲稿内容审核、质量评估等培训工作要求。

五是突出培训安全管理。主办处室（单位）树牢常态化疫情防控意识，在确保疫情防控安全的前提下组织实施培训。区外培训未明确时间和地点的，主办处室（单位）密切关注疫情防控形势，严格遵守疫情防控规定，加强出入、住宿、餐饮等方面严格管控，确保安全。

六是突出加强学风建设。主办处室（单位）严格执行中组部《干部教育培训学员管理规定》、自治区党委组织部《赴外省培训注意事项提醒函》等有关要求，认真履行管理职责，严格执行学习、考勤等制度，从严管理学员。

二、干部选拔任用

党的十九大以来，自治区药监局着眼于建设高素质专业化药品监管队伍，贯彻落实《党政领导干部选拔任用工作条例》，突出政治标准，坚持党管干部，坚持公道正派，注重实干担当，推动构建风清气正的干事创业环境。2019年1月1日至2022年9月30日，先后向组织推荐一级巡视员1名，二级巡视员两名，党组研究提拔正处级（含一、二级调研员职级）干部20人（次），副处级（含三、四级调研员职级）干部25人（次），从基层向局机关选调干部3名，向事业单位选调干部1名；通过公开招考录用机关及事业单位干部9名，接收安置军转干部1名。

一是严把政治关。聚焦干部"选、育、管、用"全链条，将政治忠诚、政治定力、政治担当、政治能力、政治自律纳入考察干部内容。落实干部政治素质考察实施办法，完善细化了效能目标考核办法、干部平时考核办法，注重选拔使用尊崇党章、严守政治纪律和政治规矩，并在关键时刻冲得上去、危难关头豁得出来的干部。延伸考察干部"八小时以外"的言谈举止，多方印证干部的政治忠诚和政治定力，全面掌握干部的真实政治表现，确保选准用好干部。

二是严把核查关。严格执行"凡提四必"要求，对干部档案特别是"两龄一历"、个人事项报告、廉政情况等坚持凡提必查，组织开展了干部选拔任用资料核查"回头看"工作，严格对照《党政干部选拔任用工作全程纪实办法》，明确专人负责纪实材料的收集整理，对从动议提名到正式任职全过程形成的纪实材料逐人审核、逐项把关签字，对审核无误的纪实材料及时装订成册、归档备查，按照"一人一档、一批一册"的要求进行"账簿式"管理，确保做到工作责任可追溯、选任过程可倒查。

三是严把导向关。立足药品监管事业发展全局，注重把工作业绩、基层反映和群众口碑作为领导干部选任的重要标尺，充分听取和尊重干部职工意见，注重从平时默默履职尽责、急难险重任务面前和关键时刻主要表现等方面考察和识别干部，努力把品行厚重、实绩突出、群众公认的好干部选到重要岗位上来，引导干部靠政德、才干、实绩赢得信任，干部选任的导向作用明显增强。同时，坚持把事业需要、岗位需求、结构优化与能力专业互补、性格气质相容、老中青结合，作为干部配备的重点，注重在基层一线淬炼干部、识别干部。有重点地选派综合素质好、发展潜力大的优秀干部交流轮岗工作；有意识地选派缺乏基层工作经历的年轻干部下沉一线参与飞行检查、项目任务等。注重把驻村开展精准扶贫、疫情防控、应急处突等重大考验中表现优秀、敢于担当、实绩突出的优秀干部，选配到重点业务处室、关键工作岗位上，推动干部队伍结构逐步优化、整体功能明显增强。

四是严把政策关。突出抓好党组领导成员和组织人事干部"两个关键"对《党政领导干部选拔任用工作条例》的学习贯彻，及时跟进落实干部选拔任用工作新要求新任务，持续推进自治区药监局干部选拔任用工作制度化、规范化、科学化。完善并落实《自治区药监局党组研究干部选拔任用工作程序规定》，严把分析研判、动议、考察、民主推荐、讨论决定等重要关口，综合运用平时考核、专项考核、谈心谈话等结果，不断提高干部选任的精准度。坚持把群众公认作为推荐干部的重要基础，及时向谈话对象提供谈话提纲、干部名册，保证干部的知情权、参与权、监督权。坚持对廉政不过关的干部实行"一票否决制"，坚决防止干部"带病提拔"和"带病上岗"。落实干部选拔任用工作"一报告两评议"制度，干部职工对本单位干部选拔任用工作的总体评价满意。

三、干部考核与激励奖惩

党的十九大以来，自治区药监局坚持严管与厚爱结合，激励干部主动干事创业、担当作为。进一步完善干部考核评价机制，建立健全激励机制和容错纠错机制，旗帜鲜明为敢于担当、踏实做事的干部撑腰鼓劲。一是严格日常管理。认真落实《公务员职务与职级并行规定》，严把入口、登记、调任、转任、职级晋升等重点关口和关键环节，落实领导干部报告个人有关事项、谈心谈话、函询诫勉等制度，做实做细干部管理各项工作。二是加强考核评价。完善效能目标考核办法，对受到各级党委、政府和上级主管部门（单位）通报表扬、表彰的单位，在年度效能考核中予以加分。年度考核评先评优坚持好中选优，不搞平衡照顾和名额分配，对年度考核处于末位的处室、单位主要负责人进行约谈；对年度考核排名靠后的干部进行提醒谈话，对连续两个年度考核末位的处室、单位主要负责人进行岗位调整。抓实干部平时考核、年度考核，并将日常考核情况与年终考核相结合。同时，紧密衔接效能目标管理考核，注重吸收巡视巡察、专项检查评估等结果，对干部做出客观公正评价，结果作为干部选拔任用、职级晋升、评先奖优、兑现效能工资的重要依据，对于考核优秀、敢于担当、实绩突出、群众公认的干部及时给予奖励或优先提拔任用。三是强化正向激励。完善并执行《响应社会主义是干出来的伟大号召，激励干部新时代新担当新作为的具体措施》《局工作人员容错纠错实施办法》《局工作人员问责追责实施办法》，始终做到为干事者鼓劲、为担当者担当、为负责者负责。关爱干部身心健康，全面落实体检、休假、谈心谈话、走访慰问困难干部职工等制度，为干部排忧解难。四是严格执纪监督问责。修订《自治区药监局公务员平时考核办法》，建立机关干部"干事档案"，认真执行《推进干部能上能下若干规定（试行）》和自治区实施细则，对不敢担当、不负责任，为官不为、庸懒散拖，干部群众意见较大、造成不良影响的干部，及时予以免职、调整、降职等处理措施。

第二节 党员队伍和党群组织设置

2019年1月1日至2022年9月30日，自治区药监局各级党组织先后发展党员4名（其中已转正1名，预备党员3名）。截至2022年9月30日，自治区药监局共有基层党组织23个（机关党委1个、党总支1个，党支部18个，党小组3个）。其中，自治区药监局机关设党支部9个（含1个离退休干部党支部），3个直属事业单位（机关服务中心未设党组织）设党总支1个、党支部9个（含1个离退休干部党支部）、党小组3个。共有在职党员105名，女性党员41名，少数民族党员19名，大专及以上学历党员105名。两个离退休干部党支部共有党员56名，其中机关离退休干部党支部党员35名，自治区药检院离退休干部党支部党员21名。

表9.3 自治区药监局党员队伍和党组织设置情况一览表

党组织名称	书记	副书记	委员	党员人数	最近一次换届时间	备注
机关党委	王生礼	马海涛	白军生 刘峰 王松安 李永清 马泰	161	2019.11.1	马泰已转出

续表

党组织名称	书记	副书记	委员	党员人数	最近一次换届时间	备注
机关纪律检查委员会	马海涛	马宗卫	刘斌		2019.11.1	
综合处党支部	王少波			8	2022.3.25	含预备党员1名，临时转出1名
政策法规处党支部	李永清			5	2022.3.25	
药品注册与生产监管处党支部	罗磊			4	2022.3.25	
药品流通监管处党支部	黑生虎			5	2022.3.25	
医疗器械监管处党支部	冯琳			5	2022.3.25	
化妆品监管处党支部	刘斌			5	2022.3.25	
稽查局党支部	王松安			7	2022.3.25	临时转出1名
机关党委（人事与老干部处）党支部	马海涛			6	2022.3.25	临时转出1名
机关离退休干部党支部	陈峰涛	赵显平	赵胜　牧冬梅　严晓莉	35	2022.4.25	
自治区药检院党总支	马宗卫		王坤　彭福林　薛瑞　李震全	55	2022.2.25	
第一支部	彭福林			7	2021.7.5	临时转出1名
第二支部	王庆			4	2021.7.5	
第三支部	马玲			6	2021.7.5	
第四支部	朱会琴			5	2021.7.5	
第五支部	翟宇			6	2021.7.5	
第六支部	李震全			6	2021.7.5	
第七支部	张士杰	王振波	王英华	21	2021.7.5	离退休干部党支部
自治区药品安全技术查验中心党支部	李锐	狄天云	王国礼　周开军	13	2021.7.14	
自治区药品审评查验和不良反应监测中心党支部	海学武		张福宝　夏丽娟	13	2020.5.6	临时转出1名

表9.4　自治区药监局群团组织设置情况一览表

组织名称	主席（主任、书记）	副书记（副主任、副主席、副书记）	委员	最近一次换届时间	备注
机关工会	杨崇杰		杨建　开瑞强　冯琳　梁新萍　陶振德　王坤	2020.9.3	陶振德于2022年9月调出
工会经费审查委员会	杨建		梁新萍　周晓涛	2020.9.3	
女职工委员会	冯琳		陈思宇　马玲	2020.9.3	
共青团	张美		王振波　王弋琳	2020.9.2	

第三节　思想政治建设

党的十九大以来，自治区药监局始终把党的政治建设摆在首位，深刻领悟"两个确立"决定性意义，不断增强"四个意识"、坚定"四个自信"、做到"两个维护"，切实发挥党组政治领导作用，始终在思想上、政治上、行动上同以习近平同志为核心的党中央保持高度一致，2019年、2020年、2021年分别对本局政治生态进行研判分析，形成报告，及时纠偏防错，为各项工作推进提供坚强政治保证。

一、建立第一议题制度

坚持党组会议、中心组学习会议第一议题专门安排深入学习贯彻习近平新时代中国特色社会主义思想，深入学习贯彻习近平总书记视察宁夏重要讲话和重要指示批示精神，及时跟进学习习近平总书记最新重要讲话和重要指示批示精神，不断提高政治判断力、政治领悟力、政治执行力，对党中央、自治区党委召开的重要会议、出台的重要文件、部署的重要工作，及时传达学习，深入交流研讨，坚决贯彻落实，确保机关建设、药品监管等各项决策部署始终沿着正确的政治方向推进。2019年，自治区药监局党组专门印发《关于建立学习贯彻落实习近平总书记重要指示批示精神和中央及自治区重大决策部署常态化机制的通知》，2020年印发《关于深入学习贯彻习近平总书记视察宁夏重要讲话精神分工负责抓好自治区党委十二届十一次全会决策部署贯彻落实工作的通知》，2021年印发《关于深入学习贯彻习近平总书记重要指示批示精神分工负责抓好自治区党委和政府重大决策部署落实工作的通知》，确保习近平总书记重要指示批示精神、党中央和自治区党委各项重大决策部署的落实落地。

二、加强政治理论武装

严格执行党组理论学习中心组学习制度，坚持每年制定学习计划，把习近平新时代中国特色社会主义思想作为学习的重中之重，不断在学懂弄通做实上下功夫，为推进药品监管各项工作提供思想保证。一是发挥党组理论学习中心组示范带头作用。抓实抓好"关键少数"的学习，2019—2022年9月，先后开展党组理论学习中心组集体学习活动30多次。二是坚持集中教育和经常性教育相结合。把党性教育和理想信念教育贯穿党员教育培训全过程，组织党员干部认真学习党的十九大报告和党章，系统学习《习近平关于"不忘初心、牢记使命"重要论述选编》《习近平新时代中国特色社会主义思想学习纲要》，深入学习习近平总书记视察宁夏重要讲话和重要指示批示精神，跟进学习习近平总书记最新重要讲话文章和批示精神，深入开展"大学习、大讨论、大宣传、大实践"活动，先后举办"不忘初心、牢记使命"学习习近平新时代中国特色社会主义思想研讨班、"学党史、强党性、提能力"等专题培训班，不断推动政治理论学习往实里走、往深里走、往心里走。三是丰富学习形式。开展"党员大学习"活动，把学习贯彻习近平新时代中国特色社会主义思想作为支部学习的"第一内容"、党员学习的"第一任务"，贯穿支部思想政治建设全过程，充分运用"三会一课"、主题党日活动等开展经常性学习。实施青年理论学习提升工程，成立"青年理论学习小组"，不断提升青年的理论自觉和政治能力。鼓励党员开展"指尖上学习"，充分运用学习强国、宁夏干部教育培训网络学院、国家药品监管干部网络培训学院、微信公众号等平台，随时随地学习新知识新思想新要求。常态化抓好党员干部督学促学工作，采取翻书检学、答题测试等方式，以考促学，真实检验党员干部学习成效。

三、自觉接受巡视监督

自治区党委第二巡视组于2017年9月12日—11月3日对原自治区食品药品监督管理局党组开展了巡视，并于2018年1月11日反馈巡视意见，共反馈党的领导不够坚强有力、党建工作不够深入扎实、全面从严治党不够严格等3个方面9个问题；2019年10月29日—12月15日，自治区党委第一巡视组对自治区药监局党组深化机构改革情况进行了专项巡视，结合巡视对党组落实意识形态工作责任制情况、选人用人工作开展了专项检查，并于2020年1月14日反馈了巡视意见。两轮巡视共反馈具体问题53个，其中，2017年巡视反馈具体问题21个；2019年巡视反馈具体问题32个（含选人用人10个问题、意识形态5个问题）；移交信访件4件（2017年两件、2019年两件）。巡视意见反馈后，自治区药监局党组坚持把巡视整改工作作为严格执行党的政治纪律的具体实践，层层压实责任、明确任务，全面完成整改任务，根据巡视反馈问题和移交线索，共立案5人，给予党纪政务处分5人，诫勉谈话9人。

四、坚决贯彻执行上级部署

定期开展执行党中央和自治区重大决策部署督察检查，并在实践中不断完善长效机制，建立落实党中央和自治区党委、政府文件及会议精神进展情况台账，分层分类细化工作指标，落实情况纳入年度效能考核重要分值。加大责任机关处室、各直属事业单位及个人问责力度，对因工作落实打折扣、讲条件的，取消评先评优资格；对因不担当不作为慢作为造成不良后果的，年度考核列入末位并通报，确保党中央、自治区党委政令畅通、不折不扣落实。严格执行民主集中制。坚持重大事项集体讨论决策。2018年至2022年9月30日，累计召开党组会议148次。认真执行重大事项请示报告制度，每年按要求向自治区党委报告年度总结及下年计划、意识形态工作责任制落实情况、全面从严治党主体责任落实情况等。修订党组学习制度、党组议事规则，认真贯彻落实民主集中制，建立周晨会、月度例会、半年督查和总结讲评、年度述职评议和效能目标考核等制度机制，发挥党组把方向、管大局、保落实的领导作用。

五、认真落实意识形态工作责任制

传承伟大建党精神，培育涵养积极健康的党内政治文化。深入学习贯彻习近平总书记"七一"重要讲话精神和党的十九届六中全会精神等重要精神，把党内政治文化建设融入党的各项建设中，大力弘扬忠诚老实、公道正派、实事求是、清正廉洁等价值观。充分利用宁夏本土红色资源，先后组织全局党员干部赴银川市烈士陵园、盐池革命纪念园等红色教育基地，深入开展"清明祭英烈""信仰与忠诚"等党性教育活动，组织开展集中公诺、重温入党誓词、过"政治生日"等活动，不断激发党员奋斗精神。修订完善《自治区药监局党组落实意识形态工作责任制实施规范》，制定《自治区药监局意识形态工作责任制督查检查考核办法（试行）》，将意识形态工作纳入领导班子和领导干部考核的内容。深化"三化"问题排查治理，全体党员干部中没有信奉封建迷信、没有信仰宗教、参与邪教等违规违纪行为。结合"传承党的百年光辉史基因、铸牢中华民族共同体"意识教育、"保密宣传月"主题宣传活动等，深入开展总体国家安全观、马克思主义民族观宗教观、网络安全和保密安全教育。以打造"药安早知道"宣传品牌为抓手，突出抓好网站、政务新媒体等意识形态阵地建设和管理，精心策划开展化妆品科普宣传周、医疗器械安全宣传周、药品科技活动周、安全用药月等活动，创新开展监管干部走进新闻直播间活动，回应群众关心关切。

第四节 党员管理教育培训

一、党员教育培训内容体系建设

党的十九大以来，自治区药监局始终以建设过硬党员队伍为导向，持续完善培训内容体系。深入贯彻落实新时代党的建设总要求和组织路线，着力在提升党员干部队伍的政治能力和专业能力上下功夫。一是紧扣时代步伐，科学谋划全面培训。紧盯党员教育培训工作面临的形势任务，按照"缺什么、补什么、需要什么、培训什么"的原则，通过发放征求意见函、召开座谈会、个别访谈等形式，全方位、多层面听取意见建议，准确把握岗位需要和不同党员干部群体的培训需求，科学谋划好教育培训工作。强化党员教育培训的宏观指导，每年年初制订局党组理论学习中心组学习计划、党员干部教育培训计划，在培训课程中融合设置政治理论教育、政治教育和政治训练、党章党规党纪教育、党的宗旨教育、革命传统教育、形势政策教育、知识技能教育等方面课程。充分挖掘和使用区内外教育培训资源，先后与山东大学、浙江大学、湖南大学建立联合办学机制，确保高质量完成党员教育培训任务。二是紧盯能力短板，精细设计务实培训。直面药品监管体系和监管能力存在的短板，把党员教育培训与守好"三条生命线"、建设高质量发展先行区、全域创建"食品药品安全区"、常态化疫情防控、全面加强药品监管能力建设等中心工作、重点任务结合起来，积极回应基层需求和关切，细化培训课程，着力解决培训对象、内容、效果不精准的问题。先后举办药品监管能力提升、智慧监管平台应用培训班等，着力提高党员干部的专业能力、专业精神和履职尽责水平。三是紧贴发展实际，分类分级精准培训。坚持从实际出发，分类别针对性开展党员教育培训。聚焦党政领导班子政治建设，以学习贯彻习近平新时代中国特色社会主义思想和党内制度法规为重点，抓牢党组理论学习中心组理论学习，定期举办读书研讨班，先后组织局党组理论学习中心组学习会、研讨会、党组书记讲党课等活动。聚焦行政执法队伍建设，以习近平法治思想作为学习重点，先后举办法治政府建设专题培训、法律法规相关培训，配发《论坚持全面依法治国》等书籍。聚焦专业技术人才队伍建设，以加快推进"两品一械"检验检测、审评查验等专业能力提升为重点，选派优秀专业技术干部赴国家药监局高级研修学院等学习，不断提升专业素养。

二、党员教育培训方式创新

党的十九大以来，自治区药监局始终以全面提升新时代党员教育培训质量为根本，创新培训方式方法。主动适应党员教育培训新形势新任务新要求，积极探索更加务实管用、灵活多样的党员教育培训形式。一是打造"分享式"品牌课堂。围绕药监特色、职能特点，结合"党课开讲啦"活动，全力打造药监局"党员公开课 业务人人讲"品牌课堂，通过党员干部个人自荐、各支部推荐相结合的方式，先后开展药品监管工作的思考与经验分享、习近平法治思想等课程，为党员干部搭建交流工作、锻炼才干的平台。二是推行"下沉式"实践课堂。注重在基层一线实践中淬炼党员干部，选派党员干部到精准扶贫、乡村振兴、服务群众等基层一线实践历练，不断提高党员干部做群众工作、处理实际问题、应对复杂局面和统筹协调的能力才干。围绕推进职业化专业化药品检查员队伍建设，积极开展模拟现场检查、实验室比对等岗位练兵、技能训练活动，每年在培训班次中增加实训教学比例，区局机关干部赴各市县区市场监管局实地开展"两品一械"检验检测、稽查办案等业务培训。三是开设"交流式"主题课堂。充分发挥局工会、共青团、妇工委的桥梁纽带作用，结合模范机关、文明机关、无烟机关、健康促进机关创建工作以及传统节日，先后举办了"学习党史跟党走 永葆初心再奋斗"主题演讲比赛、"青春心向党"主题活动、"紧跟党走 请党放心 强国有我"专题读书会、"巾帼展风采，传承好家风"分享会、健康教育专题讲座等形式多样、主题鲜明的主题活动，党员干部通过故事分享、诗歌朗诵、演讲演说等方式，以身边人讲身边事，生动写实传递正能量。四是拓展"体验式"红色课堂。充分利用宁夏本土红色资源，深入开展"信仰与忠诚"党性教育活动，先后组织全局党员干部到盐池革命纪念馆、将台堡红军纪念园、长征革命纪念馆、闽宁镇等红色教育基地观摩学习，激励党员干部永远跟党走的信心，激发党员奋斗精神，切实增强对党的政治认同、思想认同、情感认同。

三、党员教育培训基础保障

党的十九大以来，自治区药监局始终以强化主体责任落实为宗旨，夯实党员教育培训基础保障。实行"统一培训计划、统一经费管理、统一组织实施、统一检查评估"的管理模式，加强对党员干部教育培训工作的统筹规划、组织管理。一是建立高效的运行保障机制。不断加强对党员教育培训工作的组织领导，完善局党组理论学习中心组学习制度，制定了《自治区药品监督管理局干部教育培训管理办法》，确定局机关党委（人事与老干部处）为党员教育培训工作负责机构。将干部教育培训经费列入单位年度预算并给予充分保障。二是健全科学的培训制度体系。把需求调研和效果评估贯穿于培训全过程，对培训内容、课程设置、培训师资、培训效果等方面进行全方位培训评估调研。建立党员干部参加教育培训与干部选拔任用、管理、监督衔接机制，确保培训符合党员干部成长、药监事业发展实际。加强第三方培训机构的资质审核、安全评估，实行跟班管理和培训联络员制度，不断加强党员教育培训项目化推进、精细化管理。三是从严加强党员教育培训学风建设。坚决落实党中央和自治区党委关于加强学风建设和学员管理的有关规定，防止教育培训表面化、程式化，时刻警示党员教育培训中可能出现的"表面学、程式学"等学风问题，引导党员干部不断增强学习的紧迫感责任感。坚持把理论联系实际贯穿学习培训始终，把学习党的创新理论与药品监管实践结合起来，把学习党的创新理论同增强党性锻炼结合起来，把培训实效转化为助推药监事业高质量发展的正确思路和具体措施。

第五节　基层组织建设

坚持"围绕中心抓党建、抓好党建促业务"，深入实施"三强九严"工程和党员干部政治能力专业能力提升工程，围绕落实"基层党建全面提升年"任务，组织开展党建工作观摩和党务知识培训，汇编印发《党支部工作手册》，举办党建工作"互观互检"活动，对党（总）支部党风廉政建设责任制、意识形态责任制、支部党员管理等10个方面17项内容落实情况进行全面互检。深入开展"我为群众办实事"实践活动，明确具体实事并逐项推动落实落地。组织开展"服务进园区 监管有温度"等活动，深入苏银产业园等园区一线开展结对帮扶、结对共建，帮助解决实际问题。严格落实党员领导干部专题民主生活会、双重组织生活会、谈心谈话、民主评议党员等制度，认真组织召开"坚持以案促改 深化作风建设"专题民主生活会、党史学习教育专题组织生活会。常态化开展"党员公开课、业务人人讲"，推进模范机关、文明机关、无烟机关、健康促进机关、节约型机关创建工作，局机关和局属3个事业单位先后被评为区直机关"文明单位"。坚持把党章作为党性教育的必学内容，结合巩固"不忘初心、牢记使命"主题教育成果，把旗帜鲜明讲政治贯穿于药品监管工作全过程各方面，深入贯彻区直机关"让党中央放心 让人民群众满意"模范机关创建观摩推进会精神，开展"以实干展现新作为 靠实干交出新答卷"活动，一体推进"五型机关"建设取得积极成效。充分发挥局工会、共青团、妇工委的桥梁纽带作用，举办了"学习党史跟党走 永葆初心再奋斗"主题演讲比赛、"青春心向党"主题活动、"紧跟党走 请党放心 强国有我"专题读书会、"巾帼展风采，传承好家风"分享会、健康教育专题讲座等形式多样、主题鲜明的活动，党员干部通过故事分享、诗歌朗诵、演讲演说等方式，以身边人讲身边事，生动写实传递社会公德、职业道德、家庭美德、个人品德教育正能量。

自2019年6月开始，"不忘初心、牢记使命"主题教育工作开展以来，为认真贯彻落实党中央和自治区的安排部署，局党组印发了《开展"不忘初心、牢记使命"主题教育实施方案》，成立了主题教育领导小组，制定学习计划和学习制度，及时向党员干部配发学习书籍，认真组织党员干部读原著、学原文、悟原理，举办了"'不忘初心、牢记使命'——学习习近平新时代中国特色社会主义思想研讨班"，组织75名党员干部到宁东干部教育基地开展党性教育，实地感受改革开放以来行业建设取得的巨大成就，深切感悟习近平总书记关于"社会主义是干出来的"伟大号召。安排专题辅导7场，组织现场教学1次，观看革命教育片3次，开展集中交流研讨3次，组织党组班子成员讲党课5次，开展警示教育 1 次，确保理论学习有收获。局党组成员分别带队深入基层一线开展调研活动，共征集到意见建议 12 条，共梳理出相关工作领域中的难点、痛点、堵点问题 25 个，并就强化和改进监管工作提出了 22 条具有较强针对性和管用的意见措施。针对群众反映的热点难点问题，联合公安、卫生健康、市场监管等部门部署开展了严厉打击药品经营使用违法违规行为专项行动、无菌和植入性医疗器械等高风险产品生产经营企业专项检查、化妆品线上净网线下清源和"靓发行动"、深化药品监管领域扫黑除恶专项斗争、侵害群众利益突出问题专项治理，确保问题整改到位。

按照自治区党委"不忘初心、牢记使命"主题教育领导小组、自治区纪委、自治区党委组织部开好"不忘初心、牢记使命"专题民主生活会的通知要求，自治区药监局于 2019 年 8 月 27 日召开了领导班子民主生活会，自治区党委主题教育第五巡回指导组成员何建军、胡剑锋出席会议。"不忘初心、牢记使命"主题教育达到了理论学习有收获、思想政治受洗礼、干事创业敢担当、为民服务解难题、清正廉洁作表率的目标要求。

自 2021 年 2 月党史学习教育开展以来，药监局坚持以习近平新时代中国特色社会主义思想为指导，认真贯彻落实中央和自治区党委部署要求，聚焦学史明理、学史增信、学史崇德、学史力行目标要求，加强组织领导、细化工作措施、统筹推进落实。制定印发《党史学习教育实施方案》《党史学习教育工作计划》，成立了领导小组，并组建了 4 个督导组，强化任务落实和日常督查。认真组织全体党员干部学习"四史"和习近平总书记重要讲话和重要指示批示精神，召开局党组会学习 27 次，中心组学习 14 次，举办专题培训班两期，集中宣讲两次，党组成员讲党课 9 次，组织交流研讨 7 次，保证学习教育深入开展。组织开展"清明祭英烈""信仰与忠诚"集中主题党日、"学习党史跟党走 永葆初心再奋斗"演讲比赛、"学党史 铭初心"党史知识竞赛、"紧跟党走 请党放心 强国有我"青年干部专题读书会和"青春心向党"主题朗诵等系列活动，推动党史学习教育走实。制定了《"我为群众办实事"实践活动方案》，确定 15 项重点任务，建立责任清单，扎实开展"办好实事惠民生""创新治理保平安""推动发展增福祉"专项活动。深入开展城乡结合部、偏远乡镇和农村涉药单位飞行检查，并通过下发督办单、会议通报、约谈和跟踪回访等措施，有效推动发现问题整改落实。组织开展药品安全"六进"和"服务进园区、监管有温度"活动，通过座谈交流、现场帮扶，解决生产企业质量控制难题。在疫情防控严峻的时候，严格监督零售药店落实"六个一律"防控措施，安排92名党员、干部下沉3个社区参与疫情防控，并向社区捐赠防护服、口罩等防疫和生活物资。落实"跨省通办""全程网办""最多跑一次""告知承诺制"等便民利民措施，着力解决群众办证、企业审批等急难愁盼问题，各类行政审批服务事项全程网办率达89.7%，减免企业收费29.2万余元。

按照自治区纪委、组织部和党史学习教育领导小组关于开好党史学习教育专题民主生活会的有关部署要求，2022年1月26日，自治区药监局召开2021年度领导班子和党员领导干部党史学习教育专题民主生活会。自治区党史学习教育领导小组薛宝忠、李文玉同志出席指导了专题民主生活会。

第六节　党风廉政建设和全面从严治党

一、一体推进不敢腐不能腐不想腐

党的十九大以来，自治区药监局深入推进全面从严治党，驰而不息纠"四风"转作风。始终把全面从严治党贯穿药监事业发展的各方面，持续深化党风廉政建设，自觉接受驻厅纪检监察组监督，一体推进不敢腐不能腐不想腐，不断净化政治生态。坚持把党风廉政建设摆在重要议程，深入学习贯彻中纪委、自治区纪委有关会议精神，并将中纪委和自治区纪委有关精神纳入党组理论学习中心组和干部理论学习计划，局党组书记审核制定局党组全面从严治党、党风廉政建设和反腐败工作主要任务分工方案、党组全面从严治党"三个清单"，组织层层签订党风廉政建设责任书，有效传导压力和责任。坚持每半年召开一次全面从严治党专题会议，向驻厅纪检组专题报告落实党风廉政建设责任制情况。充分发挥局机关纪委作用，大力支持其积极履行推进党风廉政建设监督责任。持续加强《中国共产党章程》《中国共产党廉洁自律准则》《中国共产党支部工作条例（试行）》等党纪党规学习教育，常态化组织开展以"六廉"为主要内容的党风廉政警示教育，深化以案促改、以案警示，专门召开新任职干部集体廉政谈话会，通过党组理论学习中心组学习、主题党日、观看警示教育片等形式，常态化开展以"六廉"为内容的廉政警示教育。组织开展党风廉政警示教育周、酒驾专项警示教育、"以案警示"教育等活动，用"身边案"教育"身边人"。及时将国家药监局编印的《党风廉政警示教育通报》印发各级党组织学习。每逢重要节日，及时提醒党员干部保持廉洁勤俭，做到警钟长鸣。

二、着力整治突出问题

坚持把纪律和规矩挺在前面，严格执行中央八项规定及其精神和自治区"八条禁令"、区直机关"十项严禁"等规定，坚决反对形式主义官僚主义，深入开展药品监管领域侵害群众利益突出问题整治、工程建设政府采购等重点领域突出问题专项治理，扎实开展党风廉政警示教育周活动、酒驾专项警示教育和违规吃请隐形变异问题专项整治自查，队伍作风进一步改进。深入纠治"四风"问题。认真组织开展违规吃喝隐形变异专项整治、违规收送红包礼金及违规借转贷或高额放贷问题专项整治。深入推进集中整治形式主义官僚主义突出问题，为基层减负。修订印发层级事权的指导意见，完善行政权力和责任清单。印发《药品医疗器械化妆品行政处罚裁量权适用规则》和《裁量基准》，制定《医疗机构药品、医疗器械使用质量管理规范》《药品生产经营信用分级分类管理办法》《药品检查员队伍建设管理规范》等行政执法制度。健全完善公务用车、公务接待、固定资产管理、专项资金管理、公文管理、会议管理、差旅费管理等内部制度，为用制度管人管事管权提供依据。

第七节 精神文明创建

2019年7月，自治区药监局启动创建区直机关文明单位工作后，积极筹划，积极行动，先后组织人员到成功创建文明单位的自治区人防办、自治区文史馆学习取经，认真部署区局文明单位创建工作，明确分工，落实责任，加强督导，有序推进文明创建工作。

一是党的建设不断提升。结合巡视工作加大对党的建设工作力度，着力提升党的政治建设、组织建设，严格"三会一课"、主题党日的落实。修订完善了

《党组理论学习中心组学习制度》，制定印发党组理论学习中心组学习计划。组织签订了《党风廉政建设责任书》。加强了党员教育，组织深入开展了"不忘初心、牢记使命"主题教育，加强了党风廉政警示教育。

二是思想道德建设不断强化。结合每月一次的支部学习，围绕《新时代公民道德建设实施纲要》《新时代爱国主义教育实施纲要》，加强干部职工思想道德的学习提升。组织干部职工进行"四史"、爱国主义、公民道德、形势政策等教育活动。广泛开展扶贫济困送温暖献爱心活动，对离退休干部进行春节慰问，认真做好对接的隆德县联财镇赵楼村驻村扶贫工作。积极组织干部职工参与疫情防控、文明城市创建等活动，为认真落实文明创建"五个一"活动要求，组织以支部为单位，积极开展学雷锋志愿服务、文明创建宣传、网络文明传播、道德讲堂活动，完善职工餐厅管理制度、落实文明就餐制度，积极推进文明餐桌行动，弘扬中华优秀传统文化。

三是业务工作有力推进。集中整治了一批突出问题和风险隐患，组织开展了严厉打击药品经营使用违法违规行为专项行动、发用化妆品市场"靓发行动"等专项治理行动。会同公安机关联合侦破了1起迄今为止宁夏涉案金额最大的药品涉刑案件，涉案金额1500余万元。推进"智慧监管"，提升监管信息化手段。开通了"药安早知道"栏目，主动发声、回应关切，营造共治共享社会氛围的药品宣传意识形态主阵地。有力宣传药品安全监管，宣传药品监管局形象。

四是内部管理不断增强。进一步加强干部职工平时考核，强化工作纪律落实，不定期抽查干部职工对工作纪律、机关制度的落实情况。组织各处室认真查找履行职责、行使权力过程中存在的廉政风险，健全和落实廉政风险防控机制。推出一批优化营商环境的新举措，取消各类证明材料80项，合理压减申报材料241份，积极拓展网上办理业务，将执业药师注册等42个事项上线政务大厅"我的宁夏"手机APP政务服务行政审批平台，药品医疗器械产品注册收费标准降低50%。

五是文化建设不断增强。定期通报局门户网站信息发布情况，推进"药安早知道"宣传品牌建设。在机关办公楼公共区域完善社会公德、职业道德、党风廉政、文明礼仪、社会主义核心价值观等宣传牌、宣传栏，完善党支部活动阵地，利用机关一楼大厅电子屏、机关办公楼门头的电子显示屏，滚动宣传创建文明单位有关内容，引导干部职工文明行为的落实和宣传，全方位营造良好的机关文化氛围。认真开展创建"文明处室""文明家庭"活动。局直属事业单位职工王庆被授予第二届"区直机关道德模范（敬业奉献）"荣誉称号。

第十章 人物

第一节 历届领导班子成员简介
（按出生年月排序）

【马云海】 男，回族，1962年2月出生，宁夏海原人，大学本科学历。1982年11月加入中国共产党，1980年10月参加工作。2017年1月—2018年10月任自治区食品药品监督管理局党组书记、局长。

【兰德政】 男，回族，1963年5月出生，河南偃师人，中央党校研究生学历。1983年9月加入中国共产党，1980年10月参加工作。2013年12月—2018年10月任自治区食品药品监督管理局党组成员、副局长。

【杨秋蓉】 女，回族，1963年6月出生，宁夏银川人，大学本科学历。1994年3月加入中国共产党，1983年7月参加工作。2018年12月任自治区药品监督管理局党组成员、副局长，2020年10月—2021年2月任自治区药品监督管理局二级巡视员，2021年2月退休。

【叶上云】 男，汉族，1963年8月出生，福建浦城人，大学本科学历。1993年6月加入中国共产党，1983年8月参加工作。2003年11月—2016年6月历任自治区食品药品监督管理局食品安全协调处处长、卫生监督管理处处长，自治区食品安全委员会办公室专职副主任，综合协调与应急管理处处长等职，2016年6月—2018年10月任自治区食品药品监督管理局党组成员、食品安全总监，2018年10月任自治区市场监管厅党组成员、食品安全总监，2021年11月任自治区市场监管厅一级巡视员，2022年6月退休。

【殷远和】 男，汉族，1963年8月出生，湖北大悟县人，大学本科学历。1980年11月参加工作，1984年6月加入中国共产党。2000年8月—2006年12月历任自治区食品药品监督管理局办公室副主任（主持工作）、办公室主任、人事教育处处长，2006年12月—2018年10月任自治区食品药品监督管理局党组成员、副局长，2018年10月—2020年6月任自治区市场监督管理厅党组成员、副厅长，2020年6月任自治区市场监督管理厅一级巡视员。

【杨学礼】 男，回族，1963年10月出生，宁夏灵武人，大学本科学历。1986年5月加入中国共产党，1980年11月参加工作。2004年10月—2018年11月历任自治区食品药品监督管理局办公室正处级干部、食品安全监察处负责人、人事教育处调研员、人事教育处处长、机关党委专职副书记、稽查处处长、药品流通监管处处长等职。2018年11月—12月任自治区药品监督管理局药品流通监管处处长。2018年12月—2020年12月任自治区药品监督管理局党组成员、药品安全总监。2020年12月—2022年4月任自治区药品监督管理局党组成员、副局长。2022年4月任自治区药品监督管理局二级巡视员。

【王生礼】 男，汉族，1965年5月出生，宁夏西吉人，硕士研究生学历。1988年6月加入中国共产党，1983年7月参加工作。2013年12—2018年10月任自治区食品药品监督管理局党组成员、副局长，2018年10月—2020年12月任自治区市场监督管理厅党组成员，自治区药品监督管理局党组书记、局长，2020年12月任自治区市场监督管理厅党组成员，自治区药品监督管理局党组书记、局长，一级巡视员。

【白军生】 男，汉族，1966年7月出生，甘肃镇原人，大学本科学历。1997年5月加入中国共产党，1990年8月参加工作。2013年1月—2018年12月历任自治区食品药品监督管理局办公室副主任、科技与法制处处长。2018年12月任自治区药品监督管理局党组成员、副局长。

【马如林】 男，回族，1968年3月出生，宁夏同心人，中央党校在职研究生学历。1990年6月加入中国共产党，1990年7月参加工作。2013年7月—2018年10月任自治区食品药品监督管理局党组成员、副局长，2018年10月—2022年3月任自治区市场监督管理厅党组成员、副厅长。

【郭涛】 男，汉族，1968年4月出生，宁夏青铜峡人，宁夏党校研究生学历。1999年2月加入中国共产党，1989年7月参加工作。2004年12月—2010年6月任自治区食品药品监督管理局药品注册与医疗器械监管处主任科员、副处长。2010年6月—2018年11月历任自治区食品药品监督管理局医疗器械监管处处长、保健食品与化妆品监管处处长、办公室主任、规划财务处处长等职。2018年11月—2018年12月任自治区药监局规划财务处处长。2018年12月任自治区药品监督管理局党组成员、副局长。

【刘智峰】 男，汉族，1968年12月出生，陕西乾县人，宁夏党校研究生学历。1990年11月加入中国共产党，1985年10月参加工作。2014年8月—2018年10月任自治区食品药品监督管理局党组成员、驻局纪检组组长，2018年10月—2021年12月任自治区市场监督管理厅党组成员、驻厅纪检监察组组长。

【任永忠】 男，汉族，1969年7月出生，宁夏平罗人，中央党校研究生学历。1994年9月加入中国共产党，1990年7月参加工作。2014年10月—2018年10月任自治区食品药品监督管理局党组成员、药品安全总监。

【刘峰】 男，回族，1972年4月出生，重庆江北人，硕士研究生学历。2000年6月加入中国共产党，1994年7月参加工作。2008年9月—2015年8月历任自治区食品药品监督管理局副调研员、副处长、食品安全监督所所长、食品药品安全监督所所长等职，2015年8月—2020年12月任自治区药品检验所所长、自治区药品检验研究院院长，2020年12月任自治区药品监督管理局党组成员、药品安全总监。

第二节　人物获奖简介
（按出生年月排序）

【邢世瑞】 1935年9月生，辽宁葫芦岛人，中共党员，大学本科学历。宁夏食品药品检验所主任药师，第二批全国老中医药专家学术经验继承工作指导老师。曾任宁夏药品检验所中药室主任，兼任国家药品质量监督员、国家新药审评委员、全国中药天然药物学会委员、宁夏药学会副理事长、宁夏中医学会中药专业委员会主任委员及宁夏回族自治区科技厅专家咨询委员会委员等。1960年，毕业于沈阳药学院药学系。他长期从事中药检验、中药质量标准和中药资源开发研究工作，在中药检验及中药材真伪鉴别方面积累了丰富经验，曾先后主编出版中药专著6部，主持科研课题15项，发表学术论文40余篇。主持完成的科研成果获省部级一等奖1项、二等奖4项、三等奖4项、四等奖1项、厅级奖两项。1984年，被自治区党委和政府授予"为我区科技工作做出突出贡献的科技工作者"。1994年，被卫生部评为"全国边远地区优秀医学工作者"。1995

年,被评为"自治区先进工作者"。2002年,被自治区人事厅、卫生厅授予"自治区名中药专家"称号。2008年,被自治区人民政府授予"自治区有突出贡献专家"称号。2009年,被自治区人民政府授予"自治区名中医"称号,享受国务院政府特殊津贴。2017年12月,荣获"全国名中医"称号。2019年9月29日,被人力资源社会保障部、国家卫生健康委、国家中医药管理局授予"全国中医药杰出贡献奖"称号。

【王英华】 女,汉族,辽宁大连人,1954年1月生,中共党员。宁夏药品检验研究院主任药师、宁夏医科大学特聘教授、全国第四次中药资源普查宁夏专家指导委员会主任、《中国中药资源大典宁夏卷》编委会主任、国家药品监督管理局药品审评专家。曾任国家第八届、第九届国家药典委员会委员,自治区政协第九届委员会委员,自治区人民政府特邀药品督察组负责人。中国药学会中药和天然药物委员会委员、中国色谱学会理事。先后主持和参加科研课题19项(5项国际合作),发表论文70余篇,其中获宁夏自然科学优秀论文二等奖两篇。参加编写《宁夏中药志(上、下卷)》《常用中药化学鉴定》《银柴胡栽培技术及其质量研究》《甘草研究》4部专著和《宁夏中药材标准》等工作。其中:主持和参与的科研项目先后获省部级科技进步奖12项(一等奖1项、二等奖5项、三等奖5项;其中第一完成人5项),通过科技成果鉴定共14项,先后获授权国家发明专利3项。1992年,获中国药学会"青年科技奖";1998年,被评为国家"百千万人才工程"(313)第三层学术带头人;1999年,获国务院政府特殊津贴;2008年,被宁夏回族自治区党委、人民政府授予"突出贡献专业技术优秀人才奖",同年,被宁夏回族自治区人事厅、宁夏科学技术协会评为首届"全区优秀科技工作者";2017年,获中国药学发展奖的"食品药品质量检测技术突出成就奖"。受聘自治区人民政府特邀药品督察组负责人期间,于2013年受到自治区人民政府的通报表扬。

【海学武】 1965年1月出生,1986年7月毕业于上海中医学院药学系(现上海中医药大学),医学硕士,主任药师职称,国家药品GMP检查员,国家白酒和食品添加剂检查员,自治区药品GSP、医疗器械、化妆品、保健食品检查员。现任宁夏药品审评查验和不良反应监测中心主任,受聘中国制药装备行业协会第四届专家委员会委员,宁夏药学会会员、常务理事。先后在专业核心期刊发表学术论文8篇,承担并完成自然科学基金项目《决明子降脂作用配伍研究及安全性评价》,承担并完成了《宁夏中药炮制规范》(1997年版)中花、全草及附录的起草修订工作。宁夏第一个药品GMP国际检查员。多次被国家药监局抽调,带队赴美国、德国、法国、匈牙利、印度等国家执行药品境外检查任务,完成了对10家企业6个品种7个规格药品的现场检查项目,其中两个品种被国家药监局通告停止进口中国。主持完成的"中药凝胶体加固牙颌套治疗牙齿敏感症的研究"获2005年度自治区科技进步奖二等奖、宁夏医学科技一等奖一项,并被推荐为卫生部十年百项计划在全国推广。完成的"中药复方制剂质量控制方法的应用研究",获2007年自治区科技进步奖三等奖。研究成果已被国家药监局正式批准为国家新药标准或收入《中国药典》。撰写的《推进依法治区,提升食品药品监管服务水平》获自治区党委宣传部2015年"全面推进依法治区奋力建设'四个宁夏'"征文三等奖。

【夏莉娟】 女,1966年出生,中共党员,宁夏药品审评查验和不良反应监测中心副主任、高级工程师。1989年大学毕业,在宁夏食品检测中心从事食品检验工作。多年来,她经手的检验报告没有出现数据差错。先后被上级主管单位评为技术岗位能手、先进工作者、全区食品安全先进工作者,受到表彰奖励。1990年组建了家庭,主动不定期举办家庭聚会,维系以公婆为核心的"四世同堂"20多个家庭成员组成的大家庭,促进了婆媳、妯娌、兄弟、姊妹之间互帮互学,团结和睦。在做好本职工作的同时,主动承担起照顾身患绝症的80多岁高龄父亲的重任。在她的精心关怀和照顾下,老人鼓起生命的风帆,顽强战胜疾病,乐观生活,创造了晚期癌症病人生命延续的奇迹。2017年7月,她的家庭被自治区妇联评选为全区"最美家庭",2018年,被评为全国"五好家庭"。

【顾海波】 男,1970年5月出生,中共党员,大学本科学历。1992年7月参加工作,先后在平罗县公安局、平罗县委政法委、平罗县食品药品监管局、自治区药监局工作。2014年12月起,先后选派到西吉县王民乡三岔村、隆德县联财镇赵楼村、中宁县喊叫水乡红湾新村任第一书记,在脱贫攻坚岗位上连续工作近8年,走访农户518户6300余次,足迹遍布三个村10多个村民小组的沟沟岔岔、家家户户,以严谨务实、勤恳敬业的工作作风,紧紧围绕扶贫中心工作,带领全村干部群众大干实干,狠抓基层党建,发展农村经济,维护群众利益,为打赢脱贫攻坚战做出了积极贡献。推动三岔村贫困发生率由2014年的37.2%降为2018年的1.8%，2018年全村人均可支配收入达到6380元。2019年，其所驻赵楼村被确定为自治区人居环境整治示范村，顾海波同志连续两年被隆德县委组织部考核为"优秀第一书记"。2021年4月，被自治区党委、政府表彰为全区脱贫攻坚先进个人。

【王庆】 女，1974年10月出生，中共党员，理学硕士，1998年毕业于中国药科大学中药分析专业，宁夏药品检验研究院中药室主任、主任药师。受聘为中国中药协会中药质量与安全专业委员会委员、国家中检院药品补充检验方法评审委员会专家、宁夏中药资源专业委员会副主任委员、宁夏"三区人才"科技服务组和中药原料质量监测技术服务中心专家，宁夏医科大学专硕导师等。入选2019年宁夏回族自治区青年拔尖人才培养工程国家级学术技术带头人。主持宁夏回族自治区科技厅重点研发项目1项、宁夏自然科学基金1项；参与国家自然科学基金项目两项、宁夏自然科学基金及科技攻关项目3项。主编专著两部、参编5部，公开发表学术论文20余篇。组织编纂的《宁夏中药饮片炮制规范（2017年版）》《宁夏中药材标准（2018年版）》分别荣获第二十六届、第二十七届中国西部地区优秀科技图书一等奖。2014年、2015年、2016年，先后被自治区食品药品监督管理局直属机关委员会评为优秀共产党员；2016年，被评为自治区食药监岗位标兵、药检院岗位技能一等奖，2015年、2017年，被评为自治区食药监系统先进工作者，所负责的科室被自治区总工会评为2017年度工人先锋号。2018年、2019年，连续两年荣获自治区科技厅"中药材产业技术服务专家组优秀专家"称号。2019年，被宁夏区直机关精神文明建设指导委员会授予第二届"区直机关道德模范（敬业奉献）"荣誉称号。2021年，所在团队获批自治区总工会"王庆技能人才创新工作室"。

【逯海龙】 男，满族，1976年6月出生，1999年7月毕业于北京中医药大学中药系，2013年3月取得南京大学医药信息工程硕士学位，主任药师（高级职称），国家级医疗器械、药品GMP检查员，宁夏药品审评查验和不良反应监测中心审评查验科科长。1999年8月入职宁夏药品检验所工作，2011年9月至2014年10月，任宁夏药品检验所抗生素室副主任。在药品检验所工作期间，每年完成检品200余件。先后参加了《中国药典》2005、2010年版的起草工作，"清火栀麦片""黄芩片"等十个药品标准起草工作和部颁标准提高课题研究工作。2014年10月调至宁夏食品药品审评认证中心工作,2017年5月任宁夏食品药品审评认证中心技术审评科科长。在食品药品审评查验中心工作期间,不仅取得自治区级药品GSP、GMP检查员、医疗器械检查员,还取得了国家级药品GMP检查员、医疗器械检查员资格,多次参加国家审核查验中心组织的各类检查。先后主持科研课题7项,在国内药学核心期刊发表学术论文20余篇,参加编写《中草药识别手册》(人民军医出版社2012年出版),参与完成国家支撑计划研究工作1项、自治区科技攻关重大项目研究1项、其他课题研究5项,获自治区科技进步奖二等奖1项、三等奖4项,通过自治区科技成果鉴定1项。2012年获得第十三届自治区青年科技奖,2016年度被评为"食品药品安全守望者"代表人物、中国药学会优秀药师、"十二五"时期全区食品药品监管科研工作先进个人、自治区青年拔尖人才培养工程自治区级学术技术带头人后备人选。2017年,享受自治区政府特殊津贴。2019年6月受聘为北方民族大学硕导。2020年7月,被国家市场监督管理总局评为"全国市场监管系统抗击新冠肺炎疫情先进个人"。2020年12月,被自治区党委、政府评为全区先进工作者。

【周惠娟】 女,1976年10出生,大学本科学历。中国民主促进会会员,1999年毕业于沈阳药科大学药物分析专业本科。2007年获得北京师范大学公共管理硕士学位。自治区药监局药品注册与生产监管处一级主任科员。2021年被评为自治区禁毒工作先进个人。2002年进入药品监管系统工作以来,长期工作在药品安全监管第一线,承担药品生产经营、特殊管理药品监管工作。先后获得国家级药品GSP、GMP检查员资格。自承担特殊管理药品安全监管工作以来,以"源头可控、去向可究、账物可查"为目标,根据禁毒工作情况制定全区药品监管工作要点,精准从严监管,明确特殊管理药品检查依据、检查范围、检查重点及各环节重点关注点,确保特管药品管住、管好,坚决杜绝特管药品流弊事件的发生。积极配合自治区司法厅、禁毒委等部门,深入调研,提供有关麻醉药品、精神药品生产、经营环节数据,加强和规范易制毒化学品和麻黄草的管理。对两家药品生产企业长期库存不能正常使用的40余吨麻黄碱类产品进行监督销毁,坚决杜绝特管药品从药用渠道流弊事件的发生,消除了隐患。时刻紧盯特管药品,严查流向,以"管好每一针、看好每一片"为目标,每年对所有涉及特管药品批发企业、生产企业均开展现场检查，核查生产、销售、库存及信息上报情况，确保数据准确真实，流向明确。切实开展禁毒对口帮扶工作。每年两次赴海原县对禁毒工作开展指导帮扶，深入乡镇农村，走社区、访农户，掌握海原县禁毒工作现状，督导帮扶禁毒工作。自觉当好禁毒宣传员。每月在局机关网上禁毒专栏至少推送一篇禁毒科普知识，营造识毒、防毒、拒毒氛围，引导干部群众了解毒品的危害，引导医药企业加强行业自律，守法依规经营，营造人人参与的浓厚禁毒氛围。

【马玲】 女，1979年12月生，中共党员，自治区药检院化学室药品检验主任，宁夏医科大学专硕导师、药学院研究生学委会委员，宁夏化学分析测试协会委员，自治区科技厅"宁夏药物创制与仿制药研究重点实验室"副主任，主任药师。2002年毕业于宁夏大学。主持完成异氟烷等10余个国家药品评价性研究品种；先后参加国家及省级科研课题20项，其中获得省部级科技进步奖一等奖1项、二等奖3项、三等奖3项，成果鉴定3项，获国家发明专利1项。主持及参与完成国家自然科学基金项目3项，国家科技重大专项1项，中央本级重大增减支项目两项，自治区重点研发项目1项，自治区基础条件建设项目1项；发表论文50余篇，其中3篇SCI收录，3篇获得自治区自然科学优秀学术论文奖，参编2019年版《中国药品检验标准操作规范》《中国药品检验仪器操作规范》等专著8部，作为主要起草人制定"甘草商品规格质量标准"和"道地药材 西甘草"等团体标准5项，起草及复核国家药品质量标准20余项。2013年度被自治区党委宣传部、自治区团委评为宁夏"最美青工"，2014年被自治区团委授予宁夏青年五四奖章，2016年入选自治区青年拔尖人才培养工程青年后备骨干人选，2019年被自治区总工会授予宁夏五一劳动奖章，2021年被中共宁夏区直机关工委授予区直机关优秀共产党员，2021年被人力资源和社会保障部、国家市场监管总局、国家药监局授予"全国药品监管系统先进个人"称号。

【陈思宇】 女，1990年1月出生，中共党员，宁夏党校研究生学历，现任自治区药监局政策法规处一级主任科员。2012年从药学院校毕业后到基层药品监管部门工作，先后在基层药品监管、人事、机要、政策法规等岗位工作。至2015年累计办理各类文件10000余份、各种会议活动近100场，在全区首届公务员办公自动化技能大赛中获得二等奖，连续多年考核为"优秀"等次。从事信访工作期间,接待来访群众近100人次,及时调处涉药领域信访事项10余项,2016年3月被自治区信访办授予"全区信访工作先进个人"荣誉称号。从事政策法规工作期间,先后参与权力责任清单、事权划分规定、"双随机、一公开"监管实施细则、行政处罚裁量规则等10余项制度起草修订工作,推行的药品风险分级监管、信用监管、"两法"衔接等工作机制受到国家药监局好评。坚持开展送法"进企业""进社区""进校园"普法志愿服务20余次,主动走上讲台普法,2020年组织全区监管人员和从业人员参加全国"两法"知识竞赛获得"优秀组织奖",被国家药监局综合司授予"全国十佳药品安全科普使者"荣誉称号。

大事记

2017年1月，马云海被任命为自治区食品药品监督管理局党组书记、局长。自治区食品药品监督管理局时任党组班子其他组成人员分别为：副局长兰德政、殷远和、王生礼、马如林，纪检组组长刘智峰，药品安全总监任永忠，食品安全总监叶上云。

2018年

1月11日，自治区党委第二巡视组向自治区食品药品监督管理局正式反馈巡视情况。自治区党委巡视工作领导小组办公室主任王建军，自治区党委第二巡视组组长李捍国、副组长白彦出席会议。党组书记、局长马云海主持会议并代表局党组作表态发言，党组成员、副局长兰德政就党建工作整改作表态发言，党组成员、纪检组组长刘智峰就落实执纪监督责任作表态发言。本次巡视自2017年9月12日进驻，至11月3日巡视组离开。本次反馈会上，巡视组反馈了3个方面9类问题，并提出3个方面的整改意见建议。

1月17日，自治区食品药品审评查验中心工作人员逯海龙被评为享受自治区政府特殊津贴专家。

1月24日，自治区食品药品监督管理局注销宁夏百草王药业有限公司毒性中药饮片的生产范围。

2月1日，自治区人民政府办公厅印发《关于深入开展全区城乡结合部和农村地区药品质量安全专项整治的通知》（宁夏政办发〔2018〕14号），安排部署对全区城乡结合部和农村地区药店、诊所及村卫生室进行为期10个月的药品质量安全专项整治活动。

2月5日，自治区党委书记石泰峰在自治区食品药品监督管理局报送的《关于国务院领导同志对食品药品安全工作的重要批示和全国食品药品监督管理暨党风廉政建设工作会议主要精神的报告》（宁食药监党发〔2018〕15号）上批示：全区食品药品监管系统要认真贯彻国务院领导同志重要批示，切实把食品药品安全工作作为一项重大政治任务来抓,严格落实责任,提升监管水平,有效防控安全风险,切实保障人民群众食品药品安全。

2月11日,自治区副主席、自治区食品药品安全委员会主任王和山调研检查节日期间市场食品药品安全情况。自治区人民政府副秘书长薛刚,自治区食品药品监督管理局局长马云海等陪同检查。

△自治区食品药品监督管理局印发《关于全区食品药品监督管理系统事权划分管理的指导意见》(宁食药监规发〔2018〕1号)。

2月26日,自治区食品药品监管局印发《宁夏回族自治区医疗器械经营质量管理规范现场检查验收细则》(宁食药监规发〔2018〕2号),指导市县局开展医疗器械经营企业许可现场核查和日常检查工作,提升了医疗器械经营企业规范化水平。

2月28日,2018年全区食品药品监管暨党风廉政建设工作会议在银川市太阳神大酒店二楼会议室召开。党组书记、局长马云海作工作报告,党组成员、副局长兰德政主持会议。

3月16日,石嘴山市副市长杨淑丽带领大武口区区长苏焕喜、石嘴山市市场监督管理局副局长杨智群等同志,就建设石嘴山市大健康产业园区有关事宜到自治区食品药品监督管理局进行沟通座谈。党组书记、局长马云海,副局长马如林等同志参加座谈,并就有关问题给予答复。

3月23日、28日,自治区党委书记石泰峰、自治区主席咸辉分别在《国务院食品安全委员会关于2017年食品安全工作评议考核结果的通报》(国食安委〔2018〕1号)上作批示。石泰峰批示内容为:我区食品安全工作还存在较大差距,要高度重视存在的问题,认真加以整改,要始终坚持以人民为中心的发展思想,进一步加大工作力度,落实责任,确保人民群众"舌尖上的安全"。咸辉批示内容为:请和山同志指导自治区食药监局及食安委成员单位,按照国务院食安委的通报精神和泰峰书记指示要求,建立从农田到餐桌的全链条严管,同时特别盯紧占比量很大的外来食品的渠道和监管,尽最大努力做好我区食品安全工作。

4月11日,自治区药品检验研究院被自治区科技厅评为自治区2017年度"中药材产业技术服务先进单位"。

4月13日,自治区食品药品监督管理局制定印发《宁夏食品药品安全"黑名单"信息共享和联合惩戒办法》(宁食药监规发〔2018〕3号)。

4月15日,自治区药品检验研究院与中国中医科学院中药资源中心共同承担的《六盘山地产药材生产过程质量追溯体系构建与应用》课题获自治区科技厅批准立项。

4月18日,自治区主席咸辉主持召开第7次政府常务会议,审议通过了《宁夏回族自治区食品生产加工小作坊小经营店登记管理办法(试行)》《宁夏回族自治区食品小摊点备案管理办法(试行)》,决定自2018年6月1日起实施,马云海列席会议并就上述两个办法的起草情况作汇报说明。

4月26日,自治区食品药品监督管理局举行宁夏食品生产加工小作坊、小经营店、小摊点(简称"三小")管理专题新闻发布会。党组成员、副局长殷远和主持发布会,党组成员、副局长王生礼发布有关情况并回答记者提问。

4月,自治区药品检验研究院主任药师王英华荣获2017年度中国药学发展奖、食品药品质量检测技术奖突出成就奖。

5月3日,自治区药品检验研究院与中国食品药品检定研究院签署"国家药品标准物质研究与标定"项目合作协议。

5月22日,2018年全区食品安全工作电视电话会议在自治区人民政府远程会议室召开,自治区副主席杨培君出席并讲话,自治区人民政府副秘书长薛刚主持会议并传达国务院食安委第五次全体会议精神,自治区食安办主任、食品药品监督管理局局长马云海作工作报告,自治区农牧厅、公安厅和银川市人民政府负责人作会议发言。自治区食安委各成员单位负责人及相关业务处室负责同志在自治区主会场参加会议。各市县设分会场,当地政府分管领导同志和有关部门负责同志参加会议。

5月24日,自治区党委书记石泰峰在自治区政务服务大厅调研深化"放管服"改革工作时到自治区食品药品监督管理局服务窗口询问了有关情况。

6月5日,自治区食品药品监督管理局印发《宁夏回族自治区医疗机构应用传统工艺配制中药制剂备案管理实施细则》(宁食药监规发〔2018〕5号)。

6月6日,自治区食品药品监管局印发《关于做好医疗器械第三方物流工作的通知》(宁食药监规发〔2018〕7号),进一步落实国家鼓励现代物流发展的政策要求,指导完善宁夏医疗器械物流监管工作,促进医疗器械流通产业高质量发展。

7月5日，自治区卫生和计划生育委员会、人力资源和社会保障厅、食品药品监督管理局联合印发《宁夏"互联网+医疗健康"便民惠民行动计划（2018—2020）》的通知（宁卫计办发〔2018〕55号）。

7月13—15日，自治区食品药品监督管理局组织开展2018年"媒体眼中的食药安全"专题宣传活动。组织新华网、人民网、央广网、光明网、中新社等5家中央媒体驻宁机构，中国医药报、中国食品安全报、中国食品报等3家全国性行业媒体驻宁机构，宁夏日报、新消息报、宁夏电视台、宁夏交通广播、宁夏新闻广播、宁夏新闻网、银川电视台、银川晚报、宁夏健康网等9家区内主要媒体，共17家媒体22名记者，深入银川、石嘴山、吴忠、中卫4市共12家食品药品生产经营单位，围绕"宁夏对医疗机构传统中药制剂实施备案管理"等17个方面的工作，进行了现场采访报道。

7月24日，自治区党委书记石泰峰主持召开自治区全面深化改革领导小组第30次会议，审议通过《关于深化审评审批制度改革鼓励药品医疗器械创新的实施意见（送审稿）》，马云海到会作起草说明汇报。8月14日，自治区党委办公厅、人民政府办公厅印发《关于深化审评审批制度改革鼓励药品医疗器械创新的实施意见》（宁党办〔2018〕65号）。

8月1日，自治区药品检验研究院成立中国合格评定国家认可委员会（CNAS）实验室认证认可领导小组，标志着自治区药品检验研究院正式开启中国合格评定国家认可委员会（CNAS）实验室认证认可工作。

8月17日，自治区副主席王和山主持召开自治区食品药品安全委员会全体会议，专题听取全区疫苗监管情况和自治区成立60周年大庆食品安全保障工作情况汇报，就有关工作提出具体要求。

8月29—31日，国家市场监督管理总局督导组来宁对宁夏回族自治区成立60周年庆祝活动食品安全保障工作进行现场督导检查。

8月，自治区药品检验研究院主导编修的《宁夏中药饮片炮制规范》（2017年版）荣获"第二十六届中国西部地区优秀科技图书"一等奖。

9月13日，自治区十二届人大常委会召开第五次会议，围绕法治政府建设开展询问活动。自治区食品药品监督管理局局长马云海、副局长王生礼等同志到会应询。

9月20日，自治区党委、政府在贺兰山体育场举行宁夏回族自治区成立60周年庆祝大会，马云海参加。

9月，自治区药品检验研究院负责编纂的《宁夏中药材标准》（2018年版）出版发行。12月13日，自治区药监局召开2018年第二次局务会议决定《宁夏中药材标准》（2018年版）自2019年1月1日起实施。

10月12日，自治区党委印发《关于设立和撤销自治区政府有关组成部门直属机构及部门管理机构党组自治区政协有关专门委员会分党组的通知》（宁党干字〔2018〕147号），决定设立中国共产党宁夏回族自治区药品监督管理局党组，撤销中国共产党宁夏回族自治区食品药品监督管理局党组。

△ 自治区党委印发《关于赵永清等同志职务任免的通知》（宁党干字〔2018〕148号），决定王生礼任自治区药品监督管理局党组书记、自治区市场监督管理厅党组成员。

10月17日，自治区党委办公厅、人民政府办公厅以宁党办〔2018〕85号文件联合转发《中共中央办公厅 国务院办公厅关于印发〈宁夏回族自治区机构改革方案〉的通知》，决定组建宁夏回族自治区药品监督管理局（以下简称自治区药监局或宁夏药监局），标志着新一轮宁夏药品监管机构改革工作正式开始。

10月19日，自治区人民政府印发《关于郭秉晨等职务任免的通知》（宁政干发〔2018〕17号），任命王生礼为自治区药品监督管理局局长。同日，自治区人民政府召开自治区市场监督管理厅、药品监督管理局干部大会。自治区副主席王和山出席会议并讲话，自治区党委组织部副部长金万宏主持会议并宣布干部任免决定。

10月22日，自治区药监局党组书记、局长王生礼主持召开自治区药品监督管理局专题会议。传达学习自治区党委办公厅、人民政府办公厅转发《中共中央办公厅 国务院办公厅关于印发〈宁夏回族自治区机构改革方案的通知〉的通知》（宁党办〔2018〕85号），传达学习石泰峰书记在自治区党委十二届五次全体会议上的讲话精神，传达学习咸辉主席在自治区人民政府第20次常务会议上的讲话精神，传达学习王和山副主席在市场监管厅班子宣布大会上的讲话精神,传达学习自治区深化机构改革领导小组办公室《关于印发拟定自治区药品监督管理局机构编制职数框架原则和自治区药品监督管理局机构编制职数框架的通知》,研究本局机构改革事宜。

11月8日,自治区党委常委、纪委书记许传智到自治区药品检验研究院调研。自治区市场监督管理厅党组书记、副厅长李耀松,党组副书记、厅长罗万里,厅党组成员、药监局党组书记、局长王生礼等陪同调研,自治区药品检验研究院院长刘峰汇报有关情况。

11月13日,宁夏回族自治区药品监督管理局举行挂牌仪式。自治区副主席王和山出席挂牌仪式,自治区人民政府副秘书长薛刚主持,李耀松、罗万里参加,王生礼局长与王和山副主席共同为宁夏回族自治区药品监督管理局揭牌,自治区药监局机关全体干部和直属单位负责人参加挂牌仪式,标志着宁夏回族自治区药品监督管理局正式成立。

11月21日,自治区药监局党组书记、局长王生礼带队深入医疗器械生产企业进行调研指导。这是机构改革工作启动后新任领导第一次深入企业调研。

12月3日,自治区药品检验研究院主持修订的"中药材商品规格等级——枸杞子""中药材商品规格等级——甘草"两项团体标准正式发布。

12月6日,自治区药监局召开干部大会,自治区党委组织部干部三处处长周维骞宣读有关干部任免文件,杨秋蓉、郭涛、白军生任自治区药监局党组成员、副局长,杨学礼任党组成员、药品安全总监。

△自治区药监局党组召开第一次党组会议,审议通过《中共宁夏回族自治区药品监督管理局党组工作规则》,研究党组班子成员工作分工,开展集体廉政谈话活动。

12月14日,自治区药监局召开2018年党支部(总支)书记抓党建工作述职评议会,所辖13个基层党支部书记进行了述职。党组书记、机关党委书记王生礼主持会议并讲话,提出了自治区药监局机关党建工作的"12321"总体思路和要求(12321是指:一个抓手——"三强九严"工程,两个关键——党建工作责任落实、党支部标准化规范化建议,三项建设——政治建设、业务建设、党风廉政建设,两个作用——支部战斗堡垒作用、党员先锋模范作用,一个目标——党建和业务相互促进、融合发展)。

12月18日，自治区药监局组织机关全体干部集中收看庆祝改革开放40周年大会实况，全程聆听习近平总书记在庆祝大会上发表的重要讲话。

2019年

1月7日，自治区党委办公厅、人民政府办公厅印发《自治区药品监督管理局职能配置内设机构和人员编制规定》（宁党办〔2019〕16号），明确自治区药品监督管理局是自治区市场监督管理厅的部门管理机构，为副厅级，内设机关党委（与人事与老干部处合署）和综合处、政策法规处、药品注册与生产监督管理处、药品流通监督管理处、医疗器械监督管理处、化妆品监督管理处、稽查局等7个职能处室，其中化妆品监督管理处属首次单独设立。

1月21日，自治区药监局召开领导班子民主生活会征求意见座谈会。党组书记、局长王生礼主持会议。会议邀请上海华源药业（宁夏）沙赛制药有限公司、宁夏医科大学总医院、国药控股宁夏有限公司等16家"两品一械"生产经营企业（使用单位）负责人及银川市市场监督管理局及其所辖兴庆区第一分局、第二分局、金凤区分局负责人参加并听取意见建议。这是自治区药监局成立后首次召开的企业座谈会。

2月15日，自治区药监局在机关八楼会议室召开新任职交流干部集体廉政谈话会，党组书记、局长王生礼出席会议并讲话，党组成员、副局长杨秋蓉主持会议，党组成员、副局长白军生宣读干部交流任职有关文件：2019年1月24日的宁药监党发〔2019〕10号、11号，2019年1月29日的宁组干〔2019〕37号等，自治区纪委监委驻市场监管厅纪检监察组副组长唐银虎参加会议并讲话。本次会议标志着自治区药监局机构改革工作全面完成。

2月28日，自治区党委书记、人大常委会主任石泰峰对全区药品安全工作做出批示。这是自治区药监局成立后，自治区党委主要领导首次对全区药品安全工作所作的专门批示。批示全文为：2018年，全区各级药品监管部门积极顺应新时代人民日益增长的美好生活需要，依法履职、扎实工作，确保了全区药品安全形势持续稳定向好发展，为维护人民群众身体健康、生命安全做出了积极贡献。确保药品安全是各级党委和政府义不容辞之责。全区各级党委和政府要坚决贯彻落实习近平总书记重要指示精神，把药品安全作为一项重大政治任务和民生工程来抓，强化政治担当，坚持底线思维，压实监管责任，认真落实"四个最严"要求，严厉打击各类违法犯罪行为，有效防范和化解药品安全领域风险挑战，切实做到守土有责、守土尽责。各级药品监管部门要依法履职尽责，严格执行国家药品安全有关法律法规，进一步健全完善监管机制，着力加强药品生产、流通、使用等全过程监管，确保人民群众用药安全。各相关部门要各司其职、加强协作、形成合力，共同创造安全、放心、可信任的用药环境。

3月4日，自治区副主席王和山就自治区党委书记、人大常委会主任石泰峰的批示做出批示：要把泰峰书记的批示精神学习好、贯彻好、落实好。

△ 为强化疫苗质量安全监管，自治区药监局党组书记、局长王生礼赴疫苗配送企业宁夏保安康生物药品有限公司调研。

3月8日，2019年全区药品监管暨党风廉政建设工作会议在银川市召开。会议传达2019年全国药品监督管理暨党风廉政建设工作会议和自治区纪委十二届三次全会精神；总结2018年全区药品监管工作，安排部署2019年工作。自治区市场监督管理厅党组书记李耀松，自治区药监局党组书记、局长王生礼，自治区纪委监委驻市场监督管理厅纪检监察组组长刘智峰出席会议并讲话。

3月21日，自治区药监局在局机关八楼会议室召开2019年普法科普宣传暨意识形态工作座谈会，邀请自治区纪委监委、自治区党委宣传部、网信办，自治区区直机关工委，自治区市场监管厅有关处室负责同志，中国医药报有关领导及驻宁记者，宁夏日报、新消息报、宁夏新闻网有关负责同志及跑口记者，银川市、贺兰县市场监督管理局分管药品安全新闻宣传工作的副局长及具体工作人员，以及自治区药监局党组班子成员及各处室负责同志共34人参加会议，围绕打造"药安早知道"宣传品牌进行了座谈交流、出谋划策。这是自治区药监局成立后首次针对普法、科普宣传工作召开的一次专门会议。

3月25日，自治区药监局依据改革后明确的职能职责，印发《宁夏回族自治区药品监督管理事项划分规定》（宁药监规发〔2019〕1号）。

3月27—28日，自治区药监局党组成员、副局长郭涛带队赴甘肃省药监局考察学习监管信息化建设工作。与甘肃省局领导座谈交流，并赴甘肃省药检院、定西市定安区市场监管局等单位进行实地考察。

4月4日，自治区药监局启用新的门户网站，该网站域名为：nxyjj.nx.gov.cn。

4月18日，域名为nxfda.gov.cn的原自治区食品药品监督管理局门户网站注销关停。

4月9日，自治区党委书记、人大常委会主任石泰峰调研市场监管、食品药品安全、"放管服"改革等工作，先后到自治区药品检验研究院、贺兰县民信德仁药店调研药品检验检测、经营管理等有关情况，强调食品药品安全是人命关天的大事、关系千家万户，一定要加强源头监管、市场流通监管，运用信息化技术提升检验检测能力和水平，把好各个关口，以政府的严格监管确保老百姓吃得放心、用得安心。自治区领导赵永清、王和山参加调研。

4月23日，自治区药品检验研究院被自治区科技厅评为"2018年度中药材先进工作站"，刘峰、梁建宁、王庆等同志被授予"2018年中药材技术服务专家组优秀专家"称号。

4月30日，自治区药品检验研究院完成新址整体搬迁。新址位于银川市金凤区凤悦路163号，建筑面积10100平方米，实验室及配套用房面积8005平方米，共投入资金11470万元。

△ 自治区药品检验研究院发布实施新版质量管理体系文件，标志着自治区药品检验研究院中国合格评定国家认可委员会（CNAS）质量体系正式运行。

4月，自治区药品检验研究院化学药品检验室副主任马玲被自治区总工会授予自治区"五一劳动奖章"。

5月14日，自治区机党委构编制委员会办公室印发《关于自治区本级机构改革涉及事业单位机构编制调整事项的通知》（宁编办〔2019〕12号），将原自治区食品药品监督管理局所属自治区食品检测研究院、自治区食品药品审评查验中心、自治区食品药品投诉举报中心3个事业单位及54名全额预算事业编制、两名聘用编制以及原自治区食品安全委员会办公室使用的两名全额预算事业编制划转到自治区市场监督管理厅；将自治区药品检验研究院、自治区食品药品安全监督所、自治区药品不良反应监测中心、自治区食品药品监督管理局机关服务中心4个事业单位及86名全额预算事业编制、3名聘用编制整体划入自治区药品监督管理局。原自治区食品药品安全监督所更名为宁夏回族自治区药品安全技术查验中心，将其5个内设机构调整设置为综合科、审评查验科、技术分析科、信息管理科、抽样与快检科。原自治区食品药品监督管理局机关服务中心更名为自治区药品监督管理局机关服务中心。

△ 经自治区人民政府同意，自治区药监局联合自治区公安厅、卫健委、市场监管厅印发《关于开展严厉打击药品经营使用违法违规行为专项行动的通知》（宁药监发〔2019〕30号），同时发布《宁夏回族自治区药品经营使用"十个严禁"》，进一步规范药品经营与使用行为。

5月17日，自治区药品检验研究院作为专利权人申报的"甘杞糖宁无糖咀嚼片及其制备工艺和应用"获国家知识产权局颁发的发明专利证书（证书号第3378933号）。

5月20日，自治区药监局联合银川市市场监督管理局在银川市鼓楼步行街举办以"安全用妆 点靓生活"为主题的全国化妆品科普宣传周宁夏启动仪式暨"我爱你，祖国"主题快闪活动。全区60余家化妆品生产企业、化妆品直销企业、新华商圈大型化妆品零售企业、批发公司以及银川市部分医疗机构、自治区药品不良反应监测中心等单位参与现场活动。该项活动荣获国家药监局"优秀活动奖"，被通报表扬。

5月21日，自治区药监局召开推进扫黑除恶、优化营商环境工作推进会。党组书记、局长王生礼主持会议并讲话，党组成员、副局长杨秋蓉安排部署有关工作。

5月29日，国家药监局修订《野生药材资源保护管理条例》研讨会在宁夏召开。宁夏药监局党组书记、局长王生礼出席讨论会并致辞。

5月31日，自治区药监局召开银川地区药品批发企业、零售连锁企业总部监管工作例会，118家企业的企业负责人、质量负责人参加会议，局党组书记、局长王生礼出席会议并讲话。

6月1日，自治区药监局官方政务新媒体"药安早知道"微信公众号和今日头条政务号正式上线，后于2022年4月更名为"宁夏药安早知道"。

6月10日，自治区药监局召开"不忘初心、牢记使命"主题教育工作会议，自治区党委第五巡回指导组副组长董文到会指导并讲话，自治区药监局党组书记、局长王生礼作动员讲话。党组成员、副局长杨秋蓉主持会议。本次会议标志着自治区药监局"不忘初心、牢记使命"主题教育正式启动。

6月11日，自治区药监局召开药品智慧监管项目建设领导小组第一次全体会议暨项目建设启动会，听取项目建设前期有关工作进展情况通报，听取各中标企业推进项目建设的初步计划汇报，就加快推进项目建设做出安排部署，标志着宁夏药品智慧监管平台建设全面启动。

6月24日，自治区药监局"不忘初心、牢记使命"主题教育集中学习研讨班开班，局党组书记、局长王生礼同志参加学习并在开班仪式上做了动员讲话。

7月1日，自治区药监局举行庆祝建党98周年暨"不忘初心、牢记使命"主题党日活动。

7月15日，自治区药品检验研究院"基于高光谱成像技术预测枸杞子中圣草酚含量的方法"获国家知识产权局发明专利注册。

7月22日，自治区药监局按照"不忘初心、牢记使命"主题教育工作安排，组织局机关和直属事业单位党员干部共75人赴宁东党员干部教育基地开展党性教育，实地感受改革开放以来行业建设取得的巨大成就，激发干部干事创业激情。

7月29日—8月3日，自治区药监局在银川能源学院高端培训中心举办全区药品、医疗器械、化妆品流通环节监管能力提升培训班，全区各市、县（区）药品、医疗器械、化妆品执法监管人员110余人参加培训。

8月8日，自治区人民政府新闻办举行《中华人民共和国疫苗管理法》宣贯暨2019年上半年宁夏药品监管工作情况通报专题新闻发布会，自治区药监局党组成员、副局长郭涛发布有关情况并回答记者提问，自治区药监局相关业务处室的负责同志参加新闻发布会。自治区党委宣传部田瑾主持新闻发布会。

8月13日，自治区药品检验研究院主持起草制定的中华人民共和国团体标准《道地药材　第53部分：宁夏枸杞》（T/CACM 1020.53-2019）和《道地药材　第54部分：西甘草》（T/CACM 1020.54-2019）由道地药材国家重点实验室及国家中医药管理局道地药材生态遗传重点研究室提出，由中华中医药学会归口，由中华中医药学会发布并实施。

8月19日，自治区人民检察院党组书记、检察长时侠联，副检察长李桂兰带队到自治区药监局就药监部门支持检察机关开展公益诉讼工作进行调研。自治区药监局党组书记、局长王生礼介绍有关情况。

8月27日，自治区药监局党组召开"不忘初心、牢记使命"主题教育专题民主生活会，局党组书记、局长王生礼主持会议，自治区党委主题教育第五巡回指导组成员何建军、胡剑锋出席会议。

8月，自治区药品检验研究院主导编撰的《宁夏中药材标准》（2018年版）荣获"第二十七届中国西部优秀科技图书"一等奖。

9月26日，自治区药监局机关党委开展机关党建工作"互观互检"活动，推动"党建质量提升年"各项任务落实落细。

9月，自治区药品检验研究院在自治区扶贫基金会主办的"点亮中国梦、牵手校园行"——践行社会主义核心价值观公益活动中被评为"爱心单位"。

△自治区药品检验研究院化妆品检验室主任翟宇入选中央组织部"西部之光"访问学者。

10月13日，自治区药品检验研究院中药检验室主任王庆入选自治区青年选拔人才培养工程国家级学术技术带头人。

10月20—27日，受德国尼特瑙市政府、瑞士克莱恩·蒙塔纳市政府联盟邀请，自治区药监局党组书记、局长王生礼带队赴德国、瑞士开展药品监管访问交流。政策法规处处长李永清、医疗器械监管处处长王松安、稽查局局长邓平、综合处副处长贺灵萍、自治区药检院马玲随团出访。

10月25日，自治区药品不良反应监测中心与石嘴山市市场监督管理局、石嘴山市第一人民医院在石嘴山市联合举办石嘴山市医疗机构药械不良反应/事件监测培训班，石嘴山市各级医疗机构药械不良反应/事件监测及医护人员共计300余人参加培训。

10月29日—12月15日，自治区党委第一巡视组对自治区药监局党组深化机构改革情况进行专项巡视，结合巡视对党组落实意识形态工作责任制落实情况、选人用人工作开展专项检查。

10月31日，宁夏康亚药业股份有限公司生产的羟苯磺酸钙胶囊（0.5g），以该品种全国首家身份通过仿制药质量和疗效一致性评价，也标志着宁夏仿制药一致性评价品种实现零的突破。

11月1日，中国共产党宁夏回族自治区药品监督管理局直属机关委员会召开党员大会，局机关及直属事业单位党支部（总支）87名党员参加会议，选举产生新一届机关委员会和机关纪律检查委员会。王生礼当选机关党委书记，马海涛当选机关党委副书记，王生礼、白军生、刘峰、马海涛、王松安、李永清、马泰当选机关党委委员；马海涛当选机关纪律检查委员会书记，马海涛、马宗卫、刘斌当选机关纪律检查委员会委员。

11月5—7日，自治区药监局联合国家药监局高级研修学院在银川举办《新修订〈药品管理法〉背景下制药企业GMP审评技术培训班》，全区共60名执法人员和120名来自药品生产企业的代表参加培训班。

11月13—15日，国家药监局在北京召开的"2019智慧监管创新大会"上，宁夏回族自治区药品智慧监管平台被评为2019药品智慧监管典型案例。

12月3—6日，北京市药品不良反应监测中心综合信息科博士张俊、化妆品科科长贾国强等一行6人以"化妆品不良反应监测收集途径以及如何监测与评价，经营、生产企业如何收集评价报告"为课题到宁夏调研。

12月6日，自治区药监局举办法治政府建设专题培训班。

12月12日，自治区药监局召开支部书记抓党建工作述职会议，推进"三强九严"工程，促进党建与业务工作进一步融合，党组织建设进一步规范。

12月20日，自治区药监局举办党的十九届四中全会精神专题辅导讲座，局党组书记、局长王生礼同志以"坚定制度自信，完善制度体系，加快推进药品安全治理体系和治理能力现代化"为题，为全局党员干部讲了专题党课。

12月30日，自治区党委全面深化改革委员会召开第八次会议，传达学习中央全面深化改革委员会第十一次会议精神，审议通过《关于深化改革加强食品安全工作的实施意见》《关于改革和完善疫苗管理体制的实施意见》《全区政法领域全面深化改革实施方案》《全区县级融媒体中心建设实施方案》《宁夏记协深化改革方案》等改革方案，自治区党委书记陈润儿主持会议并讲话，明确提出了全域创建"食品药品安全区"的工作任务和要求。

12月31日，自治区人民政府办公厅印发《关于同意建立疫苗管理厅际联席会议制度的函》（宁政办函〔2019〕51号），建立自治区疫苗管理厅际联席会议制度。

△ 自治区人民政府新闻办举行《中华人民共和国药品管理法》宣贯暨2019年全区药品安全整体工作情况通报新闻发布会。自治区药监局党组成员、副局长郭涛发布有关情况并回答记者提问，自治区药监局相关业务处室的负责同志

参加新闻发布会。

是年,自治区食品药品审评查验中心严格落实"放管服"要求,在药械生产、经营企业认证换证高峰年且部分审评审批事项上划为自治区级的前提下,采取"不见面马上办"的工作形式,不断压减审评流程和时限,有效提升了受理事项的完成率。2019年共受理"四品一械"(含食品、保健食品)申请事项275件(2018年受理168件),较上年度同期受理完成率提升了61%。

2020年

1月1日,自治区药监局自主开发的宁夏药品智慧监管平台正式投入运行。该项目总投资785.5万元,开发周期6个月,设立行政审批、日常监管、稽查执法、检验检测、信用管理、公众服务、信息检测、药品追溯、大数据分析等9个应用系统。

1月10日,自治区药品检验研究院实验室信息管理系统(LIMS)正式上线运行。

1月14日,自治区药监局召开巡视反馈会议,自治区党委第一巡视组组长雍万祥、自治区党委巡视办副主任刘长卿到会讲话,自治区药监局党组书记、局长王生礼主持会议并就抓好整改落实作表态发言。

1月23日,自治区药监局召开第二次局务会议,就做好新冠肺炎疫情防控工作进行紧急研究。决定成立本局防控工作领导小组及其办公室,决定印发《自治区药监局防控新型冠状病毒肺炎疫情应急工作方案》,并向各市县印发《关于加强新型冠状病毒感染的肺炎疫情防控期间药品质量安全监管工作的通知》(宁药监发〔2020〕4号)。标志着本局新冠肺炎疫情防控进入应急状态。

1月25日、26日、27日、30日,自治区药监局召开党组专题会议,研究做好新冠肺炎疫情防控工作。

1月28—29日,为有效应对新冠肺炎疫情,确保防疫用药品和医疗器械质量安全,自治区药监局党组书记、局长王生礼及各党组成员组成5个工作组,分赴各市、县对药品、医疗器械生产、经营企业和使用单位进行督导调研。

2月2日,自治区药品不良反应监测中心首次印发《关于做好新型冠状病毒感染疫情下药械不良反应监测工作告知书》,指导全区各级监测机构、药械生产、经营使用单位做好药械不良反应监测工作，科学研判风险，保障疫情防控期间药械使用质量安全。

2月9日，自治区党委办公厅、人民政府办公厅印发《关于改革和完善疫苗管理体制的实施意见》（宁党办〔2020〕10号）。

2月16日，宁夏宝丰能源集团联合燕宝慈善基金会向自治区应对新冠肺炎疫情工作防控指挥部捐赠10万只进口N95口罩。应宁夏红十字会邀请，自治区药监局派出专业人员对该批物资进行查验和初判。

2月21日，自治区药监局为银川市中医院申请的全区首个用于新冠肺炎防控的应用传统工艺配制中药制剂"清肺排毒合剂""益气固卫合剂"办理备案，助力宁夏疫情防控工作。

3月1日，宁夏药品智慧监管平台公众服务系统查询入口对社会免费开放，方便公众查询，进一步增加了宁夏药品执法透明度。

3月4日，自治区党委编办印发《关于整合设置自治区药品审评查验和不良反应监测中心的通知》（宁编办发〔2020〕13号），明确同意将自治区市场监督管理厅所属自治区食品药品审评查验中心与自治区药品监督管理局所属自治区药品不良反应监测中心（自治区医疗器械不良事件监测中心、自治区药物滥用监测中心）整合，设置自治区药品审评查验和不良反应监测中心，为自治区药品监督管理局所属正处级公益一类事业单位，内设综合科、审评查验科、评价监测科3个正科级机构，核定全额预算事业编制16名、聘用编制1名。

3月17日，自治区副主席王和山专题听取全区疫苗监管工作汇报。自治区市场监管厅厅长罗万里、药监局局长王生礼、药品总监杨学礼参加汇报会。

3月20日，宁夏药品智慧监管平台信用管理系统向各市、县（区）市场监督管理局开放运行。

3月26日，为有效应对新冠肺炎，缓解宁夏医用口罩、防护服等防护物资供应紧张局面，自治区药监局主动抽调人员深入宁夏泉水药业有限公司进行指导帮扶，通过容缺受理，应急审批，为该企业颁发了全区首张医用外科口罩、一次性使用医用口罩产品《医疗器械注册证》。

3月31日，自治区人民政府组织召开全区市场监管暨药品监管工作电视电话会议。自治区副主席王和山出席会议并讲话，自治区人民政府副秘书长薛刚主持会议，自治区市场监督管理厅党组书记李耀松，自治区药监局党组书记、局长王生礼分别就市场监管、药品监管工作进行总结和部署。

3月，自治区药监局动员全体党员干部积极投身新冠肺炎疫情防控工作，先后组织为湖北疫区捐款7100元，为宁夏慈善总会捐款24100元。

4月1日，自治区疫苗管理厅际联席会议第一次全体会议在银川召开。

4月17日，自治区药监局召开2020年度党建党风廉政建设和意识形态工作会议。党组书记、局长王生礼，自治区纪委监委驻市场监管厅纪检监察组组长刘智峰出席会议并讲话。党组成员、副局长白军生主持会议。

4月26日，自治区副主席赖蛟到自治区药品检验研究院调研指导工作。详细了解宁夏药品质量标准建设及药品质量存在的潜在问题，并就有关工作提出具体要求。自治区市场监管厅党组书记李耀松，自治区药监局党组书记、局长王生礼陪同调研。

4月，自治区药品检验研究院完成化妆品资质认定省级中国计量认证（CMA）扩项评审，并获批"地氯雷他定"等23项化妆品参数检测资格。

5月7日，自治区药品审评查验和不良反应监测中心完成组建并进入全面运转阶段。

5月15日，自治区药监局党组组织新任职干部进行任前集体谈话。

5月28日，自治区药监局在银川举办《化妆品监督管理条例》知识竞赛活动，来自全区5市市场监督管理局、自治区药品检验研究院、宁夏保健美容美发行业协会、银川凤仪堂生物工程有限公司、银川新华百货股份有限公司9支代表队分别代表区内化妆品监管部门、检验机构、行业协会、生产企业和经营单位参加竞赛。

6月12日，自治区药监局印发《药品零售使用医疗器械经营使用和化妆品经营单位检查指导的通知》（宁药监函发〔2020〕103号），进一步规范监督检查行为。

6月17日，自治区药监局印发《宁夏药品监督管理局增补品种中药饮片炮制规范制定工作程序》。

7月7—8日，自治区药监局举办药品（疫苗）监管质量管理体系建设全员宣贯培训班。

7月10日，自治区药监局召开医疗器械生产企业例会，并采取以会代训的形式，对全区医疗器械生产企业管理人员和技术人员进行为期1天的培训，全区20家在产第二类医疗器械生产企业和6家在建防疫用医疗器械生产企业负责人和管理者代表共50人接受培训。

7月14—17日，自治区药监局举办学习习近平总书记视察宁夏重要讲话精神专题培训班。

7月28日，自治区药监局药品注册与生产监管处党支部结合主题党日活动开展业务讲堂，党组书记、局长王生礼应邀出席活动。这是自治区药监局"党员公开课、业务人人讲"系列活动的最初发源。后于8月24日自治区药监局2020年第23次党组会议审议通过了《"党员公开课、业务人人讲"活动方案》，标志着此项活动正式开展，截至2022年8月31日共举办了21期。

8月3日，自治区药监局召开创建"让党中央放心、让人民群众满意"的模范机关动员大会。党组书记、局长王生礼出席会议并讲话，党组成员、副局长杨秋蓉主持会议，党组成员、副局长白军生宣读创建工作方案。

8月13日，自治区药品审评查验和不良反应监测中心完成中层干部竞聘上岗。

8月19日，自治区药监局与银川苏银产业园管理委员会签订《合作备忘录》。双方围绕下沉服务，优化审批，加强监管等方面达成共识，共同致力推动宁夏医药健康产业高质量发展。

8月20日，自治区党委副书记、主席咸辉赴自治区药检院调研指导工作，详细了解"道地药材 宁夏枸杞"等团体标准建设情况。

8月24日，自治区药监局召开2020年第23次党组会议，审议通过《宁夏药品安全及高质量发展"十四五"规划编制工作方案》，标志着"十四五"规划编制工作正式启动。

8月29日，自治区党委办公厅、人民政府办公厅印发《宁夏回族自治区全域创建"食品药品安全区"实施方案》（宁党厅字〔2020〕20号），10月27日，全区全域创建食品药品安全区动员大会在银川召开，标志着全域创建食品药品安全区工作全面铺开。按照自治区党委、政府有关要求，创建工作历时3年，计划于2022年12月全面验收。

8月31日，自治区药品监督管理局批准在自治区药品检验研究院设立全区首个中药质量控制重点实验室，为地方中药材及中药相关研究搭建了平台。

△自治区主席咸辉在自治区市场监管厅《关于"道地药材宁夏枸杞"团体标准有关情况的汇报》材料上批示：请和山、可为、培君、赖蛟同志阅。同时指出："道地药材　宁夏枸杞"团体标准的发布实施，为宁夏枸杞的生产、销售、鉴定、使用提供了权威标准，为原产地知识产权保护提供了有效依据，意义重大，影响深远。要切实加大宣传，保护品牌形象，彰显品牌价值，发挥品牌效益，提升市场竞争力和品牌影响力。为市场监管厅及宁夏药品检验研究院的工作点赞。

9月2日，自治区药监局结合对定制式义齿生产企业的监督检查情况，组织对全区8家定制式义齿生产企业进行集体约谈。

△自治区药监局团员大会在自治区药品检验研究院召开。会议选举产生了共青团宁夏回族自治区药品监督管理局第一届支部委员会书记、委员。局机关及直属事业单位全体团员青年40余人参加会议。张美当选团支部书记，张美、王振波、王弋琳当选团支部委员。

9月3日，自治区药监局在局机关8楼会议室召开工会会员代表大会，局党组领导班子成员出席会议，党组成员、副局长杨秋蓉代表局党组讲话，党组成员、副局长郭涛报告第一届工会委员会、经费审查委员会委员候选人预备人选产生过程，党组成员、副局长白军生主持会议，党组成员、药品安全总监杨学礼宣读宁夏农林水财轻工工会《关于成立自治区药品监督管理局工会委员会的批复》《关于召开自治区药品监督管理局工会代表大会的批复》，机关各处室、直属各事业单位工会会员代表39人参加会议。会议选举产生了自治区药品监督管理局第一届工会委员会主席，工会经费审查委员会主任。杨崇杰当选机关工会主席，杨建、开端强、冯琳、梁新萍、陶振德、王坤当选工会委员会委员；杨建当选工会经费审查委员会主任，梁新萍、周晓涛当选工会经费审查委员会委员。第一届工会委员会召开第一次全体会议，提名女职工委员会组成人员。提名冯琳为女职工委员会主任，陈思宇、马玲为女职工委员会委员。

9月4日，自治区药监局召开党组（扩大）会议，专题研究全面从严治党工作。局党组领导班子成员，机关各处室、直属事业单位负责人参加了会议。自治区纪委监委第四监督检查室副主任王海雯、自治区纪委监委驻自治区市场监管厅纪检监察组组长刘智峰、副组长唐银虎参会指导并提出工作要求。

9月14日，自治区药监局首次印发《宁夏回族自治区药品监管行政处罚裁量适用规则》《行政处罚裁量基准》（宁药监规发〔2020〕3号）。

9月，自治区药品检验研究院通过中国合格评定国家认可委员会（CNAS）实验室现场评定，并于同年11月25日获得国家实验室认可证书，一举跻身国家认可实验室行列。

10月12—13日，国家药监局检查组对宁夏药监局化妆品检验检测能力进行专项检查与评估，并进行现场指导。

10月14日，为学习宣传贯彻我国首部《化妆品监督管理条例》，自治区药监局在银川举办条例学习培训班。区市县化妆品安全监管工作人员，及区内部分化妆品生产、经营企业负责人等180人接受培训。

10月16日，自治区疫苗管理厅际联席会议2020年第二次会议召开。会议增加自治区工业和信息化厅为成员单位，审议了《建立自治区级职业化专业化药品检查员队伍实施意见（送审稿）》和《宁夏回族自治区疫苗安全事件应急预案（送审稿）》。

10月19日，自治区药监局在银川举行首届全国医疗器械安全宣传周（宁夏）活动启动仪式。

11月20日，自治区药监局在银川宁丰宾馆举办宁夏首届药品安全科普讲解大赛。来自全区各级药品监管部门及药品生产经营企业的20名选手参赛。自治区药品检验研究院李昕、孙莹、银川市市场监督管理局邢楠楠、固原市市场监督管理局王文娟、青铜峡市市场监督管理局南蕊蕊等5名选手被授予"宁夏药品安全科普使者"称号。

11月23日，自治区药监局党组书记、局长王生礼，党组成员、副局长郭涛带领自治区药品检验研究院院长刘峰等同志，赴国家药监局汇报沟通工作。国家药监局党组书记李利听取宁夏药品监管工作情况汇报并提出5点要求。

11月26—27日，国家药监局信息中心副主任曹晨光带领相关人员来宁，就全国药品智慧监管平台一体化试点工作到自治区药监局进行调研指导。

11月26日，自治区药品检验研究院通过自治区市场监督管理厅对该院医用外科口罩、医用一次性防护服等5个医疗器械产品检验省级资质认定扩项评审。

12月2日，自治区副主席赖蛟调研药品监管工作，先后到宁夏中邮物流有限责任公司、宁夏启元国药公司、宁夏康亚药业股份有限公司、宁夏金太阳药业有限公司进行了现场调研。自治区人民政府副秘书长黄明旭，自治区市场监督管理厅厅长罗万里，自治区药监局党组书记、局长王生礼等陪同调研并介绍有关情况。

12月9日，宁夏药品智慧监管平台"阳光药店"信息系统开始试运行。

12月10日，自治区药监局医疗器械监管处被国家市场监督管理总局、国家药监局、国家知识产权局评为"全国市场监管系统抗击新冠肺炎疫情先进集体"，自治区药品审评查验和不良反应监测中心审评查验科逯海龙被评为"全国市场监管系统抗击新冠肺炎疫情先进个人"。

12月11—13日，国家药监局在海南博鳌举办2020（第三届）智慧监管创新大会。会上，自治区药监局党组书记、局长王生礼接受记者专访。党组成员、副局长郭涛就宁夏"阳光药店"信息系统被评为全国2020年智慧监管典型案例作经验交流。"药安早知道"微信公众号获2020年省级药品监管政务新媒体科普贡献奖。

12月17日，自治区药监局印发《关于零售药店执业药师配备使用管理有关事项的通知》（宁药监〔2020〕7号），明确了全区零售药店执业药师配备使用的总体要求和差异化配备使用执业药师的过渡政策。

12月21—23日，自治区药监局组织开展"媒体问药安"下基层采访活动，邀请部分中央驻宁媒体、全国商业媒体平台、省级新闻类新媒体和宁夏属地网络媒体等20余家媒体近30名编辑、记者和新媒体人员，深入到银川市、石嘴山市、吴忠市等地，挖掘宁夏药品生产经营企业、监管人员在保障药品安全方面的新亮点、新成绩，先后采写发布宣传稿件206篇。

12月25日，自治区药监局召开2020年度处级干部述职述责述廉述法会议。

12月30日，自治区政府办公厅印发《宁夏回族自治区疫苗安全事件应急预案（试行）》，建立和完善了自治区应对疫苗公共安全事件应急机制。

12月31日，自治区药品审评查验和不良反应监测中心审评查验科逯海龙被自治区党委、政府评为"全区先进工作者"。

2021 年

1月7—8日，自治区药监局局长王生礼、副局长杨学礼分别带队到17家疾病预防控制机构、接种单位，就新冠病毒疫苗储存、运输质量管理责任落实与监管情况进行现场检查。

1月8日，自治区药品审评查验和不良反应监测中心制定了《新冠病毒疫苗接种疑似预防接种异常反应监测评价工作方案》，印制了新冠病毒疫苗知识宣传手册5000册，专人24小时密切监测新冠病毒疫苗疑似预防接种异常反应报告情况，对监测数据开展日报告、周汇总、月分析，持续监测、及时上报新冠病毒疫苗疑似预防接种异常反应报告情况，进一步加强和规范新冠病毒疫苗接种疑似预防接种异常反应监测评价工作。

1月11日，自治区药监局召开2020年度党支部书记抓基层党建工作述职评议考核会。

1月，自治区药品检验研究院主任药师王英华荣获自治区人社厅、卫生健康委、财政厅颁发的"中医药突出贡献奖"。

2月22日，自治区副主席赖蛟在自治区药监局《关于恳请自治区人民政府领导对我区药品监管工作给予批示指导的请示》（宁药监发〔2021〕6号）上批示：过去一年，药监工作成效明显！新的一年，望以"四个最严"要求为根本，继续作好药品监管工作，为全域创建"食品药品安全示范区"作出新的贡献！

2月26日，2021年全区药品监管暨党风廉政建设工作会议通过视频方式在自治区市场监管厅十二楼会议室召开。自治区市场监管厅党组书记、厅长李耀松，自治区纪委监委派驻市场监管厅纪检监察组组长刘智峰出席会议并讲话。自治区市场监管厅党组成员、自治区药监局党组书记、局长王生礼作工作报告，首次提出精准实施依法监管、从严监管、智慧监管、信用监管、专业监管、阳光监管"六个精准"监管理念和思路。

3月8日，自治区药监局开展"巾帼展风采，传承好家风"主题活动，庆祝"三八"国际劳动妇女节。

3月10日，自治区药监局召开党史学习教育动员部署会议。党组书记、局长王生礼出席并讲话，党组成员、副局长郭涛传达习近平总书记在党史学习教育动员大会上的重要讲话精神，党组成员、副局长白军生主持会议，党组成员、副局长杨学礼宣读《自治区药监局开展党史学习教育实施方案》，党组成员、药品安全总监刘峰参加会议。本次会议标志着自治区药监局党史学习教育全面铺开。

3月16日，为推动宁夏药品智慧监管平台行政审批系统推广应用，自治区药监局组织对全区药品、医疗器械、化妆品行政审批系统工作人员进行线上培训。

△自治区药监局机关被区直机关工委文明办评为"2021—2024年度区直机关文明单位"。

3月23日，自治区药监局召开全面从严治党、机关党建暨党风廉政建设工作会议。

4月2日，自治区药监局组织机关和事业单位全体在职党员干部赴银川市烈士陵园开展了以"祭奠革命先烈 传承红色基因"为主题的"清明祭英烈"活动，教育引导各级党员干部进一步增强爱党爱国意识。

4月12日，自治区药监局印发《关于推动药品监管领域企业质量安全主体责任落实工作的指导意见》（宁药监函发〔2021〕58号）。

4月13—15日，自治区药监局举办"学党史、强党性、提能力"专题培训班。

4月14日，自治区药监局机关及所属事业单位50余名党员干部赴银川市兴庆区通贵乡道路防护林现场开展义务植树造林活动。

4月22日，自治区药监局组织集中销毁假劣药品2900公斤，货值金额86万元。

△自治区药监局举办"学习党史跟党走 永葆初心再奋斗"主题演讲比赛。党组书记、局长王生礼出席并做点评讲话，党组班子成员郭涛、白军生、杨学礼、刘峰出席活动。

4月23日，自治区药监局组织开展党支部书记暨党务干部党建工作能力提升专题培训。

4月25日，自治区药监局顾海波（隆德县联财镇赵楼村第一书记）被自治区党委、政府表彰为全区"脱贫攻坚先进个人"

4月29日，自治区药监局召开创建模范机关、创建全区法治政府建设示范单位、创建自治区文明机关推进会。党组书记、局长王生礼出席并讲话。

△ 自治区药监局开展2021年党员公诺暨党组书记讲党课活动。

5月26日，自治区药监局开展"传承党的百年光辉史基因　铸牢中华民族共同体意识"主题宣讲活动，自治区宣讲团姜歆研究员为全局党员干部职工进行了专题辅导。

6月10日，自治区人大常委会副主任董玲带领自治区药监局局长王生礼等赴国家药监局，就枸杞子（冻干）等地方标准发布工作进行沟通。国家药监局局长焦红及有关司局负责人就有关问题进行了解答。

6月18日、25日，自治区药监局举办全区药品批发企业、药品零售连锁企业总部关键岗位人员落实药品质量安全主体责任培训班两期，参培人员400余人。

△ 自治区药品审评查验和不良反应监测中心审评查验科逯海龙作为主要完成人参与的《宁夏枸杞药材质量形成对温度的影响机制研究》课题获自治区科技进步奖三等奖。

6月21日，自治区药监局制定印发《宁夏中药配方颗粒标准制定工作程序及申报资料要求（试行）》，规范宁夏中药配方颗粒的标准研究工作。

6月22日，自治区药品监督管理局举行"光荣在党50年"纪念章颁发仪式，为11名老党员颁发"光荣在党50年"纪念章。

△ 自治区药监局周慧娟被自治区禁毒委员会评为自治区"禁毒工作先进个人"。

6月23—24日，自治区药监局组织机关党员干部赴盐池县开展"信仰与忠诚"集中主题党日活动。

6月24日，自治区药监局举办"青春心向党"主题活动，推动青年干部党史学习教育深入开展。

6月27日，自治区药监局药品流通监督管理处党支部荣获"区直机关先进基层党组织"、自治区药品检验研究院马玲荣获区直机关"优秀共产党员"称号。

6月30日，自治区药监局发布《宁夏回族自治区药品监督管理局关于发布中药饮片炮制规范的通告》，枸杞子（冻干）被列入宁夏中药饮片炮制规范。

7月1日，自治区药监局召开庆祝中国共产党成立100周年暨"两优一先"表彰大会。

7月6日，自治区药监局组织全体党员干部参观"奋斗百年路 启航新征程"党建主题展览。

7月9日，自治区药监局党组组织新任职干部任前集体谈话。

7月21日，自治区药监局联合银川市市场监督管理局在银川市新光华社区举办"全国医疗器械安全宣传周（宁夏）"启动仪式暨"安全用械进社区"活动。

7月29日，自治区人民政府发布《宁夏回族自治区麻黄草管理办法》（宁夏回族自治区人民政府令第116号），自2021年10月1日起施行。

7月30日，自治区药监局以"紧跟党走 请党放心 强国有我"为主题，举办了药监青年干部学习习近平总书记"七一"重要讲话精神专题读书会。

8月9日，自治区药品审评查验和不良反应监测中心建立《严重药品不良反应报告专家评估会工作程序》。

8月20日，自治区药监局联合自治区卫生健康委印发《宁夏回族自治区医疗机构药品使用质量管理规范（试行）》《宁夏回族自治区医疗机构医疗器械使用质量管理规范（试行）》（宁药监规发〔2021〕2号）。

8月25日，国家市场监管总局办公厅印发《关于同意筹建国家食品相关产品及绿色包装质量检验检测中心（北京）等4个国家质检中心的函》（市监科财函〔2021〕1382号），正式批准以宁夏回族自治区药品检验研究院为建设主体，按照B级国家质检中心标准，筹建"国家枸杞产品质量检验检测中心（宁夏）"。国家枸杞产品质量检验检测中心（宁夏）的筹建工作先后得到时任自治区党委书记陈润儿、时任政府主席咸辉、政协主席崔波等领导同志的指示批示。

8月27日，自治区药监局机关党委开展党建工作互观互检活动，区直机关工委督查调研部李媛对局党建工作现场给予指导帮助。

8月30日，自治区市场监管厅发布了《宁夏回族自治区全域创建食品药品安全区评价验收细则》地方标准（DB64/T 1818-2021），明确了7个方面一级指标（基本项）、29个方面指标、56项评价内容；并设置了两个方面两项否决项、1个方面9项加分项，共计67项评价内容，基本项、加分项、否决项满分105分，评价验收成绩≥85分视为合格，<85分视为不合格。

9月3日，自治区人大常委会副主任董玲对自治区药品检验研究院承担的"国家枸杞产品质量检验检测中心（宁夏）"筹建工作进行调研。

9月7—8日，青海省药监局党组书记、局长刘柏林一行来宁考察、调研、观摩宁夏药品监管工作经验和做法。

9月10日，自治区药监局召开全区药品监管领域全域创建食品药品安全区推进暨飞行检查情况反馈通报会议。会议首次以视频短片形式向各市县市场监督管理局反馈了飞行检查发现的问题。党组书记、局长王生礼，自治区纪委监委驻市场监管厅纪检监察组副组长唐银虎出席并讲话。

9月17日，自治区药监局党组理论学习中心组全体成员赴白芨滩国家级自然保护区参观践学。

9月23—24日，自治区药监局举办药品生产企业质量安全主体责任暨药品生产质量管理规范（GMP）检查培训班。全区药品生产企业法定代表人、企业负责人、质量负责人及药监局有关处室和事业单位部分GMP检查员共80余人参加培训。为落实《关于推动药品监管领域企业质量安全主体责任落实工作的指导意见》，自治区药监局组织全区药品生产企业法定代表人、企业负责人和质量负责人及部分药品监管人员共计50余人，到宁夏金太阳药业有限公司就落实企业主体责任开展现场观摩与交流研讨。

9月30日，自治区药监局开展青年理论学习小组"铸牢中华民族共同体意识，争做民族团结进步好青年"主题活动。

9—10月，自治区药监局组织对药品批发企业零售连锁总部集中进行了飞行检查，共检查药品批发企业30家，零售连锁总部20家，对6家不符合要求的企业采取暂停销售的风险防控措施，并给予警告的行政处罚。

10月15日，自治区药监局举办2021年全国安全用药月宁夏系列活动启动仪式暨"学党史、铭初心"党史知识竞赛。

10月18日，自治区药品审评查验和不良反应监测中心联合银川市市场监管局举行"城乡携手共建药品安全防线"活动启动仪式。

10月20日，自治区药品监督管理局、自治区卫生健康委、自治区医疗保障局联合发布《宁夏回族自治区中药配方颗粒管理细则（试行）》（宁药监规发〔2021〕3号）。

10月29日，上海华源药业（宁夏）沙赛制药有限公司生产的盐酸帕洛诺司琼注射液（规格：5ml：0.25mg）通过仿制药一致性评价。

11月2日，自治区药品审评查验和不良反应监测中心顺利通过ISO9001—2016质量管理体系认证，并取得证书。

11月11日，自治区药品检验研究院医用外科口罩等5个医疗器械产品资质扩项通过国家认证认可监督管理委员会（CNAS）评审，并取得国家级资质。

11月16日，国家药监局发布的2021年第85期网信工作简报，通报了国家药品智慧监管平台2.0版建设完成情况。对宁夏药监局率先完成与国家药监局信息平台对接，为全国药品智慧监管一体化建设起到的示范作用，予以充分肯定，并通报表彰。

11月23日，自治区药监局发布首批54个品种《宁夏中药配方颗粒质量标准》。

11月29日—12月13日，为推进药品行政执法工作，全面提升药品行政执法能力，在各市县市场监管局自查自评的基础上，自治区药监局首次会同自治区人民检察院对全区药品行政处罚办结案卷进行评查。抽取52件药品、医疗器械、化妆品行政处罚案卷，评出优秀案卷10卷。

12月2日，自治区药监局组织开展了禁毒预防宣传专题培训活动，机关相关业务处室、直属事业单位工作人员及部分特殊管理药品生产、经营企业相关人员约80人参加专题培训。

12月3日，自治区药监局发布第二批50个品种《宁夏中药配方颗粒质量标准》，宁夏中药配方颗粒品种增至104个。

12月7日，自治区人民政府办公厅印发《关于全面加强药品监管能力建设的实施意见》（宁政办发〔2021〕92号），对加强全区药品监管能力建设明确了18条具体政策措施。

12月11日，为维护网络安全，确保门户网站、办公网络及宁夏药品智慧监管系统正常运行，自治区药监局开展2021年网络安全应急演练，演练由宁夏药品安全技术查验中心组织实施。

12月12—18日，自治区药监局在石嘴山市星海湖宾馆举办了2021年全区药监系统学习习近平法治思想暨信息宣传应急管理及政务公开和统计工作培训班，并组织开展了自治区（石嘴山市）疫苗药品安全突发事件Ⅳ级升Ⅲ级应急演练活动。党组书记、局长王生礼在开班仪式上讲话并宣布应急演练活动开始，石嘴山市副市长董立军在应急演练前致辞。全区各市、县（区）及宁东市场监管局分管领导、新闻宣传工作人员，自治区药监局机关各处室、直属各事业单位主要负责人、从事新闻宣传工作的同志参加了培训、观摩了应急演练活动。

12月14日，宁夏疫苗管理厅际联席会议第三次全体会议在银川召开。

12月14—15日，自治区药监局组织全区化妆品监管工作人员、化妆品备案人共30余人参加化妆品监管与备案实务网上培训班。

12月15日，自治区药品检验研究院中药质量控制重点实验室"冻干枸杞炮制工艺及质量标准研究"等5项课题顺利通过结题验收，重点实验室2021年度科研工作圆满完成。

12月16日，自治区药监局修订、补充、完善药品行政处罚裁量权适用规则与裁量基准，印发《宁夏回族自治区药品医疗器械化妆品行政处罚裁量权适用规则（试行）》《宁夏回族自治区药品医疗器械化妆品行政处罚裁量基准（试行）》（宁药监规发〔2021〕4号）。

12月20日，自治区药监局、自治区发展和改革委员会联合印发实施《宁夏回族自治区药品生产经营信用分级分类管理办法（试行）》，成为全国药监系统第一个与省级信用建设领导机构联合制发的药品信用监管制度。

12月20日，自治区主席咸辉主持召开自治区政府第108次常务会议，听取巩固脱贫成果评估、药品安全情况汇报。会议强调，药品安全事关人民群众身体健康和生命安全。要坚决落实"最严谨的标准、最严格的监管、最严厉的处罚、最严肃的问责"的要求，创新监管方式，提升监管能力，强化药品全链条监管，依法打击违法违规行为，把好每一道关口，守好每一道防线，切实保障人民群众用药安全。

12月24日，自治区药监局举办党的十九届六中全会精神宣讲会，局党组书记、局长王生礼为全局党员干部作了专题辅导报告。

△ 自治区药监局在银川苏银产业园举办2021年第三期全区药品批发企业、药品零售连锁企业总部关键岗位人员质量安全主体责任培训班。

12月30日，自治区人民政府新闻办在自治区人民政府新闻发布厅举行新闻发布会。自治区药监局党组成员、副局长郭涛通报 2021 年药品监管领域推进全域创建食品药品安全区有关情况并回答记者提问。

12 月，自治区药品检验研究院完成了中国合格评定国家认可委员会（CNAS）的监督评审，55 个检验检测项目参数获批。

△ 人力资源社会保障部、国家市场监管总局、国家药监局联合表彰银川市市场监督管理局药品安全监管科为全国药品监管系统先进集体，表彰宁夏药品检验研究院马玲为全国药品监管系统先进个人。

是年，宁夏全面推进全域创建食品药品安全区，3458 家零售药店被评定为"阳光药店"，占比达 84%，提前实现全域创建确定的到 2022 年年底达到 80%的目标。

2022 年

1 月 12 日，人民网"人民巷会客厅"栏目就宁夏药品监管领域推行信用监管有关情况进行直播专访，自治区药监局党组成员、副局长郭涛全面系统解读了《宁夏回族自治区药品生产经营信用分级分类管理办法（试行）》。该栏目还就宁夏药品生产经营信用分级分类管理有关问题专访了自治区发展改革委有关负责同志、国药控股（宁夏）有限公司相关负责人。

1 月 14 日，自治区药品检验研究院、自治区药品安全技术查验中心、自治区药品审评查验和不良反应监测中心被自治区区直机关精神文明建设指导委员会评为"2022—2024 年度区直机关文明单位"。

1 月 26 日，自治区药监局召开党史学习教育总结会议。自治区党委第九巡回指导组薛宝忠、李文玉、贾治杰出席会议，自治区药监局党组书记、局长王生礼作总结报告。

△ 自治区药监局党组召开党史学习教育专题民主生活会。

1 月，自治区药品检验研究院化学药品检测室主管药师黄钰馨入选自治区第六批"青年科技人才托举工程"。

2 月 7 日，自治区药监局举办学习贯彻党的十九届六中全会精神专题培训班。局党组书记、局长王生礼作开班动员讲话。局机关全体党员干部和直属事业单位班子成员参加培训学习。

2月15日，自治区药监局召开全区深入开展药品安全专项整治行动动员部署会议，深入学习贯彻习近平总书记重要指示批示精神，传达学习国家药监局深入开展全国药品安全专项整治行动工作会议精神，就全区开展专项整治行动有关工作进行安排部署。党组书记、局长王生礼出席会议并讲话。

2月22日，2022年全区药品监管暨党风廉政建设工作会议在银川召开。自治区市场监管厅党组书记、厅长李耀松，自治区市场监管厅党组成员、自治区药品监督管理局党组书记、局长王生礼，自治区纪委监委驻市场监管厅纪检监察组副组长、二级巡视员唐银虎出席会议并讲话。

2月25日，自治区药品检验研究院召开全体党员大会，完成党总支部委员会换届选举。马宗卫、王坤、李震全、彭福林、薛瑞当选新一届总支委员会委员，马宗卫当选为总支委员会书记。

3月3日，自治区市场监管厅党组书记李耀松到自治区药品检验研究院调研指导工作。

3月5日，自治区药监局机关党委开展"践行雷锋精神、弘扬文明新风"志愿服务活动，进一步落实党员"双报到、双报告"制度，助力文明城市创建工作。

3月9日，自治区药监局召开2022年区局机关全面从严治党暨党风廉政建设工作会议。

3月11日，自治区药监局、卫生健康委、医保局、公共资源交易管理局联合印发《宁夏回族自治区推进实施医疗器械唯一标识工作方案》，有力推动医疗器械唯一标识的推广运用。

3月15日，自治区药监局疫苗国家监管体系（NRA）评估工作推进会在银川召开，评估工作领导小组成员参加会议。

3月18日，银川市市场监督管理局、中卫市市场监督管理局、宁夏医科大学总医院、石嘴山市第二人民医院、宁夏启元国药有限公司、宁夏康亚药业股份有限公司、银川市强制隔离戒毒所等6家药品基层监测单位和1家药物滥用监测单位受到了国家药品不良反应监测中心通报表扬。

3月24日，自治区药监局召开"廉政警示教育大会"，启动全局领导干部廉政警示教育周活动。会议以视频形式召开，局领导班子，局机关及直属事业单位全体党员、干部参加会议。

3月29日，自治区药监局组织开展"祭奠革命先烈、传承红色基因"活动，全局党员赴银川烈士陵园开展祭扫活动。

3月30日，自治区药监局局长王生礼带队到吴忠市专题调研药品零售"阳光药店"，医疗机构"规范药房"建设及药品质量安全监管工作开展情况。

3月31日，自治区药品审评查验和不良反应监测中心帮扶银川综合保税区世洁卫仕（宁夏）科技有限公司获批生产医用防护服资质，成为宁夏唯一一家获得医用一次性防护服生产资质的企业。

3月，自治区禁毒委对全区34个禁毒委成员单位2021年度禁毒工作成效进行了考评，自治区药监局被评为优秀等次受到通报表彰。

4月1日，自治区市场监管厅党组副书记杨少华一行到自治区药品检验研究院调研指导"国家枸杞产品质量检验检测中心（宁夏）"筹建工作。

△ 自治区药监局党组第12次会议研究决定成立《宁夏药品监管事业发展历程（2018—2022）》编纂委员会，启动《宁夏药品监管事业发展历程（2018—2022）》编纂工作，党组书记、局长王生礼担任编委会主任。

4月2日，自治区药监局发布《关于深入开展药品安全专项整治行动严厉打击违法违规行为的通告》（2022年第33号）。

4月14日，自治区药监局开展"守护青山绿水、践行绿色发展"义务植树活动。

4月20日，自治区药监局党组书记、局长王生礼带领医疗器械监督管理处人员到银川综合保税区，对医用防护服生产企业世洁卫仕（宁夏）科技有限公司开展现场调研。

4月26日，为全面落实国家药监局首部《化妆品生产质量管理规范》，自治区药监局举办全区化妆品生产企业法定代表人、质量安全负责人培训班，对化妆品生产企业质量安全体系建设，提升企业主体责任意识起到了积极推动作用。

4月27日，自治区药监局举办"喜迎党代会 献礼二十大"主题演讲比赛。局党组成员、机关全体干部、直属事业单位领导班子共40余名党员干部观看了比赛。各支部（总支）共推选14名选手参赛，6名参赛选手分获一、二、三等奖。

5月10日，自治区药监局组织团员青年收看中国共产主义青年团成立100周年大会实况，聆听了习近平总书记在庆祝大会上的重要讲话。

△ 自治区市场监管厅党组副书记、厅长杨少华到自治区药监局调研药品监管工作。

5月11日，自治区药监局在国家药监局召开的医疗器械质量安全风险隐患排查整治推进视频会议上，就全区开展医疗器械质量安全风险排查工作情况进行交流发言。

5月11—12日，自治区药监局党组书记、局长王生礼深入中宁县喊叫水乡红湾新村调研乡村振兴驻村帮扶工作，并看望驻村工作队员。期间，还分别到海原县调研食品药品安全科普教育基地建设情况，到西吉县新营乡看望区局外派挂职青年干部。

5月13日，自治区药监局机关党委组织全局45名党支部书记和专兼职党务干部赴宁夏枸杞文化馆、宁夏社科院、自治区退役军人事务厅开展党建工作现场观摩活动，有效提升党建工作质量。

△ 自治区药监局党组书记、局长王生礼到自治区药品检验研究院调研指导工作，药检院总支书记、院长马宗卫作专题汇报。

5月17—20日，自治区药品审评查验和不良反应监测中心在银川市举办2022年"两品一械"和药物滥用监测工作培训班。培训班采取线上线下相结合的方式进行，全区各级监测部门、使用单位、药品、医疗器械、化妆品生产企业监测人员共计150余人参加培训。

5月18日，自治区药监局印发《宁夏回族自治区药品检查管理办法实施细则》（宁药监规发〔2022〕1号），进一步规范了药品质量安全监管执法检查行为。

5月24—25日，自治区药监局举办了"机关党建业务知识暨支部书记、党务干部能力提升"专题培训班，局机关各处室、直属各事业单位党支部（总支）书记和党务干部共40余人参加培训。

5月25日，自治区副主席王和山在宁夏贺兰山东麓葡萄酒产业园区管理委员会三楼会议室主持召开自治区食品药品安全委员会2022年第一次全体会议，听取了药品监管重点工作情况汇报。自治区药监局党组书记、局长王生礼汇报有关情况，党组成员、副局长郭涛及有关处室负责人参加会议。

5月26日，自治区药监局组织离退休党员赴红寺堡开展党性教育活动。

5月27日，自治区药监局党组书记王生礼为全体党员干部讲了题为《深刻领悟习近平总书记关于机关党的建设的重要论述 自觉把机关党组织建设得更加坚强有力》的专题党课。

5月30日，自治区药监局印发了《宁夏回族自治区药品检查员实训基地遴选管理办法》，后于8月22日经局党组第21次会议研究确定宁夏康亚药业股份有限公司、国药控股宁夏有限公司、重庆医药集团（宁夏）有限公司3家企业为宁夏药品检查员实训基地（第一批）。

5月31日，自治区药监局党组成员、副局长白军生携药品注册与生产监督管理处、自治区药品审评查验和不良反应监测中心人员组成帮扶组，到固原市六盘山现代中药大健康产业园开展"服务进园区、监管有温度"活动，对园区拟开办药品生产企业进行政策解读及技术帮扶，固原市市场监管局相关领导参加。

5月，自治区药品审评查验和不良反应监测中心完成宁夏药械审评监测分析平台建设，实现与各市、县局机关及企业互通互联。

6月1日，自治区市场监管厅党组书记李耀松到自治区药监局就宁夏药品智慧监管平台建设和信息化监管工作进行调研。

6月6日，自治区药监局召开深入学习贯彻习近平新时代中国特色社会主义思想暨习近平总书记视察宁夏重要讲话和重要指示批示精神宣讲会，邀请自治区党校教授王琼为全局党员干部作了专题辅导。

6月13—24日，自治区药监局组织5个督导组，对全区各市县开展药品安全专项整治行动情况进行了督促调研，推动药品安全专项整治工作向纵深发展。

6月21日，自治区药监局与宁夏医科大学总医院联合举办了特殊管理药品及毒品治理相关知识培训班。自治区药监局相关处室、宁夏医科大学总医院制剂中心、药剂科、安全保卫人员约80人参加了培训。

6月21—24日，自治区药监局党组成员、药品安全总监刘峰带领药品注册与生产监管处、自治区药品检验研究院主要负责人赴中宁县参加宁夏第五届枸杞产业博览会，自治区药检院分别与新疆、陕西、河北等省（区）枸杞协会、宁夏科芯农业枸杞社会化服务中心签订战略合作协议。

6月23日，自治区药监局发布第三批47个品种《宁夏中药配方颗粒质量标准》。宁夏中药配方颗粒品种增至151个。

6月28日，自治区药监局举行"光荣在党50年"纪念章颁发仪式。

6月30日—7月1日，自治区药监局开展"信仰与忠诚"集中党性教育活动，以"六个一"活动方式，追寻革命先烈足迹，坚定共产党员红色信仰。

7月4日，自治区纪委监委驻市场监管厅纪检监察组进驻自治区药监局，对药品安全专项整治行动有关工作开展专项督导。

7月16日，自治区编办批准自治区药品检验研究院加挂"自治区枸杞产品检验检测中心"牌子，增设枸杞检验室，承担国家、自治区下达的枸杞及枸杞相关食品（保健品）的检验检测工作。同时增加科级领导职数1正1副。

7月18日，2022年全国医疗器械安全宣传周（宁夏）启动仪式在石嘴山市大武口区举行，为期一周的宣传活动在全区各市县同步展开。

7月19—20日，自治区药监局举办全区医疗器械生产企业关键岗位人员落实医疗器械质量安全主体责任培训班，全区医疗器械生产企业共80人参加了培训。

7月20—22日，自治区药品审评查验和不良反应监测中心举办"十四五"期间医疗器械不良事件重点监测启动会议。同时与区内外18家监测哨点单位及5家"注射泵"注册人签订重点监测协议。

7月21日，自治区药监局召开全区药品监管系统"学讲话、鼓干劲、抓整治、促落实"暨深化药品安全专项整治工作视频会议。党组书记、局长王生礼，自治区纪委监委驻市场监管厅纪检监察组组长戎尽寒出席会议并讲话，党组成员、副局长郭涛主持会议，党组成员、药品安全总监刘峰传达国家药监局药品安全专项整治工作领导小组会议精神。

7月22日，国家局药监局对2021年药品安全考核评价结果进行了通报。通报称：宁夏考评等级升至B级等次，排名较2020年有较大进步。

△ 自治区药监局联合自治区卫生健康委、自治区医疗保障局、自治区公共资源交易管理局在中卫市召开医疗器械唯一标识全环节试点启动会议。自治区药监局副局长郭涛主持会议，局长王生礼讲话，中卫市副市长张虎到会致辞，

参与试点的医疗器械生产、经营企业和使用单位负责人作表态发言。

△国家枸杞产品质量检验检测中心（宁夏）通过中国计量认证（CMA）省级资质认定现场评审，并于同年8月取得资质认定证书。

7月25日，自治区药监局举办学习宣传贯彻自治区第十三次党代会精神宣讲报告会，局党组书记、局长王生礼同志为全体党员干部作了专题辅导报告。

8月2日，自治区药监局举办深入学习宣传贯彻自治区第十三次党代会精神专题培训班。

8月15—19日，自治区药监局组织开展全区药品经营和使用单位互观互检活动，互观互检采取五市相互交叉开展观摩和检查的方式进行，共观摩"阳光药店""规范药房"、医疗器械专营企业、化妆品经营企业示范单位35家，随机抽查各类经营和使用单位77家，向辖区药品监管部门移交案源线索12起，有力促进了药品安全专项整治行动深入开展。

8月18日，自治区药品检验研究院与中国科学院兰州化学物理研究所签订了国家枸杞产品质量检验检测中心（宁夏）建设合作（框架）协议，聘请邸多隆博士担任中心首席专家。

8月31日，国家药监局局长焦红在北京通过视频形式主持召开药品安全专项整治工作片区调研座谈会议。河南、甘肃、青海、宁夏、新疆、新疆生产建设兵团等6个省（区）药监局参加会议并汇报有关情况。宁夏药监局党组书记、局长王生礼汇报宁夏有关工作。

9月5—9日，自治区药监局在银川市举办了全区药品流通监管人员暨GSP检查员培训班，全区各市县药品监管部门的96名药品流通监管人员（GSP检查员）参加了培训。

9月7日，国务院参事、原国家质检总局副局长葛志荣与国家市场监管总局认证监督管理二级巡视员张志国，中国出入境检验检疫协会副会长兼秘书长段小红，中国出入境检验检疫协会国际合作部刘智勇一行到自治区药品检验研究院调研指导"国家枸杞产品质量检验检测中心（宁夏）"筹建工作，听取院长马宗卫专题汇报。

△江西省药监局药品安全总监朱宗华一行6人来宁考察调研，了解宁夏药品"智慧监管"平台与"阳光药店"系统建设和应用情况，疫苗（药品）安全

突发事件应急演练工作等方面的情况和做法。

9月8日,自治区药监局召开全区药品监管系统"喜迎二十大·药品安全专项整治阶段性成果"报告会。党组书记、局长王生礼出席并讲话,党组成员、副局长郭涛主持会议,银川市、石嘴山市、贺兰县、平罗县、青铜峡市、西吉县、彭阳县、中宁县等8个国家药监局重点联系单位报告整治成果。9月23日在国家药监局召开的成果报告会上,石嘴山市人民政府代表宁夏作整治成果报告。

9月13日,自治区药监局举办"深学笃行再提升、奋楫争先促发展"主题活动,深入推进落实"大学习、大讨论、大宣传、大实践"活动开展。

9月15—16日,自治区药品检验研究院通过"国家枸杞产品质量检验检测中心(宁夏)"中国计量认证(CMA)国家级资质认定现场评审,于同年10月取得资质认定证书。

9月26日,自治区主席张雨浦到宁夏中邮物流有限公司、国药集团(宁夏)医疗器械有限公司等单位考察调研药品、医疗器械等疫情防控用物资保障工作。自治区药监局党组书记、局长王生礼陪同。

10月16日,自治区药监局组织全局党员干部职工收看党的二十大开幕会直播盛况,聆听了习近平总书记作的《高举中国特色社会主义伟大旗帜 为全面建设社会主义现代化国家而团结奋斗》报告。

10月25日,自治区药监局组织开展无偿献血活动,助力宁夏疫情防控保障临床血液供应。

11月17日,自治区药监局按照自治区"双打办"的统一部署,将近年来查处的假冒伪劣药品、医疗器械、化妆品进行集中销毁,本次集中销毁按照相关规定采取拆解、粉碎、焚烧的方式,对查处的假冒伪劣药械妆产品进行无害化处理,共销毁假劣药品、医疗器械、化妆品等25个品种,总重量6吨,总货值60余万元。

11月18日,自治区药监局举办以"学习贯彻党的二十大精神 促进公众科学合理安全用药"为主题的2022年"政府开放日"活动,邀请群众代表、监管服务对象、媒体记者等共25人参加了活动。活动期间,受邀代表参观了自治区药品安全技术查验中心快检室,并现场观看药品、化妆品快检实验过程。随后,通过观看视频演示、听取现场讲解等形式,详细了解宁夏药品智慧监管平台"阳光药店"模块建设、应用和发挥作用等情况。活动中，参会代表填写了《自治区药品监督管理局"政府开放日"活动征求意见表》，对于药品监管工作提出意见和建议。

△自治区药监局召开党组理论学习中心组（扩大）学习会议，围绕学习宣传贯彻党的二十大精神举行宣讲报告会，局党组书记、局长王生礼围绕《深入学习贯彻党的二十大精神，全力推动药监事业高质量发展》主题，为全体党员干部职工作了专题辅导报告。

11月21日，自治区药监局在银川举行2022年全国安全用药月宁夏系列活动启动仪式暨企业落实主体责任公诺活动，以"安全用药·同心同行"为主题的第十五届宁夏安全用药月系列活动拉开序幕。活动有关信息被央视新闻客户端等媒体平台广泛报道。

11月21—26日，自治区药监局联合国家药监局高级研修学院在苏州市举办了医疗器械监管人员执法实务培训班。来自全区医疗器械监管执法一线的66名同志参加了培训。

11月24—25日，通过两天时间的线上评审，自治区药品检验研究院顺利通过CNAS（中国合格评定国家认可委员会）国家实验室认可复评审及扩项评审。CNAS评审专家组通过远程评审的方式检查实验室，通过查阅文件记录、观察提问、现场测试操作、授权签字人考核等方式，就质量管理体系运行的有效性和符合性进行了全面评审和严格考核。

12月5日，自治区党委副书记、自治区主席张雨浦主持召开自治区政府第141次常务会议，深入学习贯彻党的二十大精神，听取全区防范化解金融风险、加强食品药品安全和"双拥"工作等情况汇报，安排部署有关工作。会议强调，要坚决落实习近平总书记提出的"最严谨的标准、最严格的监管、最严厉的处罚、最严肃的问责"重要要求，坚持人民至上、生命至上，以创建全域食品药品安全区为目标，全面提升监管水平，切实守护好广大人民群众"舌尖上的安全"。

12月8日，自治区副主席、自治区集中打击整治危害药品安全违法犯罪工作领导小组组长王和山主持召开自治区集中打击整治危害药品安全违法犯罪工作领导小组第一次会议，审议通过《宁夏回族自治区集中打击整治危害药品安全违法犯罪工作领导小组职责和成员单位、领导小组办公室职责分工》和《宁夏回族自治区集中打击整治危害药品安全违法犯罪工作领导小组运行机制和工作制度》，通报 2022 年药品安全专项整治行动推进情况，研究部署下一步工作。领导小组各副组长、各成员单位负责人参加会议。

12 月 9 日，自治区药监局印发《关于进一步优化调整疫情防控药品医疗器械流通环节监管措施的通知》，进一步明确现阶段针对流通环节新冠肺炎疫情防控用药品、医疗器械监管的七项措施。

12 月 13 日，自治区政府新闻办举行 2022 年"法治为民办实事"新闻发布会。新闻发布会上，自治区药监局党组书记、局长王生礼围绕以专项整治为载体推进法治为民办实事，通报了 2022 年以来全区药品监管领域抓整治、防风险、查大案、促共治等方面的情况。宁夏"法治为民办实事"项目已连续实施 3 年，每年通过网络投票等方式确定 5 个具体项目，自治区药监局 2020 年开展的落实"四个最严"要求专项行动和 2022 年开展的药品安全专项整治行动，都被列为全区法治为民办实事项目。

12 月 14 日，自治区副主席王和山调研全区药品安全和保供稳价工作，听取宁夏药品智慧监管平台建设运行情况汇报，并前往宁夏国大药房连锁有限公司康乐药店、中邮大药房解放街店进行实地调研。自治区政府副秘书长李永春，自治区药监局党组书记、局长王生礼，自治区药监局党组成员、副局长郭涛参加调研。

附录

强化思想引领　勇于担当作为
奋力谱写新时代食品药品监管工作新篇章

——在全区食品药品监管暨党风廉政建设
工作会议上的讲话

马云海

（2018年2月28日）

这次会议的主要任务是，深入学习习近平新时代中国特色社会主义思想，贯彻落实党的十九大及十九届一中、二中全会和自治区党委十二届三次全会、纪委二次全会、自治区两会精神，总结2017年工作，研究部署2018年全区食品药品监管和党风廉政建设工作，动员全系统干部职工不忘初心、牢记使命，紧密团结在以习近平同志为核心的党中央周围，以信仰引领前进方向，以思想凝聚奋斗力量，以责任加固安全堤坝，以担当挑起监管职责，振奋精神、实干兴宁，奋力谱写新时代宁夏食品药品监管事业发展新篇章。下面，我讲几点意见：

一、充分认识2017年监管工作的新成绩、新进步

2017年，全区食品药品监管系统深入贯彻落实习近平总书记提出的"四个最严"要求，坚持以全面从严治党引领全面从严监管，扎实履行执法监督、现场检查、检验检测、稽查办案等各项职责，始终坚守不发生重大食品药品安全事故的底线，有力推动我区食品药品监管工作迈上了新台阶。

（一）坚持依法监管，推动法规制度建设迈上了新台阶。一是争取高位推动。积极争取自治区党委办公厅、政府办公厅印发了《关于落实食品药品安全党政同责的意见》，自治区人大常委会修订出台了《宁夏食品生产加工小作坊小经营店和食品小摊点管理条例》，提请自治区人民政府发布了《宁夏食品药品安全"十三五"规划》和食品、药品安全突发事件2个应急预案，自治区人民政府办公厅印发了《宁夏回族自治区食品安全工作责任约谈办法》，进一步完善了食品药品监管的有关政策和地方性法规体系。二是完善监管制度。结合监管工作实际，先后制定印发了《宁夏食品生产企业质量安全体系检查管理办法》《宁夏旅游景区（高速公路服务区）食品销售日常管理暂行规定》《宁夏餐饮业餐厨废弃物处置管理十条规定》《宁夏医疗器械飞行检查工作制度》《宁夏保健食品生产企业风险分级监督管理规定》《宁夏食品药品案件查办事权划分实施细则》等19个规范性文件，进一步健全了操作层面的监管制度。三是深化改革创新。全面承接食盐流通监管职责。大力推进"放管服"改革，目前区局在政务服务大厅集中受理的36个主项172个办理项行政审批和公共服务事项100%实现"不见面、马上办"。组织对53件规范性文件进行公平竞争性审查，及时废止、修订不合时宜的规定。指导有关药企对17种仿制药开展了质量和疗效一致性评价。

（二）坚持科学监管，推动业务能力建设迈上了新台阶。加快自治区（银川市）食品药品检验检测中心建设进度。固原市4个县级检验检测资源整合项目进展顺利。积极争取国家资金支持，新开工建设3个市级检验检测实验室和36个县乡快检室。在全区食用农产品批发市场、大型食品超市、农贸市场建立食品安全快检室126个。充分发挥专业技术优势，积极争取自治区将药品检验所更名为药品检验研究院，全面完成《宁夏中药饮片炮制规范》修订工作，完成《道地中药材——宁夏枸杞》标准起草工作，申报获批宁夏药物创制与仿制药研究重点实验室项目；自治区食品检测中心更名为自治区食品检测研究院，新获批317个产品760个参数的检测能力，完成了《食品中狐狸源性成分定性检测方法》等9项食品安全地方标准的制定、修订工作。自治区食品药品审评查验中心通过了ISO9001质量体系认证，医疗器械审评审批通过了国家总局的能力评估，宁甘蒙三省区医疗用药物滥用变化趋势及影响因素研究课题通过国家药品不良反应监测中心验收。加强干部队伍专业化建设，先后举办各类执法监管和业务能力培训班38期，培训基层一线监管干部3500余人次，实现了对监管基本业务和一线执法人员的培训全覆盖；积极争取实施自治区人才项目，大力支持专业技术人员成长进步。

（三）坚持风险监管，推动技术监督水平迈上了新台阶。一是加强风险排查。对全区2965家中小学校和幼儿园食品安全风险隐患进行了深入排查，约谈相关责任人226人；对全区18%的食品生产企业进行了体系检查，并采取"一企一函"的办法，先后发出《警示函》124份。现场检查药品生产企业87家次、药品经营企业94家，对170条现场检查信息进行了全面公开，对28家企业采取了收回GSP/GMP证书的风险控制措施；检查医疗器械生产经营单位2610家次，注销经营许可证12家。二是强化监督抽检。自治区本级统筹安排"四品一械"抽检检测25347批次，计划抽检量比2016年增加37.7%，实现了对本地企业、本地产品的抽检全覆盖，并组织召开了专题新闻发布会，先后组织发布"四品一械"抽检信息68期，实现了食品抽检信息周周公布、药械抽检信息月月公布，有力推动了企业主体责任的落实。三是整治突出问题。深入开展旅游景区、高速公路服务区、学校食堂、网络销售食品及网络订餐、农村食品、畜禽水产品、食盐流通、食品保健食品欺诈虚假宣传、食醋生产行业等食品安全专项治理行动和执业药师虚挂、中药饮片、"两小一室"药品安全专项整治，立案查办各类行政处罚案件756起，向公安部门移送涉嫌犯罪线索4条。中卫市局查办的宁夏金彤生物制品有限公司生产不符合食品安全标准食醋案被国家总局评为优秀案例。四是做好风险监测。首次安排并完成食品安全评价性抽检1010批次。完成药品评价性抽样440批次。上报药品不良反应、医疗器械不良事件、药物滥用、化妆品不良反应监测报告12512份。

（四）坚持建管并举，推动共治体系建设迈上了新台阶。主动邀请13名自治区政协委员对全区食品药品安全工作进行视察调研，协调自治区人民政府督查室开展专项督查，有力推动党政同责、属地负总责的要求落实落地。一是扎实开展示范创建。督促银川、石嘴山2市认真做好创建国家食品安全城市试点工作。考核验收命名了5个食品安全先进县（区），组织创建了42个食品安全示范乡镇（街道）、664个示范单位。在全区90%以上的餐饮单位实施了"明厨亮灶"，高质量完成303次重大活动食品安全保障任务。在213家乡镇卫生院、132家民营医院全面推行药械管理规范化建设。全区创建医疗器械经营示范企业60家，医疗器械生产企业100%达到规范化建设标准。二是拓宽群众参与渠道。充分发挥12331投诉举报平台作用，全年接收各类投诉举报信息10879件，同比增长45%。深入开展食品药品科普宣传"五进"活动，组织开展科普大讲堂479场次，设立社区食品药品安全宣传栏356块，有力提升了群众健康饮食、合理用药的科学素养。三是充分发挥媒体作用。继续加强与区域性、行业性主流媒体合作，在《宁夏日报》开辟专栏，组织19位市县党政领导发表署名文章，就落实党政同责、属地政府负总责交流经验、承诺担当。深入开展食品安全宣传周和安全用药月活动，切实做好舆情监测工作，依法治理食品安全"谣言"，有效凝聚了食品药品安全治理的正能量。

（五）坚持从严监管，推动党建党风廉政建设迈上了新台阶。深入学习贯彻党的十九大精神，坚持用习近平新时代中国特色社会主义思想武装头脑，把党建党风廉政建设工作与食品药品监管工作紧密结合起来，扎实履行管党治党政治责任，自觉接受巡视监督和审计监督，积极支持纪检组监督执纪问责，始终做到从严治党与从严监管两手抓、两手硬、两促进。一是加强领导班子和基层组织建设。结合巡视边查边改，建立健全党组成员AB岗工作制、议定事项编发会议纪要、班子成员周一晨会等制度，及时修订《党组议事规则》，制定《机关党委工作规则》和支部党建工作11项制度，公推直选6位党组成员直接担任支部书记，有效压实"一岗双责"，推动"三会一课"和领导干部"双重组织生活"等制度真正落到了实处。二是切实加强政治理论教育。以"两学一做"学习教育常态化制度化为契机，组织开展3次党委书记讲党课活动，扎实开展"我的初心·我的成长"主题活动，教育引导各级党员干部坚定理想信念，提高政治站位，牢固树立"四个意识"，坚定"四个自信"，始终做到政治合格、执行纪律合格、品德合格、发挥作用合格，坚决同以习近平同志为核心的党中央保持高度一致。三是扎实履行党风廉政建设主体责任。制定了《局党组落实党风廉政建设主体责任实施办法》，及时修订完善公务接待、公车管理、固定资产管理等内部管理制度，对4名党员干部进行了诫勉谈话，对2个事业单位领导班子进行了严肃问责，有力推动了管党治党由宽松软走向严紧硬。

这些成绩的取得，最根本的在于我们坚决贯彻了习近平新时代中国特色社会主义思想和"四个最严"要求，最关键的在于自治区党委、政府和国家总局的正确决策部署，最宝贵的在于各市县党委、政府的高度重视和各级各部门、社会各界、新闻媒体的大力支持，最重要的在于全区食品药品监管系统广大干部职工的团结创新、负重拼搏和务实苦干。在这里，我代表区局党组，向全系统广大干部职工致以崇高敬意，向长期以来关心支持食品药品监管工作的各级领导、各部门、各媒体、各方面的同志们、朋友们表示衷心的感谢!

二、坚持以习近平新时代中国特色社会主义思想统领新时代食品药品监管工作

党的十八大以来,习近平总书记就食品药品安全工作发表了一系列重要讲话、作出了一系列重要指示,提出了关于食品药品安全工作的一系列新理念新论断新要求,形成了习近平总书记关于食品药品安全工作的战略思想。这些战略思想,是习近平新时代中国特色社会主义思想的重要组成部分,为做好新时代食品药品安全工作指明了方向、提供了遵循。党的十九大提出,要全面取消以药养医,健全药品供应保障制度;要实施食品安全战略,让人民吃得放心。食品药品监管系统学习贯彻党的十九大精神,首要任务就是要深刻领会和准确把握习近平新时代中国特色社会主义思想,切实把习近平总书记关于食品药品安全的战略思想贯彻落实到监管工作的全过程、各方面,不断推动新时代食品药品监管工作焕发新气象、展现新作为。在战略定位上,我们要深刻领会食品药品安全是重大政治任务的基本要求,准确把握食品药品安全作为公共安全重要组成部分的工作内容,切实把食品药品安全摆到更加突出的重要位置。在组织领导上,我们要深刻领会抓食品药品安全必须坚持党政同责的基本原则,准确把握属地负总责的管理体制,切实强化各级党委和政府对食品药品安全工作的组织领导责任。在指导方针上,我们要深刻领会食品药品安全监管工作"四个最严"的基本遵循,准确把握"严"字当头的工作方法,切实把源头严防、过程严管、风险严控的各项措施落实到位。在工作要求上,我们要深刻领会从农田到餐桌、从实验室到医院全过程监管的基本规律,准确把握食品全过程、药械全生命周期无缝监管的行业特点,切实增强监管的统一性、权威性、专业性。在目标任务上,我们要深刻领会食品药品安全形势依然严峻的基本判断,准确把握人民群众热切期盼吃得更安全、吃得更健康的美好生活需要,切实增强忧患意识,毫不松懈地抓好各项工作,维护和促进公众健康。

近些年来,我区食品药品安全形势持续稳定向好发展,监管体制改革不断深化,监管事业发展也取得了长足进步。但我们必须清醒地看到,进入新时代,人民群众对美好生活的需要,很重要的一个方面就是需要食品药品安全,而我

区食品药品产业小、散、弱的阶段性特征还十分明显，企业创新能力不足、质量意识不强、管理水平不高，推动产业供给侧结构性改革的任务十分艰巨；从监管工作现状看，专业监管力量不够用、能力素质不适应、标准体系不健全、处罚追责不严格等问题依然突出，与党和政府的要求相比、与人民群众的期盼相比，还有很大差距。在去年的全区政风行风测评中，食品药品监管系统排名靠后，这也表明，人民群众对监管工作、对食品药品安全形势不满意的地方还有很多。当前，人民群众感到最不踏实的，是食品中农药兽药残留超标、环境污染向食物迁移、食用农产品收购贮存过程中霉变等风险；尤其像枸杞、葡萄酒、牛羊肉这些宁夏地方特色优势产品，如果农兽药残留的风险控制不好，必将对全区农业农村经济发展造成巨大冲击。人民群众最为痛恨的，是食品中非法添加和制假售假的风险，制售假酒、假药等恶性案件在全国屡有发生；去年发生在青铜峡的牛奶中非法超限量添加问题，再次给我们敲响了警钟。人民群众最为反感的，是"四品一械"消费中的欺诈、虚假宣传以及"山寨食品""傍名牌"食品等问题；尤其是一些针对老年人这一消费群体的"忽悠式"会销和宣传，极易造成群众上当受骗，很多问题都已超出了食品安全的范畴，成为社会治安的重大隐患，对社会和谐稳定大局的负面影响不容忽视。人民群众最为担忧的，是部分药品生产擅自改变工艺，部分中药饮片掺杂使假、染色增重、以次充好，部分药品历史档案不全，研究不充分，未做过临床有效性科学对照试验，或临床试验的科学性存在差距，部分批发企业出借证照、虚开票据，零售药店回收药品等；人民群众最为敏感的，是疫苗、婴幼儿配方乳粉的质量问题和非法经营问题，幼儿园、学校食堂、校外托管机构、农村集体聚餐、网络销售食品和网络订餐的食品安全问题，这些领域一旦出问题，牵动全社会每一个人的心，而且极易引发舆论炒作。

对这些问题，我们要始终保持清醒头脑，增强忧患意识，完善工作机制，防范风险挑战。重点要把握好以下几个方面：

第一，必须坚持企业是责任主体。习近平总书记强调，"要落实企业主体责任，引导企业守法生产，明确生产经营者是食品安全的第一责任人，处理问题能找得着主。""药品安全责任重于泰山。保障药品安全是技术问题、管理工作，也是道德问题、民心工程。每家制药企业都必须认真履行社会责任，使每一种药、每一粒药都安全、可靠、放心。"我们要充分认识到，企业是市场主体，也是食品药品安全的责任主体，必须对自己生产经营的产品质量安全承担法律责任，对自己产品的风险隐患要心中有数，包括产品设计、原料采购、加工制造、包装、物流配送、消费使用全过程有哪些风险点，对这些风险点要制定完善的风险控制措施，要随着科学技术的进步不断研究改善质量控制措施，根据不良反应监测完善产品设计。这是做好监管工作的前提。落实"四个最严"要求，必须把企业的主体责任压紧、夯实。发生食品药品安全事件，企业要在第一时间对公众作出解释，说明发生了什么，为什么会发生，准备采取什么措施。监管部门的职责是要责令企业作出说明，但决不能越俎代庖，不能自己冲到前面代替企业去作说明，不能代替企业承担主体责任。

第二，必须坚持监管部门的职责定位。习近平总书记强调，"要健全食品安全监管体系，构建全程覆盖、运转高效的监管格局，建立更为严格的食品安全监管责任制和责任追究制度，使权力和责任紧密挂钩。尤其需要强化市县两级监管责任，加强基层监管力量。对渎职失职、监管不力的，一定要严究严查。"保障食品药品安全是监管部门的主责，做好检查检验工作是监管部门的主业。各级食品药品监管部门是管理者、裁判员、中立方，必须把监管的主责主业立起来、严起来，发现问题要对相关企业进行事件调查、责任追究、行政处罚、信用惩戒，涉嫌犯罪的要移交司法机关追究刑事责任，决不能打着"优化服务"的幌子给违法违规企业做"保姆"。落实"四个最严"要求，必须清晰界定区、市、县三级监管部门的具体事权，不能"上下一般粗"、做同样的事情，更不能事权层层下放、责任层层下卸。年前，区局已经印发了《关于全区食品药品监督管理系统事权划分管理的指导意见》，各市县要对照这个意见，把本级的职责捋清楚，出了问题，属于自治区本级的责任，绝不能让市县的同志"背锅"；属于市县两级的责任，区局将直接向相关市县党委、政府发函，提出对部门领导尤其是"一把手"局长的追责问责建议，决不姑息迁就，决不能只强调业务指导，虚化、弱化上级对下级的执法监督。要通过明晰的事权划分，真正让有限的监管资源发挥最大的监管作用。

第三，必须坚持风险管理的原则。习近平总书记强调，"增强忧患意识、防范风险挑战要一以贯之""严把从农田到餐桌、从实验室到医院的每一道防线，着力防范系统性、区域性风险"。总书记的这些重要指示，深刻揭示了食品药品监管工作的科学规律，明确了新时代必须把握的底线思维和工作方法。我们要充分认识到，食品药品监管的本质是风险管理，检查检验是实施风险管理最有效的手段，也是最重要的依托和载体。落实"四个最严"要求，必须牢固树立监管就是服务的理念，把监管与发展、监管与服务、监管与执法、监管与维权紧密结合起来、统一起来，把更大的精力、更多的资源聚焦到主责主业上来，让日常检查、飞行检查、体系检查、交叉检查、监督抽检、风险监测等监管措施覆盖到"从农田到餐桌、从实验室到医院"的全过程，切实做到哪里有风险、哪里就有检查检验，让检查检验与风险相伴相行。只有这样，才能让监管"跑"在风险前面，源头严防、过程严管、风险严控的管理目标才能实现。各级监管部门要对自己辖区内的监管对象存在的风险隐患和薄弱环节心中有数，这样才能有针对性地监督企业落实好质量安全控制的主体责任，才能最大限度地规避风险、保障安全。

第四，必须坚持用好现场检查的手段。现场检查是实施监管最基本的手段，也是发现问题最直接的途径，在实施有效监管中的地位和作用越来越重要。加强现场检查，就是要不断地找出风险、研判风险、化解风险，防止风险演变成安全事件，从而达到保障人民群众身体健康和生命安全的目的。食品药品监管业务既有产品类别的差异，也有环节、业态的不同，检查对象、检查内容、检查标准都存在很大差异，关键是要坚持问题导向，对发现的问题要全面公开曝光并紧盯不放，对达到处罚标准的，必须坚决依法进行处罚，对反复出现的问题，要依法从重处罚。现在，食品药品行业从业者、消费者普遍反映，凡是到企业去检查，大问题、小问题，总会发现一些问题，诸如餐具消毒不彻底，消毒柜不通电，前厅后厨环境卫生脏乱差，索证索票制度不落实，添加剂使用计量不精准，快检室建而不用、药店阴凉区设置不规范或者降温设备使用不经常等问题，每次检查，没有没问题的，尤其是在农村地区和城市周边、校园周边的一些小作坊、小餐饮、小摊点、小食杂店、小药店、小诊所等"两边六小"市场主体中，这类问题非常普遍。到底应该怎么检查、怎么处罚、怎么整治，需要我们深入研究，拿出过硬措施，切实让现场检查发现的问题能够及时整改到位，让现场检查真正成为有效的检查、戴"牙齿"的检查，决不能把现场检查变成现场"打招呼"。今后，对餐饮单位和流通企业的现场检查中，要充分发挥快速检测的筛查作用，把现场检查与快速检测结合起来，凡是快检发现存在风险隐患的，要就地抽样，及时送实验室检测，为后续的查处提供科学依据。

第五，必须坚持处罚到人的要求。习近平总书记强调，"所有食品安全违法行为都要追究到个人，并向社会公开处罚信息""对那些利欲熏心、挑战道德和良知底线的人，对重点领域、重点环节、重点地区，要下猛药、出重拳，决不姑息"。我们要充分认识到，监管说到底是对人的行为的监管。今年年初，食品药品监管总局、公安部联合出台了《关于加大食品药品安全执法力度严格落实食品药品违法行为处罚到人的规定》（食药监法〔2018〕12号），明确规定，对违法行为涉及的产品货值金额2万元以上的；违法行为持续时间3个月以上的；造成食源性疾病并出现死亡病例，或者造成30人以上食源性疾病但未出现死亡病例等"严重情节"，尚不构成犯罪的，公安机关可以对其直接负责的主管人员和其他直接责任人员处5日以上15日以下拘留。所有不合格产品、所有违法违规行为，后面都要有人负责。食品药品质量控制体系的每一个环节都要有责任人。要充分认识加大食品药品安全执法力度、严格落实食品药品违法行为处罚到人的重要意义，利剑高悬、重拳出击，进一步加大对违法行为的惩治力度，在监管和处罚过程中，既要见物见企业，更要见人见"老总"，决不能以对企业的处罚代替对具体责任人的处罚。如果没有明确的责任人，就要由企业的质量负责人、CEO、董事长、法定代表人、实际控股人承担法律责任，谁赚钱、谁负责，只有处理到人，才能有震慑，才能起到警示作用，才能真正体现最严格的监管、最严厉的处罚。

第六，必须坚持阳光监管的理念。阳光监管就是公开监管信息，做到标准、程序、结果"三公开"，提高监管工作的透明度。公开是对消费者最好的保护，对违法者最大的震慑，对执法者最硬的约束，对舆论最好的引导，对诚信体系建设最大的贡献。落实"最严厉的处罚"，不仅要在经济处罚上做到最严厉，更要运用好诚信惩戒、"黑名单"制度、行业禁入等联合惩罚措施，强化"最严厉"处罚的效果。尤其在处罚信息的公开上，要摒弃"张某""李某"等隐晦的做法，直接点名道姓、实名公开。对各级监管部门业务工作最好的考核、最公平的考核就是看查办了多少案件、公开了多少监管信息尤其是案件信息。从2018年起，区局将把现场检查信息公开数量、案件查办数量作为对当地党委、政府效能目标考核的主要指标,加大考核赋分比例,推动各级监管部门通过有力、有效、及时、完整的信息公开,引导各级监管干部牢固树立以现场检查为基础、以查办案件为重点、以信息公开为手段的监管理念。

第七,必须坚持推进智慧监管的创新。现在是互联网时代、大数据时代。习近平总书记去年12月8日主持中央政治局第二次集体学习时强调,"要建立健全大数据辅助科学决策和社会治理的机制,推进政府管理和社会治理模式创新""要充分利用大数据平台,综合分析风险因素,提高对风险因素的感知、预测、防范能力""要运用大数据促进保障和改善民生"。机器不吃饭不睡觉,公正无私不受贿,用机器来代替人,可以24小时全天候监管,还能提高监管效率。我们要充分认识到,做好新时代食品药品安全工作,必须顺应时代发展的潮流、赶上科技发展的步伐,不能因循守旧,局限于"人海战术",要加快监管手段创新,着力构建"严管"加"巧管"的监管新局面。当前,我区食品药品监管信息化建设严重滞后的问题十分突出。要想弯道超车、迎头赶上,必须紧紧抓住国家和自治区在信息化建设方面加大投入力度的机遇,紧跟监管新技术、新业态、新形势,用好快速检测仪器等现场检查工具,积极探索基于大数据分析的风险分析、预警、管理模型,研发建立非现场监测、在线网络监管、质量风险预警等线上监管平台,加快推进检查检验等监管业务数字化、数据化转型,着力提高监管的预见性、靶向性、实效性,提高监管效率,用最小的投入取得最大的监管效果。

以上这7个方面,既关系到监管工作的质量效率,也关系到产业发展的质量效益。我们要在实践中不断探索,锐意改革、深化创新,加快食品药品安全治理体系和治理能力现代化步伐,不断提高监管的能力和水平,努力开创新时代食品药品监管工作的新局面。

三、扎实做好2018年各项工作

2018年,是贯彻党的十九大精神的开局之年,改革开放40周年,决胜全面建成小康社会、实施"十三五"规划承上启下的关键一年,也是自治区成立60周年。全区食品药品监管工作总的要求是:坚持以习近平新时代中国特色社会主义思想为指导，深入贯彻落实党的十九大、十九届一中、二中全会精神，按照自治区第十二次党代会、十二届三次全会和全国食品药品监管暨党风廉政建设会议的安排部署，紧密结合我区食品药品安全形势和监管工作实际，把巡视反馈意见的整改贯穿全年各项工作始终，抓重点、补短板、强弱项，确保不发生系统性、区域性重大食品药品安全问题，继续巩固和发展食品药品安全形势稳定向好的势头，努力在治理突出问题、改进现场检查、提升全链条监管水平、推动改革创新、加强能力建设、促进社会共治、提升党建党风廉政建设水平等方面取得新进展，奋力谱写新时代宁夏食品药品监管工作的新篇章。刚才，兰德政同志传达了自治区党委书记石泰峰同志今年2月5日对我区食品药品安全工作所作的重要批示，泰峰书记要求，全区食品药品监管系统要认真贯彻国务院领导同志重要批示，切实把食品药品安全工作作为一项重大政治任务来抓，严格落实责任，提升监管水平，有效防控安全风险，切实保障人民群众食品药品安全。我们一定要认真学习领会，在全面完成国家食药总局和自治区党委、政府部署的各项任务，扎实做好常规性监管工作的同时，突出抓好以下几项重点工作：

（一）重点开展8个专项治理。要紧盯人民群众最不踏实、最为痛恨、最为反感、最为担忧、最为敏感，反映最强烈的突出问题，综合施策、标本兼治，一项一项整治，务求取得实际效果。一要深入开展农村食品安全专项治理。深入查找和梳理农村食品问题多发、易发的重点区域、重点业态、重点场所，制定问题清单和解决措施清单，严厉打击无证经营，销售"三无"、过期、有毒有害食品，彻底端掉一批"黑作坊""黑窝点"，增强整治的针对性和震慑力、影响力。二要深入开展城乡结合部和农村地区药品安全专项治理。严厉查处和整治从非法渠道购进、销售、使用假劣及过期药品，超范围经营药品，不按规定要求储存药品，未凭处方销售处方药特别是违规销售使用终止妊娠处方药等突出问题，不断改善城乡结合部和农村地区药品安全状况。三要深入开展食品保健食品欺诈和虚假宣传专项治理。加强与宣传、公安、工商、广电等部门的沟通协调，规范各类媒体尤其是官方媒体的广告发布行为；切实加强对食品保健食品生产经营企业产品标签标识、经营销售、宣传推广等行为的监管，加强长效机制建设，铲除行业"潜规则"。充分用好科普、宣传资源，深入揭露并严厉打击各种骗术，增强消费者自我保护意识。四要深入开展旅游景区高速公路服务区食品安全专项治理。严格落实去年出台的《宁夏旅游景区（高速公路服务区）食品销售日常管理暂行规定》，今年要重点抓好餐饮食品安全的治理，采取市县"网格"管日常、区局"暗访"抓督查的办法，着力发现和整治一批突出问题，巩固提升旅游景区高速公路服务区食品安全治理成果，推动树立宁夏旅游餐饮的良好形象。五要深入开展医疗器械流通领域专项治理。严厉查处无证经营、经营无证产品，销售进口翻新医疗设备的违法行为，严格落实企业在冷链储运环节的责任，确保需冷藏冷冻产品在贮存和运输过程中冷链无缝衔接；加大对大型医疗设备、高风险医疗器械档案、使用记录以及医院库房规范管理情况的检查力度，确保在用设备质量管理责任落实。六要深入开展酒类产品违法违规生产经营行为专项治理。认真落实国家食药总局2018年酒类产品专项稽查方案，以案件查办为抓手，重点打击和查处酒类产品，特别是地产葡萄酒、枸杞果酒以及配制酒、果酒、露酒等酒中违法添加、掺杂掺假、以次充好、以假充真、虚假或违法标注，以及虚假、欺诈经营行为等。七要深入开展餐饮具清洗消毒专项治理。要充分利用技术手段开展餐饮食品安全监督检查和餐饮具消毒质量快速检测评价，严厉查处大中型餐饮服务单位包间及就餐大厅餐饮具不消毒、消毒不合格问题；在小型餐饮服务单位大力推行集中式消毒配送餐具，严查重复清洗使用行为。八要深入开展保健食品无证经营专项整治。对保健食品经营单位实施全覆盖现场检查，严厉查处无证经营、未设销售专区（专柜）、索证索票不全、分类摆放混乱、未经许可夸大宣传等问题。

（二）突出抓好8类产品监管。要以与人民群众日常生活关联最紧密、事关全区经济发展大局的食品药品为重点，加大日常检查、监督抽检力度，迫使相关企业加强内部管理和风险防控，提高供给侧产品质量安全水平。一要突出抓好枸杞及其制品的监管。严格监督枸杞及其制品生产经营者认真落实食品安全主体责任，扎实履行原辅料进货查验职责，禁止生产经营不符合食品安全标准的枸杞鲜果、干果及其制品，推动生产经营者建立从收购、干制、拣选、包装、检验、贮存、装车、运输、卸货、销售等全过程、各环节无缝衔接和质控记录，坚决把住市场源头关。二要突出抓好葡萄酒的监管。严格监督有关企业依照法律法规、食品安全标准和生产许可条件组织生产，认真落实出厂产品"批批检验"基本要求，严防、严控、严管农药残留超限和超范围使用食品添加剂等风险，切实以严格监管服务于宁夏葡萄酒品牌建设和产业发展。三要突出抓好食品添加剂的监管。以流通环节为切入点，按照生产、流通、餐饮全链条推进的要求，全面摸清全区食品添加剂生产、销售网点底数，分市县建立食品添加剂生产销售单位管理台账，指导企业分类别、分品种建立出厂、进货、销售目录和记录，实行实名购买登记制管理。四要突出抓好食盐质量安全监管。进一步理顺食盐监管体制，加强日常检查和监督抽检力度，切实解决食盐销售索证索票、进货查验责任不落实，在乡村走街串户销售不合格食盐等突出问题。五要突出抓好中药饮片的监管。以《宁夏中药饮片炮制规范》出版实施为契机，按照生产、经营两个环节一体推进的原则，通过现场检查、监督抽检等手段，严厉打击掺杂使假、染色增重、以次充好等不法行为，推动提升宁夏中药饮片的市场竞争力。中药饮片专项抽检已经开展了6年，今年重点要在追根溯源上下功夫，凡是检验不合格的饮片，要一个环节一个环节追查到底，凡在哪个环节追查不下去，就重处哪个环节的企业，直至追查到生产源头。六要突出抓好疫苗、血液制品和特殊药品的监管。对全区所有配送使用疫苗、经营使用血液制品的单位和生产经营使用特殊药品的企业开展一次全覆盖监督检查，建立高风险产品生产、经营、使用单位档案，完善常态化监管措施，增强高风险类药品的可控性。七要突出抓好低值医用耗材的监管。越是不起眼的、廉价的、常用的医疗器械，越容易被忽视。要强化对各级医疗机构器械使用终端的监管，加大对问题产品靶向性抽检力度，严肃查处使用不合格医疗器械的违法行为，切实维护患者群众的权益。八要突出抓好化妆品的监管。加强对化妆品经营企业标签标识和落实索证索票制度有关情况的检查，开展网络销售化妆品检查，严厉查处化妆品非法添加和经营假冒伪劣化妆品行为。

（三）推动落实4项创新举措。要把抓监管与促发展、严查案与优服务紧密结合起来，着力在改革创新中提升监管效率、优化服务质量。一要大力推进药品医疗器械审评审批制度改革。研究制定我区《关于深化审评审批制度改革鼓励药品医疗器械创新的实施意见》，完成药物创制和仿制药重点实验室基础建设任务，加强药物临床试验监管，推动仿制药质量和疗效一致性评价工作。二要大力推进现场检查方式创新。对"四品一械"生产企业和批发、连锁经营企业、农贸市场、集体用餐单位实施全覆盖、专业化现场检查，每次检查信息全部上网公开，检查结果不符合要求又达不到立案标准的，一定要通过痕迹化的方式予以告知，再次检查时发现仍没有整改或整改不到位的，必须严查重处。三要大力推进干部培训方式创新。深入开展培训需求调查，按照培训地点相对固定、培训课程优化组合、培训师资精干专业、减少班次延长课时和理论与实践相结合的要求，重点加强法律法规、专业技能培训，全面提高执法监管、现场检查、抽验检测、监测评价人员的专业素质，着力培养一支食品药品监管的"特种部队"，使其成为有效解决食药安全风险隐患的尖刀力量，为建立职业化检查员队伍奠定基础。四要大力推进考核评价机制创新。以落实自治区党办、政办《关于落实食品药品安全党政同责的意见》为重点，科学设置对各市县的具体考核内容，突出重点、兼顾常规，切实发挥考核"指挥棒"作用。对局机关各处室、直属各事业单位的考核也要紧贴工作要点，真正让考核结果成为推动工作、评价处室、发现和使用干部的基本标准。

（四）扎实推进4个创建提升。按照示范引领与严管重处相结合的要求，着力培育一批能够代表宁夏水平、具有宁夏特色、发挥示范作用的"四品一械"先进典型。一要扎实推进食品安全示范创建。银川市、石嘴山市要确保创建国家食品安全示范城市通过中期评估验收。要按照提高标准、严格考核、动态管理的要求，再验收命名5个食品安全示范县，创建40个示范乡镇（街道）、200个示范单位。同时，对2016年验收命名的示范县进行一次"回头看"，工作滑坡的坚决摘牌并公开曝光。二要扎实推进"放心肉菜超市"和食品生产示范企业创建。鼓励各类商超完善质量安全全程控制措施，通过扩大基地采购、农超对接、供应商供货、订单农业等方式，设立优质产品专柜。年内五市各创建1家"放心肉菜超市"和2家食品生产示范企业。要加强对放心超市的监管，督促经营者用好已建成的126个食品安全快检室，严格落实进货查验和索证索票制度，凡说不清来源的食品、不能溯源的食品，要研究制定并采取有针对性的措施加强监管，决不能"牌子一挂了之"。三要扎实推进餐饮业质量安全提升工程。按照从农田到餐桌全链条、全过程综合治理、整体提升的要求，积极开展餐饮食品安全示范街（区）创建活动，重点抓好餐饮单位明厨亮灶、量化分级管理，不断适应人民群众外出就餐越来越普遍的发展趋势，满足人民群众对餐饮食品安全、优质消费的需要。四是巩固提升医疗器械生产经营规范化建设成果。研究出台全区医疗器械生产企业量化分级管理办法，完成260家第三类医疗器械经营企业质量管理规范化建设任务。研究出台宁夏医疗器械经营企业开展第三方物流指导意见，规范医疗器械第三方物流服务和监管，推动我区医疗器械流通企业集约化、规模化发展。

（五）着力提升5个方面能力。要聚焦当前我区食品药品监管工作推进中的困难和问题，着眼于提升监管效能、效率，以区局机关和事业单位整体搬迁为契机，推动服务保障能力建设再上一个新的台阶。一要着力提升信息化监管能力。扎实做好现有信息化系统等级保护测评、日常维护和更新改造工作。全面启动智慧监管系统一期建设任务。开发和完善食品药品行政许可、抽检监测、检查检验、稽查执法系统，积极探索运用大数据、"互联网+"等先进手段进行统计分析、预防预警，提高风险监测、监管执法信息化水平。二要着力提升稽查执法办案能力。积极参与并组织好首届全国食品药品稽查执法办案技能竞赛活动。聚焦稽查办案，按照落实"最严厉的处罚"的要求，建立完善食品药品稽查考核、处罚到人等机制，切实做到处罚力度到位、信息公开到位、督查督办到位，推动全区食品药品案件查办数量、质量"双提升"。三要着力提升检测监测数据分析应用能力。全面完成在建检验检测能力建设项目尤其是民生计划安排的快检室建设任务。自治区本级统筹安排食品抽检监测8060批次，药品抽检1800批次、医疗器械抽检105批次、化妆品抽检600批次，相关处室要责成各承检机构在完成检验任务的基础上，定期、分类别出具高质量的专业化数据分析报告，为开展靶向性监管提供科学依据。各市县局要在完成区局安排食品抽检任务的基础上，积极争取本级财政投入，扩大抽检样本量，提高抽检覆盖面。要加强对承检机构的监督管理和考核评价，及时公开抽检数据信息，坚决禁止数据造假，严防在检验检测过程中出现利益输送等违规违法行为，确保检验数据真实、准确、可溯源。对检验机构质控不严、审核不够、判定不准、填报不细甚至伪造篡改数据、出具假报告等问题，一经发现，必须坚决追查到底、严惩不贷、决不姑息。要建立并严格落实企业直接报告不良反应的相关制度，扎实做好药品、医疗器械、化妆品风险信号的提取与分析工作，建立健全风险评估和预警体系，对可能发生的安全问题要及时预警。四要着力提升政策法规的顶层设计能力。抓住自治区出台"三小"条例、国家总局修订医疗器械、化妆品监督管理条例和食品安全法实施条例的机遇，紧密结合宁夏实际，进一步完善相关监管制度，强化对各类规范性文件合法性、合规性审查。年内，要对食药局成立以来制发的所有文件、重点是规范性文件进行一次彻底清理，对目前仍在实行的各类制度、办法、规定等规范性文件，要逐件逐个、一字一句地进行合法性、合规性审查，并建立清单目录，全部上网公开。五要着力提升共治共享和宣传引导能力。充分发挥主流媒体定调定向作用，加强舆情监测工作，广泛开展面向基层、面向公众、面向社会的普法科普活动，切实办好12331投诉举报宣传日、食品安全宣传周、安全用药月等集中宣传活动，进一步完善并认真落实投诉举报奖励有关政策，引导群众积极参与食品药品安全社会共治。银川市、石嘴山市要把宣传氛围营造作为推进创建工作的重要内容，切实提升群众对创建工作的知晓率、满意率，为中期评估验收夯实基础。

各市县局、各处室、各单位都要高度重视信息公开、统计报表、应急管理等基础性工作，奋力推动各项工作在现有基础上实现新提升。

四、从严从紧抓好党建和党风廉政建设

食品药品监管工作是政治任务、民心工程，关系人心向背，关系经济发展、社会稳定。履行好党和人民赋予的神圣职责，必须旗帜鲜明讲政治，严格落实全面从严治党各项要求，努力打造一支忠诚干净担当的食品药品监管干部队伍。

一要加强学习，提高政治站位。要把深入学习贯彻习近平新时代中国特色社会主义思想和党的十九大精神作为当前和今后一个时期的首要政治任务，教育引导各级党员干部牢固树立"四个意识"，始终坚定"四个自信"，坚决维护以习近平同志为核心的党中央权威，坚决维护党中央集中统一领导，坚决在政治立场、政治方向、政治原则、政治道路上同以习近平同志为核心的党中央保持高度一致，切实把习近平总书记关于食品药品安全的战略思想贯彻落实到监管工作的方方面面。各级领导干部要充分发挥"关键少数"作用，主动适应新时代食品药品领域各种新业态、新技术发展对干部队伍专业能力提出的新要求，切实增强风险意识、忧患意识和知识不足、能力不足、本领不足的紧迫感，潜心学习理论、用心钻研业务、精心抓好工作，熟练掌握食品药品相关法律法规规章和专业知识，不断提高法律素养和专业技能，增强判断是非的能力、发现问题的能力、稽查办案的能力、文字表达的能力、指导基层的能力，在全系统推动形成"大学习"的浓厚氛围。要充分发挥基层党组织战斗堡垒作用，把政治理论学习作为支部工作的基础性工作，把读原著、学原文、悟原理与广泛开展交流讨论结合起来、与食品药品监管工作实际结合起来，切实推动政治理论入脑入心、业务技能上心上手。

二要转变作风，崇尚求真务实。习近平总书记强调，"纠正'四风'不能止步，作风建设永远在路上"；"抓落实是党的政治路线、思想路线、群众路线的根本要求，也是衡量领导干部党性和政绩观的重要标志"。食品药品监管工作与人民群众生活息息相关，来不得"花拳绣腿"。我们要深刻领会总书记的重要讲话精神，以巡视反馈意见整改为契机，拿出过硬措施纠正食品药品领域检查多、文件多、会议多、培训效果差等问题。要大兴调查研究之风，从各级领导干部做起，带着问题直接深入到基层一线、深入到人民群众中去搞调研，察实情、出实招，解决监管难题，努力使各级干部通过深入细致的调查研究，成长为发现风险、控制风险的行家里手，成长为发现问题、解决问题的行家里手。

三要敢于担当，以作为求地位树权威。有作为才会有地位，也才会有权威。食品药品监管部门担负着为人民群众饮食用药安全把关的职责，面对损害群众健康权益的违法犯罪行为，必须坚持原则、敢于碰硬、严格执法，如果畏缩不前、患得患失，就是渎职失职，就是对人民的犯罪。总书记提出的"四个最严"，最后一条就是"最严肃的问责"，不想履职、不能履职、不敢履职、不敢担当、不敢碰硬，就要被问责。各市县局的同志一定要向党委、政府有关领导特别是主要领导讲清楚"最严监管就是最好服务"的道理，不能以招商引资等为借口，妨碍对违法违规的企业和个人的严惩重处，不能因为企业大、税收多就不敢下重手、出重拳。春节前，局党组已经研究出台了《关于激励干部想干事能干事干成事的实施意见》和追责问责、容错纠错办法，目的就是要为那些敢担当的干部担当、为那些想干事的干部鼓劲撑腰。要以即将开展"不忘初心、牢记使命"主题教育为契机，教育引导各级党员干部坚守初心、不辱使命，奋发有为、开拓创新，积极为新时代食品药品监管事业做贡献。

四要清正廉洁，坚守纪律底线。食品药品监管部门集审批权、监督权于一体，面临的廉政风险很大。公生明、廉生威。只有自身正、自身硬，行得端、走得正，才能在各种歪门邪道面前有底气。各级干部都要从去年已经发生的有关问题中深刻汲取教训，把巡视反馈的意见、审计发现的问题作为一面镜子，用身边人、身边事教育各级党员干部，始终绷紧党风廉政建设这根弦，始终把纪律挺在前面，以队伍的廉洁，保证监管的权威。要加强监督执纪问责，从小事抓起、从小事管起、从小事严起，以严格的监督保护干部、培养干部，真正使党纪法规成为促进各级干部健康成长过程中的权力约束隔离墙、干净干事安全网。要强化党务政务公开，扎实做好审评、审批、检查、执法、办案等各类信息和检验检测数据的公示公开，自觉接受媒体、社会和人民群众的监督，实现阳光监管、阳光执法。

同志们，习近平总书记讲，时代是出卷人，我们是答卷人，人民是阅卷人。新时代要有新气象，新时代呼唤新作为。我们要坚决贯彻执行党中央、国务院对食品药品安全作出的决策部署，在自治区党委、政府的正确领导下，负重拼搏、开拓创新，高标准、高质量推进今年食品药品监管各项工作任务，努力向人民群众交出一份满意答卷，以新的优异成绩为自治区成立60周年增光添彩！

坚持底线思维　防范风险挑战
奋力开创新时代药品监管事业发展新局面

——在全区药品监管暨党风廉政建设工作会议上的讲话

王生礼

（2019年3月8日）

今天是"三八"国际劳动妇女节，我首先代表局党组，向全区药品监管系统的全体妇女同志致以节日的祝贺和诚挚的祝福，祝大家生活幸福、工作顺利、身体健康，也希望广大妇女同志不忘初心、牢记使命，在各自工作岗位上奋发有为、开拓创新，不断为开创新时代药监事业发展新局面贡献巾帼力量。

这次会议是新一轮机构改革后，自治区药品监督管理局组建以来召开的第一次全区性工作会议。为了开好这次会议，从今年1月中旬开始，局党组班子成员就分别带队到各市县进行了调研，春节后又专门安排听取了各处室关于今年工作打算的汇报，到直属各事业单位与中层以上干部进行了座谈，并就开好这次会议的有关事项向自治区党委、政府分别进行了汇报。刚才，会议传达学习了石泰峰书记的重要批示；李耀松书记代表自治区市场监管厅党组对2018年全区药品监管工作给予了充分肯定，对做好今年的工作提出了明确要求；刘智峰组长传达了自治区纪委十二届三次全体会议精神并就贯彻落实提出了具体要求，我们要认真学习领会，认真抓好贯彻落实。会议还书面传达了中纪委十九届三次全会和全国药品监督管理工作会议精神，5个市县（区）监管部门分别围绕药品、医疗器械、化妆品监管、稽查办案和整体工作改革创新等方面进行了交流发言，很有借鉴意义，希望大家相互学习，进一步推动监管创新。下面，我结合学习贯彻石泰峰书记重要批示精神，结合贯彻落实全国药品监管工作会议精神，结合贯彻落实李耀松书记、刘智峰组长的讲话精神，讲几点意见。

宁夏药品监管事业发展历程（2018—2022）

一、2018年我们过得很充实、走得很坚定

2018年是药品监管事业发展极不平凡的一年。面对改革开放40周年、自治区成立60周年这样的大背景，面对药品监管体制机制和机构迎来新一轮重大改革调整这样的大趋势，面对长春长生问题疫苗案件这样的大事件，全区各级药品监管部门和全系统广大干部职工深入学习贯彻习近平新时代中国特色社会主义思想和党的十九大精神，始终保持思想不乱、工作不断、队伍不散、干劲不减的精神状态，勇于担当、扎实工作，确保了我区药品安全形势持续稳定向好发展，为维护人民群众身体健康、生命安全作出了积极贡献。

一是重大改革举措深入推进。我们着眼药监事业长远发展，严格按照自治区党委决策部署，高标准、高质量、高效率完成自治区药品监督管理局机构改革任务，扎实推进事业单位改革，着力构建监管新体制、新机制，充分展示新机构新气象、新队伍新担当，自觉承担起代表市场监管系统接受自治区党委、政府年度效能考核的重大责任并取得了良好成绩。我们深入学习贯彻党中央、国务院有关政策，及时调研起草并报请自治区党委、政府研究出台了我区深化审评审批制度改革鼓励药械创新的实施意见，细化完善了鼓励医疗机构配制传统中药制剂、推进医疗器械临床试验机构建设等6个方面16条具体举措，进一步优化了推动药品医疗器械供给侧结构性改革的政策环境。我们认真落实国家和自治区推动仿制药质量和疗效一致性评价的政策措施，全面完成"宁夏药物创制与仿制药研究重点实验室"建设任务，先后落实奖补资金280万元，协调支持3家药品生产企业启动20个品种（25个批准文号）一致性评价工作，有2个文号完成了药学研究，1个文号完成了一致性评价研究。我们积极顺应群众和企业呼声，认真落实国务院推进"证照分离"改革的决策部署，推动涉及自治区本级药品监管部门事权的16个具体事项全部按国家要求落实到位，并大力实施以"行政审批服务事项100%进驻、100%授权、100%网上办理"为主要内容的3个"100%工程"，有效解决群众反映强烈的热点难点堵点问题，高效办结各类行政审批和公共服务事项3400多件、涉药投诉举报2028件，得到了企业和办事群众的充分认可。

二是重大风险隐患得到有效整治。我们立足为自治区成立60周年营造良好

的用药安全环境,先后4次安排局领导带队下乡调研,及时发现问题,跟踪督促整改,并采取约谈等办法压实属地监管责任,确保了大庆之年我区没有发生重大药械安全事件和重大负面舆情事件。我们聚焦城乡结合部和农村地区等监管薄弱环节,提请自治区人民政府部署开展了全区城乡结合部和农村地区药品质量安全专项整治,将全区2096家村卫生室、594家个体诊所、1056家零售药店等3746家药品经营使用单位纳入整治范围,对1514家存在问题的涉药单位逐一依法处置,取得了明显的整治效果。我们认真落实国家药监局等6部委工作部署,及时组织开展了药品"净网2018"专项行动,联合有关部门对全区23家获证企业、60家涉"药"网站进行全面排查检查,督促有关网站删除各类违规信息36条,较好实现了预期目的。我们聚焦突出问题,针对无菌和植入性医疗器械、体外诊断试剂、角膜接触镜、避孕套等重点品种和无证经营及经营无证医疗器械、互联网销售医疗器械等重点问题,组织各级监管部门先后检查医疗器械生产经营使用单位和各类商铺2830家,发现并整改问题455个,有效巩固了医疗器械生产经营规范化建设成果。我们结合宁夏化妆品监管工作实际,组织对区内2家化妆品生产企业全部进行了质量安全体系检查,并全面完成了333个化妆品备案产品的现场检查和国家局安排的103个化妆品备案产品的互查任务。我们充分发挥专业部门的技术优势,不断提高药品化妆品不良反应和医疗器械不良事件监测质量,全年收到并上报各类监测报告12406份,及时向国家提出药品风险信号2条,有效发挥了技术部门的前哨作用。

三是重大监管创新不断深化。我们着眼于增强监管制度的可操作性,研究制定了《宁夏医疗机构应用传统工艺配制中药制剂备案管理实施细则》《关于支持药品经营企业转型发展的指导意见》《全区医疗器械生产企业量化分级管理办法》,修订完善了我区药品违法行为投诉举报奖励暂行办法、药品安全"黑名单"信息共享和联合惩戒办法等制度办法,进一步完善了药品监管制度体系。我们着眼于增强监管的科学性,推动完成了自治区药品检验研究院新实验楼建设项目。完成了酸枣仁皂苷B等16个国家药品标准物质的质量监测任务及相关研究工作。编纂完成并出版实施《宁夏中药饮片炮制规范》(2017年版)和《宁夏中药材标准》(2018年版),其中《宁夏中药饮片炮制规范》还获得了第二十六届中国西部地区优秀科技图书一等奖。我们着眼于增强监管的专业性,组织培训各级监管干部、检验检测技术人员 2100 余人次。全面完成国家下达和自治区本级安排的 3016 批次药品、医疗器械、化妆品抽检任务，对 135 批次抽检不合格产品全部进行了核查处置，立案查处各类违法案件 292 起，向信用中国（宁夏）信用信息系统推送各类信息近 1.3 万条，着力推动诚信联合惩戒落实落地，有力震慑了药品安全领域违法犯罪。我们着眼于增强监管的权威性，主动加强与有关媒体合作，积极应对并妥善处置长春长生问题疫苗案件等重大舆情，主动接受自治区人大常委会专题询问和依法监督，主动邀请 17 家媒体开展了"记者走基层"采风活动，主动举行新闻发布活动 3 次，主动加强政务公开，主动发布产品抽检、稽查办案等各类监管信息，扎实开展"安全用药月"等科普宣传活动，不断加大药品医疗器械化妆品普法科普宣传和舆情监测工作力度，加强舆论引导，积极主动回应群众关切，有效拓宽了群众参与药品安全社会共治的渠道，切实保障了群众的知情权监督权参与权。

四是重大政治责任得到高效落实。坚持把党建党风廉政建设融入执法监管的全过程、各方面，提高政治站位，强化责任担当，不断加强党对药品监管工作的全面领导，为推动药品监管事业发展提供了坚强政治保证。我们认真落实扶贫开发等政治任务，按照自治区党委、政府部署，局领导多次亲临帮扶点调研指导，不断加大人力物力财力投入，选派 6 名同志长期驻村开展工作，积极支持帮扶村贫困群众发展生产、改善生活、摆脱贫困，高质量完成了驻村扶贫各项工作任务。我们认真落实管党治党主体责任，始终把党的政治建设摆在首位，从严整改中央第八巡视组巡视宁夏和自治区党委巡视原食药局党组反馈问题，扎实做好巡视"后半篇文章"，深入推进"三强九严"工程，严格落实"三会一课"制度，着力提升支部主题党日活动质量，切实解决机关党建"灯下黑"问题，不断推进党支部规范化标准化建设，有效发挥了支部战斗堡垒作用和党员先锋模范作用。加强对群团组织的领导，大力支持工会、妇委会、共青团积极开展职工生日关爱、巾帼建功、植绿贺兰山等活动。夏莉娟家庭被评为"全国五好家庭"，退休党员邢世瑞被评为"全国名中医"，王英华荣获中国药学发展质量检测技术突出成就奖，局机关业务统计等 3 项具体工作被国家市场监管总局通报表彰，"哈嘻嘻"系列方言广播剧被评为首届全国十大药品安全科普宣传作品。我们认真落实党风廉政建设主体责任，扎实开展违反中央八项规定精神突出问题专项治理及"回头看"活动,全面深入排查领导干部利用名贵特产类特殊资源谋取私利问题,第一时间开展新的药监局党组领导班子和新任职交流轮岗干部集体廉政谈心谈话活动,积极协调驻局纪检监察组联合开展纪律和作风督查,切实用好监督执纪"四种形态",有力推动各级党员干部养成在监督下用权干事的良好习惯,始终做到知敬畏、存戒惧、守底线。我们认真落实意识形态工作责任制,坚持每月开展1次中心组集体学习,深入学习习近平新时代中国特色社会主义思想和马克思主义民族观、宗教观,切实加强门户网站、官方微信等阵地管理,全面排查治理"三化"突出问题,从严整治共产党员信仰宗教和参与宗教活动问题,及时组织各总支、支部召开专题组织生活会,教育引导各级党员干部始终树牢"四个意识"、坚定"四个自信",坚决做到"两个维护",有效提升了各级党员干部的政治能力、政治素质,凝聚了与党同心同德、听党话跟党走的强大力量。

这些成绩的取得,是自治区党委、政府坚强领导的结果,是国家药监局和自治区市场监管厅正确指导的结果,是全区各级药品监管部门和广大监管干部辛勤努力的结果,也是包括各类新闻媒体在内的社会各界关心支持的结果。在这里,我谨代表自治区药品监督管理局党组向各级领导、各级干部、各界朋友表示衷心的感谢!

二、新时代药品监管责任重大,我们要牢记使命、担当尽责

习近平总书记深刻指出,"药品安全责任重于泰山。保障药品安全是技术问题、管理工作,也是道德问题、民心工程。""监管工作一定要跟上。""确保药品安全是各级党委和政府义不容辞之责,要始终把人民群众的身体健康放在首位,以猛药去疴、刮骨疗毒的决心,完善我国疫苗管理体制,坚决守住安全底线,全力保障群众切身利益和社会安全稳定大局。"自治区党委、政府历来高度重视药品监管工作,石泰峰书记要求我们要依法履职尽责,严格执行国家药品安全有关法律法规,进一步健全完善监管体制,着力加强药品生产、流通、使用等全过程监管,确保人民群众用药安全。我们要深入学习领会、坚决贯彻落实习近平总书记重要指示精神,按照石泰峰书记批示要求,充分认识当前我区药品安全领域的新风险新挑战,充分认识药品监管工作面临的新形势新任务,充分认识做好新时代药品监管工作的重大意义，切实提高政治站位，坚持底线思维，自觉把党的信任和重托放在心上，把对历史和人民的责任扛在肩上，牢记初心使命，主动担当作为，努力做新时代药品监管事业的开拓者、实践者。

首先，我们要充分认识到，保障药品安全是严肃的政治问题，当前正处于药品监管系统士气和形象的重塑期，能不能守住安全底线，是对我们政治素质的重大考验。这一轮机构改革，考虑到药品监管的专业性，国家和省级层面都独立设置了药品监管部门，这是对药品监管事业的螺旋式加强。近些年来，虽然我区药品安全形势总体稳定向好，但全国范围内重大药品安全事件、因药品安全引发的重大舆情事件时有发生。2015年的银杏叶事件，2016年的山东济南非法经营疫苗事件，2017年的马兜铃酸事件，2018年的鸿茅药酒事件和长春长生问题疫苗事件，2019年初的江苏金湖县过期疫苗事件和春节期间上海发生的静注人免疫球蛋白事件，每一次危机事件的发生，不仅对事发地、而且对整个药品监管系统都是一次极为严峻的考验，不仅损害了监管部门的形象，影响了监管干部的士气，也使人民群众对药品质量的安全感下降了，对监管工作的信任度降低了，药监系统为此付出的代价十分沉痛。我们要看到，药品安全工作做得好不好，人民群众满意不满意，关系到政府公信力，关系到党的执政基础，扎实履行监管责任，确保人民群众用药用械用妆安全、有效，既是我们践行以人民为中心的发展思想、坚持立党为公、执政为民的重要体现，也是药监系统各级党员干部的初心使命和做好药监工作的出发点、落脚点。经过这次机构改革尤其是经过长春长生问题疫苗事件，党中央、国务院和地方各级党委、政府对药品安全的重视程度前所未有，《中华人民共和国药品管理法》《疫苗管理法》和《医疗器械监督管理条例》《化妆品监督管理条例》等"两法两条例"正在加快修订完善，药品监管系统干部队伍进一步得到了磨炼和提升，只要我们齐心协力拧成一股绳，就一定能够克服一切困难、排除一切干扰，推动药品监管事业不断前进。我们一定要深刻把握保障药品安全的政治属性，增强政治意识，强化政治担当，以对党忠诚、对人民健康高度负责的态度扎实履职尽责，切实做到守土有责、守土负责、守土尽责，自觉在药品监管这条战线上对党负责、为党分忧、为民造福。

其次，我们要充分认识到，保障药品安全是重大的经济问题，当前正处在药品高质量发展的提升期，能不能自觉服务于供给侧结构性改革，是对我们大局意识的重大考验。医药产业既能满足广大人民群众治病用药的健康需求，又能创造就业和税收，是经济发展的重要动力，被称为"永不衰落的朝阳产业"。高质量的产业与高效率的监管互为支撑。从长远看，只有不断追求药品质量的高线，才能真正守住药品安全监管的底线，才能有效防止系统性、区域性风险的发生。改革开放以来，我区医药产业取得了长足发展，但整体上产业发展层次仍然不高，产品结构单一、品类不多；药品生产企业数量少、规模小，科技创新支撑不足；药物临床研究机构少、能力弱，企业诚信意识、法治观念和创新发展意识不强；各级监管部门尤其是市县两级监管部门中具有药学背景的专业性监管人才十分短缺；检验检测、风险监测等监管技术手段和装备跟不上产业革新和不法分子手段花样翻新，加之药品安全问题具有触点多、燃点低、关联性强的显著特点，在现代传媒高度发达、公众对健康安全高度关注的时代背景下，如果因监管不到位而出现重大药品安全事件，很容易被"瞬间放大"，严重损害人民群众对药品质量的信心，甚至动摇产业安全和经济发展的基础。我们一定要顺应医药产业经济已由高速增长阶段转向高质量发展阶段的大趋势、大逻辑，坚持底线思维，坚持新发展理念，着力推动监管思维创新、手段创新、体制机制创新和方式方法创新，不断完善监管制度、提升监管能力、创新监管手段，通过政策引导、有效监管、优化服务，更好服务于医药产业供给侧结构性改革，努力为促进我区经济社会发展作出积极贡献。

再次，我们要充分认识到，保障药品安全是基本的民生问题，当前正处于药品监管体制机制的构筑期，能不能不断满足人民群众对美好生活的新期待，是对我们党性观念的重大考验。民之所望、施政所向。全心全意为人民服务是我们党的根本宗旨。习近平总书记在党的十九大报告中深刻指出，"中国特色社会主义进入新时代，我国社会主要矛盾已经转化为人民日益增长的美好生活需要和不平衡不充分的发展之间的矛盾。"药品医疗器械作为治病救人的特殊商品，其质量安全关系到人民群众的身体健康和生命安危，与每个家庭的生活紧密相连。药械安全有效，及时用上新药、好药，是人民群众对美好生活向往的重要内容和题中之义。作为"美丽经济"代表的化妆品，也已经由少数人使用的奢侈品变成了人们日常生活中普遍使用的时尚品、日用品，同样承载着人们对美好生活的向往。这次机构改革后,药品、医疗器械、化妆品监管体制发生了很大变化,总体上国家负责产品上市前研发环节的监管,省一级主要负责生产环节和药品批发企业、零售连锁总部、互联网销售第三方平台等市场源头的监管,市县市场监管部门负责经营销售等行为的监管。这样的监管体制,进一步强化了各级监管部门的责任。对自治区局来讲,监管事权不能层层下放、监管责任不能层层下卸,实际上改革后的工作任务更重了、监管责任更大了;对市县监管部门来讲,虽然有效避免了上下一般粗、各级责任不清的问题,但属地负责的压力变得更大,出了问题,是哪一级的责任就是哪一级的责任,尽职免责、失职追责。应当讲,这种体制设计更加科学合理、也更加权威高效。我们一定要解放思想、转变观念,积极适应新的监管体制,及时调整工作机制,切实厘清事权边界,合理搭配与各自职责相匹配的监管力量,压实监管责任,提高监管效能,以更加高效、权威的监管,不断满足人民群众对用药用械用妆安全的美好生活新期待。

最后,我们要充分认识到,保障药品安全是严谨的技术问题,当前正处于药品监管领域历史遗留问题的化解期,能不能准确把握药品监管事业发展规律、实施更科学的监管,是对我们业务能力的重大考验。医药产业是技术密集型产业,研发、生产、流通、使用各环节都具有极强的技术性、专业性。药品监管是行政管理,也是专业化的技术管理,需要运用专业的知识,在各环节对行政相对人行为的合法性、合规性、合理性乃至伦理符合性进行准确地判断和处置。正如国家药监局李利书记、焦红局长所讲,当前我国药品安全形势虽然总体平稳,但过去受历史条件和时代认知所限,很多方面都存在欠账,遗留了不少风险隐患。从安全性方面看,随着药物机理的深入研究和长期临床使用的检验,很多历史上看起来"安全"的药物已不再"安全",需要进行再评价。我区作为一个典型的药品输入型市场,必须时刻紧盯国家局有关工作动态,及时采取相应措施,确保国家局发布的产品召回、下架等信息得到快速、高效落实;从有效性方面看,很多药品上市前没有参照原研药进行一致性评价,不少仿制药质量不高,达不到原研品种的水平,我区3家药品生产企业虽然启动20个品种、25个批准文号,但目前完成药学研究的只有2个批准文号,完成一致性评价研究只有1个批准文号;从合规性方面看,一些药品生产企业擅自变更生产工艺、一些药品经营企业不按规定进行阴凉储存甚至违法销售过期药品等问题比较突出，尤其是随着药品监管的不断加强，一些显性的涉药违法行为得到了遏制，但更为隐秘乃至网络化、高科技的涉药违法犯罪行为正在增加，这些都对药品监管的专业化能力提出了新的更高要求，我们一定要坚持专业化监管道路，加强调查研究和监管科学研究，不断创新监管政策，强化技术支撑，紧盯医药产业和科技发展前沿动态，加强对国际国内先进监管经验的学习，加快智慧监管信息化建设和检验新标准、监管新工具开发研发，不断提高专业化监管能力，努力营造更加科学、权威、高效的药品监管生态环境。

三、2019年有机遇也有挑战，我们要一起拼搏、一起奋斗

2019年是新中国成立70周年，决胜全面建成小康社会第一个百年奋斗目标的关键之年，也是自治区药品监督管理局机构改革完成后正式履职的第一年。自治区党委提出了"重视做好食品药品安全工作"的明确要求，自治区政府工作报告作出了"实行最严格的食品药品监管"的总体部署，国家局作出了"坚持一个导向，坚定两个目标、夯实三个支撑，落实六项任务"的具体安排。我们一定要紧密结合我区药品监管实际，深入学习贯彻习近平新时代中国特色社会主义思想和党的十九大及十九届二中、三中全会精神，坚决落实习近平总书记提出的"四个最严"等关于药品安全工作的重要论述和重要指示批示精神，按照自治区党委、政府和国家药监局工作部署，坚持稳中求进工作总基调，坚持新发展理念，以监管体制机制和机构改革为契机，把党建党风廉政建设与各项业务工作紧密结合起来，坚持底线思维，聚焦突出问题，完善监管机制，创新监管手段，严惩违法犯罪，有效防范和化解药品安全领域各种风险挑战，牢牢守住药品安全底线，有效维护人民群众合法权益、保障人民群众健康，不断增强人民群众用药用械用妆获得感、幸福感、安全感，努力开创新时代我区药品监管事业发展新局面。关于今年全区药品监管工作的整体安排，这次会议已经印发了要点，大家要自觉对表对标，在全面抓好落实的基础上，突出抓好7项重点任务，确保干好、干成、见到实效。

一是要全面贯彻落实石泰峰书记重要批示精神。本次会议前夕，石泰峰书记百忙之中审阅了区局报告的《2019年全区药品监管工作重点任务清单》，并

对全区药品监管工作作出重要批示，充分体现了石泰峰书记和自治区党委、政府对药品监管工作的高度重视和关心支持，是对全区药监系统广大党员干部的极大鼓舞，也为做好今年我区药品监管工作指明了方向。王和山副主席要求我们"要把泰峰书记的批示精神学习好、贯彻好、落实好。"我们一定要深入学习领会，全面抓好贯彻落实。一要及时汇报。各市县局主要负责同志回去后要专门向当地党委、政府主要领导、分管领导汇报传达石泰峰书记重要批示精神尤其是批示中对各市县党委、政府提出的具体要求，主动争取党委、政府支持，推动建立药品安全工作机制，配齐配强药品监管专业力量。近期，各市县机构改革接近尾声，大格局已经基本形成，但在接下来的部门内设机构、人员定岗过程中，请各市县局一定要认真落实石泰峰书记批示要求，紧密结合药品监管工作实际，突出人员专业性、队伍稳定性、工作连续性、搭配合理性、力量充足性，统筹谋划药品监管的岗位设置、人员配置，确保药品监管工作有人干、能干好。二要及时传达。会议结束后，各市县局、机关各处室、各单位要组织全体药监干部深入学习领会，发动各级干部围绕石泰峰书记对药监部门提出的要求广泛开展学习讨论，通过撰写心得等方式抒发情怀，进一步激发各级监管干部奋进伟大新时代、筑梦药监新征程的激情与斗志。三要及时督办。各市县局要于6月底前将本地学习贯彻落实石泰峰书记重要批示的有关情况向区局报告。区局汇总后将向自治区党委专题报告。在此期间，区局各处室要充分利用下基层开展工作的时机，采取走访询问等方式对各市县落实石泰峰书记批示情况进行明察暗访。对无动于衷的市县，要向局党组如实汇报，由局党组向自治区党委如实报告。

二是要全面启动药品智慧监管平台建设。要深刻认识信息技术快速发展对监管效率、监管效能、监管方式方法创新带来的新机遇、新挑战，主动适应新形势、新任务、新要求，认真落实党中央、国务院关于推进"互联网+政务服务"的有关要求，大力推动监管创新与互联网、物联网、大数据、云计算、人工智能等信息技术的深度融合，大胆探索基于大数据分析的风险分析、预警、管理模型，加快推进集行政审批、日常监管、稽查执法、检验检测、信用管理、公众服务、信息监测、药品追溯、大数据分布式等9大功能模块为一体的宁夏药品智慧监管平台项目建设，着力推动"机器换人"，推动监管执法全程可留痕，信息可追溯，有效克服监管人力物力不足的现实困难，提高监管的公正性，减少执法的廉政风险。要提早着手谋划自治区药品检验研究院实验室信息化管理系统（LIMS 系统）建设项目的前期调研论证和项目建设方案编制工作，积极争取有关部门给予立项支持，着力提升检验检测实验室整体管理水平。要牢牢把握机构改革初衷，认真落实国务院关于推进"证照分离"改革各项要求，大力推进基于信息化条件下的行政审批服务事项 100% 进驻、100% 授权、100% 网上办理，建立健全审批窗口与业务处室、检验监测机构信息互通共享机制，进一步优化政务服务和行政审批流程，大力开展减环节、减时限、减材料、提升群众满意度的"三减一提升"活动，全面完成我区药品生产企业 5 年到期药品批准文号再注册工作，着力提升"一网一门一次"和"不见面"审批服务质量和效率，努力为我区医药产业发展营造更好的营商环境。

  三是要全面提升药品安全普法科普宣传工作质量和效果。各级监管部门和监管干部都要牢固树立并不断强化"宣传能力也是监管能力、舆情风险也是安全风险"的意识，切实把宣传工作与监管业务工作放在同等重要位置，积极适应全媒体时代发展大势，坚持正能量是总要求、管得住是硬道理、用得好是真本事，不断增强与媒体打交道的能力，牢牢把握药品安全领域宣传舆论工作的主动权，讲好药品监管故事，唱响主旋律、凝聚正能量，推动构建全社会共同关心关注、共同参与支持的药品安全社会共治大格局。今年，区局已对门户网站进行了升级改版，并将适时注册开通"宁夏药安早知道"微信公众号等政务新媒体。要认真落实意识形态工作责任制，加强门户网站的建设、维护和网络安全管理，加快建立并严格落实宣传内容保障机制，强化信息发布管理与内容呈现方式创新，紧密结合思想政治建设和各项业务工作的开展，紧密结合"两法两条例"修订等重大政策的出台实施，着力推出一批展示队伍形象、展现监管成效的宣传精品，着力推出一批解读重大政策、普及用药知识的宣传精品，着力推出一批既具专业严谨性、更具传播广泛性的宣传精品，着力推出一批既能有效引导舆论、又能回应群众关切的宣传精品，不断增强药品监管领域专业宣传的传播力引导力影响力公信力。要加强媒体沟通和舆情监测，主动与各类媒体记者交朋友、做交流，做大做强药品监管主流思想舆论，高度重视并妥善应对各类涉药舆情尤其是网络舆情，走好网上群众路线，及时回应群众关切，有效引导社会舆论。各市县局要充分发挥自身优势，充分利用本地本部门各类宣传载体，切实加大对药品安全的宣传力度，积极主动向区局自媒体平台推送优秀宣传作品，推动形成宣传矩阵，努力在全系统形成药安宣传"大合唱"的浓厚氛围。

四是要全面推动药品监管体制机制和制度创新。这一轮药品监管机构改革的一个显著亮点就是在国家局"三定方案"中对各层级监管事权作出了明确的顶层设计，这是对药品监管体制的重大调整。适应新体制，就要完善新机制；健全新机制，就要配套新制度。各级监管部门要充分认识体制调整对各个层级履行好监管职责提出的新要求，自觉对表对标、对号入座，抓紧组织对过去出台的各类制度办法进行全面梳理和修订完善，形成现行有效监管制度汇编，为各级干部开展执法检查提供规范指引，推动建立横向到边、纵向到底的监管体系。近期，区局党组在广泛征求基层意见建议、充分听取有关法律专业人士意见的基础上，已经审议通过了全区药品监管事权划分规定，明确了区、市、县三级监管部门的职责边界，随后，还将依法依规修订完善区局的权力责任清单。文件下发后，各市县局要认真组织学习，全面抓好落实。要深入学习贯彻中办、国办《关于改革和完善疫苗管理体制的意见》精神，抓紧研究起草我区贯彻落实的具体措施。要认真落实国家和自治区关于鼓励药品医疗器械创新的各项政策，积极协调康亚药业等药品生产企业加快推进仿制药质量和疗效一致性评价工作，力争年内有1个品种通过一致性评价。要积极推动医疗器械临床试验机构备案工作，力争年底前全区备案机构达到5家，为推进医疗器械创新发展提供有效支撑。要抓紧制定出台我区药品医疗器械化妆品生产经营风险分级管理办法、"双随机、一公开"检查实施办法和执法检查行为规范等管基本、管长效的制度办法，落实文明执法要求，提高执法质量，推动执法规范化、标准化发展。要认真落实执法信息公开制度，各级监管部门、监管干部完成对行政相对人的执法检查后，除依法依规不适合公开的情形外，要将检查结果通过公示系统、专业抽查系统和门户网站等渠道进行公示，接受社会监督。

五是要有效防范和化解药品安全领域风险挑战。要深入学习贯彻习近平总书记关于坚持底线思维防范化解重大风险挑战的重要论述精神，坚持关口前移、预防为主的风险治理理念，堵塞监管漏洞，努力让监管"跑"在风险前面。从年前区局下基层调研情况看，当前我区药品安全领域尤其是流通使用环节质量安全风险仍然比较突出，有些城乡结合部、乡镇驻地、农村等区域药店、诊所还存在销售过期药品的问题，有的药店执业药师不在岗、不凭处方销售处方药、阴凉区温度不达标等问题比较普遍。同时，随着互联网等信息技术的快速发展，网络销售药品、医疗器械等新业态、新模式层出不穷，对我们的监管能力、监管手段、监管方式创新提出了新要求。此外，随着国家对外开放的不断扩大、"一带一路"倡议的深入推进，境外药品加快进入国内市场，也给我们监管工作提出了新的更高要求。这些问题背后所隐藏的风险一旦集中爆发，必将对医药经济发展、对人民群众用药安全信心造成极大损害，如果处置不当，就很有可能很快发展为危及社会和谐稳定大局的重大风险。各级监管部门一定要提高政治站位，牢固树立底线思维，提高预见风险、发现风险、应对风险、处置风险、化解风险的能力，时刻警惕、严密防范，下好先手棋、打好主动仗，坚决防止一般性风险演变为重大风险，局部风险演变为系统风险。要聚焦监管薄弱环节和突出问题，根据国家局安排部署，紧密结合我区实际，扎实推进中药饮片质量、药品经营使用环节违法违规问题尤其是城乡结合部药店诊所销售过期药品问题、高风险医疗器械、化妆品"线上净网线下清源"等重点专项治理行动，全面加强对疫苗仓储、配送、接种单位的全覆盖检查，确保药品疫苗质量安全。

六是要全面落实最严厉的处罚和最严肃的问责。李克强总理在今年的政府工作报告中明确提出要"强化药品疫苗全程监管，对违法者要严惩不贷，对失职渎职者要严肃查办，坚决守住人民群众生命健康的防线"。强调要"依法打击制售假冒伪劣商品等违法行为，让违法者付出付不起的代价。用公正监管管出公平、管出效率、管出活力。"落实最严厉的处罚，必须切实建好稽查执法这支"冲锋队"、切实用好稽查办案这把"杀手锏"。要扩大案源。紧密结合日常检查、监督抽检、风险监测、投诉举报特别是专项治理，建立执法检查与稽查办案信息互通共享机制，规范案源线索管理，推进监督检查与稽查办案的深度融合。各级监管部门、监管干部在执法检查过程中发现的案源线索，达到立案标准的要及时立案查处，切实做到有案必查、查案必果。要强化"处罚到人"。对故意违法、造成严重后果的企业，要实行巨额处罚、顶格处罚，并必须对企业法人、质量负责人等具体自然人实施处罚，有效强化惩处打击效果。要强化行刑衔接。研究制定生产、销售假药案件移送标准，对达到移送标准的要及时移交，并切实加大对涉刑案件的后续跟踪,及时掌握查办进展,认真做好技术鉴定等方面的服务工作,着力提升行刑衔接质量和效率,强化刑事打击效果。要强化诚信联合惩戒。对所有办结案件的处罚信息必须100%公开公示,及时准确向各级信用信息平台、政府其他有关部门推送行政处罚、"黑名单"等信息,实施联合惩戒,形成有力震慑,增强市场主体守法的自觉性。要强化执法监督。深化案卷评查工作,建立办案打招呼记录制度,对案卷评查中发现有案不办、大案小办或地方保护违规干扰办案的,要严肃追责问责。去年,在药品、医疗器械、化妆品3个领域,有2个分局一年下来一个案子都没办。今年,对零办案单位,要重点监督、跟踪监督、集中力量监督,切实推动尽职免责、失职追责落到实处。要推行"一案双查"。发生药品违法犯罪案件,特别是造成严重社会影响的案件,既要查办案件,严惩违法犯罪分子;也要调查案件发生的原因,包括监管责任落实情况,对不重视药品安全工作的领导干部,对违法乱纪、不作为、乱作为的监管人员,区局将采取向有关部门提出监察建议的办法严肃追究责任,切实以最严肃的问责来督促履职、强化执行。

七是要全面提升专业化监管能力。加快推进自治区药检院整体搬迁进度,尽早启动CNAS认证,全面完成化妆品、医疗器械检验检测能力扩项任务,确保今年安排的2150批次药品、80批次医疗器械、600批次化妆品抽检任务高质量、高效率完成。要提高抽样工作规范化水平,积极争取自治区财政支持采购药品医疗器械化妆品抽样专用设备,建立符合规范标准的样品存储室。要加强检验检测数据分析应用,为实施风险监管提供科学的数据支撑。要强化风险监测。认真做好药品不良反应监测系统维护工作,加强化妆品不良反应监测哨点建设,完善药品化妆品不良反应、医疗器械不良事件监测工作机制,开展药品化妆品不良反应和医疗器械不良事件监测检查,落实上市许可持有人报告监测信息的责任。今年,预计国家将出台职业化药品审评员、检查员队伍建设的有关政策。我们要抓住机遇、深入研究、主动作为,结合贯彻落实疫苗监管体制改革有关要求,认真落实有关政策要求,着力增强各级药监干部尤其是基层干部的职业荣誉感、行业归属感、工作成就感。

四、加强党的建设是根本,我们要凝心聚力、狠抓落实

全面落实今年各项工作任务,必须始终坚持并切实加强党对药品监管工作的全面领导。刚才，智峰同志传达了自治区纪委十二届三次全会精神，并对今年药监系统的党风廉政建设工作提出了明确要求，我们要认真学习领会，认真抓好贯彻落实。需要强调的是，习近平总书记在中纪委十九届三次全会上的讲话中明确提出，"要围绕扶贫领域截留挪用、与民争利等问题……教育、医疗、食品药品等民生领域腐败问题，做深做实做细市县巡察和纪委监委日常监督，严肃查处微腐败。"自治区纪委十二届三次全会和近期召开的全国药监系统党风廉政建设工作电视电话会议、全区组织部长会议、区直机关党的建设工作会议上，也就此项工作作出了安排部署、提出了明确要求。我们一定要提高政治站位，坚决贯彻落实习近平总书记重要指示精神，不断推动全面从严治党向纵深发展，切实提升各级党组织的组织力、凝聚力、战斗力，为开创新时代我区药品监管事业发展新局面提供坚强政治保证。

一要深入学习贯彻习近平新时代中国特色社会主义思想，全面加强党的政治建设。没有脱离政治的业务，也没有脱离业务的政治。政治建设是魂、是纲，也是做好一切工作的根本。要深入贯彻《中共中央关于加强党的政治建设的意见》，按照党中央和自治区党委的统一部署，扎实开展"不忘初心、牢记使命"主题教育，不断推动学习习近平新时代中国特色社会主义思想往深里走、往实里走、往心里走，教育引导各级党员干部始终树牢"四个意识"，坚定"四个自信"，坚决做到"两个维护"，自觉在思想上政治上行动上同以习近平同志为核心的党中央保持高度一致。各级监管部门都要切实提高政治站位，自觉把药品监管工作放到经济社会发展大局中去思考和谋划，从坚决维护习近平总书记党中央的核心、全党的核心地位，坚决维护党中央权威和集中统一领导，巩固党的执政根基的政治高度来认识和看待药品安全问题，落实"四个最严"要求，确保党中央和自治区党委、政府各项决策部署在药监系统落地生根、开花结果，努力做到研究制定政策要把握政治方向，谋划推进工作要贯彻政治要求，解决矛盾问题要注意政治影响，选人用人要突出政治标准。各级监管干部要严守政治纪律和政治规矩，任何时候都要与党同心同德，旗帜鲜明地同违反党的政治纪律和政治规矩的言论和行为做坚决斗争，切实做到在党言党、在党爱党、在党忧党、在党为党。

二要以解决群众身边"微腐败"问题为重点，一体推进不敢腐、不能腐、不想腐。腐败是药品安全的天敌。从近年来发生的各类药品安全重大事件看，背后都隐藏着腐败行为。药品监管系统虽然分级负责，但始终是一个有机整体，一荣俱荣、一损俱损，无论哪一级出现重大腐败案件，都会对全系统造成负面影响，降低人民群众对药监工作的信任感、满意度。要认真落实管党治党主体责任，深入梳理排查审评审批、检验检测、认证核查、执法检查、稽查办案等关键岗位、关键环节上的廉政风险，有针对性地加强对各岗位、各环节执法人员的纪律教育和廉政监督，用身边发生的事、系统内查办的腐败案件等鲜活事例教育警示各级党员干部，切实让各级执法人员知敬畏、存戒惧、守底线。要筑牢药品监管廉政防线，结合机构改革和职能调整，细化工作规范，优化工作流程，用制度和流程管住自由裁量权，着力构建起流程导向科学、既能防控廉政风险、又能遏制安全风险的制度体系。要大力倡导亲清政商关系，各级监管干部尤其是领导干部同企业打交道要守住底线、把握好分寸，既要真心实意地为企业营造良好的营商环境，推动医药产业高质量发展，又要坚决抵制各种诱惑和"围猎"，坚决杜绝勾肩搭背、以权谋私，切实做到自身正、自身硬、自身净。

三要弛而不息纠"四风"转作风，为推动各项工作落实提供有力保证。作风就是形象，作风就是力量。当前正处于药监系统队伍士气和形象的重塑期，各级监管部门和监管干部都要把作风建设、政风行风建设牢牢抓在手上，破旧立新、务实苦干。要抓细抓小。严格执行中央八项规定精神，集中整治形式主义、官僚主义突出问题，密切关注药品监管领域不正之风的新动向、新表现，把人民群众期盼和反映强烈的问题作为监管的目标和重点，从小事抓起、从细节管起，管出习惯、化风成俗。要提振精神。坚决克服不会干、不敢管的畏难情绪，坚决克服萎靡不振、消极悲观的精神状态，坚决克服等待观望、故步自封的守旧心态，牢固树立百尺竿头、更进一步的志向，牢固树立事在人为、勇攀高峰的志向，牢固树立奋起直追、争创一流的志向，鼓足气、铆足劲，凝心聚力干工作、心无旁骛促发展。要重视业务学习。药品监管工作是一项政治性、政策性、科学性、专业性很强的工作，不抓紧学习，就跟不上形势的发展，满足不了监管工作的需要。各级监管干部都要牢固树立终身学习的理念，不断完善自己的知识结构，全面提高理论修养和知识储备。各级监管部门要加强干部教育培训工作，针对组织需求、岗位需求、专业需求开设学习专题，积极创造条件，切实让各级干部在培训教育中找差距、拓视野、理思路、增才干。要深化调查研究。主动适应形势变化，扎实开展调查研究，不断增强发现问题、分析问题、解决问题的能力。各市县监管部门、监管干部身处一线，要发挥联系广、信息灵的优势，对发现的违法违规问题和问题线索，属于本级职责范围的，要依法严肃查处；对超出本级职责范围的或者带有苗头性、倾向性的问题，要及时报告；决不能知情不报、谎报瞒报。要狠抓落实。一分部署、九分落实。各处室、各单位、各市县局主要负责同志要当好施工队长，对照要点拉清单、定时限，细化分工、明确责任，一个一个盯住抓、一项一项盯住干，说了算、定了干，实打实、硬碰硬，确保规划变行动、蓝图变实景。

同志们，做好新时代我区药品监管工作，责任重大，使命光荣。我们一定要更加紧密团结在以习近平同志为核心的党中央周围，在自治区党委、政府的坚强领导下，不忘初心、牢记使命、依法履职、扎实工作，奋力开创我区药品监管事业发展新局面，以优异成绩为新中国成立70周年增光添彩，一步一个脚印把药监事业发展推向前进。

聚焦问题抓监管　补齐短板防风险
加快推进药品安全治理体系和治理能力现代化

——在全区市场监管暨药品监管工作电视电话会议上的发言

王生礼

（2020 年 3 月 31 日）

新冠肺炎疫情警报一解除，就安排召开这次会议，特别是王和山副主席出席会议并讲话，让我们倍感振奋。按照会议安排，下面，我就全区药品监管工作做简要回顾和安排。

一、关于去年工作

2019 年以来，全区药监系统深入贯彻"四个最严"要求，坚持政治、业务、党风廉政"三项建设"一体推进，质量安全、监管廉政、舆情舆论"三类风险"一体防范，不忘初心、牢记使命，统筹推进"两品一械"监管各项工作取得了积极成效。

一是政策法规更加健全。自治区党委深改委审议通过了我区《关于改革和完善疫苗管理体制的实施意见》。和山副主席专门要求在全区开展了严厉打击药品经营使用违法违规行为专项行动。《疫苗管理法》和新修订的《中华人民共和国药品管理法》颁布实施后，在深入宣贯的同时，创新制定了我区药品监管事权划分暂行规定和《宁夏药品医疗器械化妆品风险分级分类监督管理办法（试行）》，修订了区局权责清单和全区药监系统权力清单指导目录；石嘴山市完善了《零售药店互联网远程问诊与电子处方管理办法》，同心县制定了《"平安药店"创建验收标准》，进一步完善了操作层面的制度规范。

二是监管能力持续提升。机构改革后区市县三级监管部门人员调整配备基本到位，事业单位改革有序推进。宁夏药品"智慧监管"平台建成投用并被评为全国药品"智慧监管"典型案例。自治区药检院完成整体搬迁和实验室计量认证，取得了619个参数（项目）的计量认证资质证书以及动物实验室使用许可证；大力推进"放管服"改革，自治区本级全年办结涉药行政审批事项3750件，压减各类申报材料241项，压缩办事时限31.52%。《宁夏中药材标准（2018年版）》荣获第27届中国西部优秀科技图书一等奖；全年完成"两品一械"抽检任务2835批次。银川市"五个到位"夯实疫苗安全监管基础；石嘴山市推行"互联网+电子处方"破解药师不在岗问题；中卫市创新建立"日常监管全覆盖+分级分类"模式强化网格化监管，都取得了积极成效。

三是风险防控更加精准。聚焦"两品一械"质量安全薄弱环节，开展了不同领域的专项整治行动，累计查处各类案件392起，移送涉刑案件2起，会同公安机关联合侦破了6·19特大假药案。组织有关药品生产企业开展了实验室比对；建立了药品生产经营企业"一企一档"监管档案；全区2739家监测用户累计上报各类风险监测报告10785份。银川、吴忠、固原对医疗机构进行集中整治，永宁、贺兰、灵武及宁东局严肃约谈零售药店负责人，盐池、红寺堡狠抓村卫生室药械质量管理，中宁县严查医疗器械体验式消费，海原县市场监管、卫健等部门联合开展打击非法行医大排查大整治行动，严查"黑诊所"、无证医疗机构非法经营药品等违法行为，取得了积极成效。

四是社会共治成效明显。区局与自治区检察院联合开展落实"四个最严"要求专项行动。集中力量打造"药安早知道"宣传品牌，区局拍摄的主题"快闪"视频被国家药监局评为优秀创新活动。结合安全用药月、化妆品安全科普宣传周活动，固原市开展了假冒伪劣药品医疗器械集中销毁行动，平罗县打造了药品安全科普宣传主题公园，隆德县、彭阳县、泾源县采取各种方式加强科普宣传、畅通投诉举报渠道，营造了浓厚的社会共治氛围。西吉县坚持党风廉政建设与执法监管工作两手抓、两手硬；青铜峡市每半年组织召开一次药品安全工作会议，及时研究新情况、解决新问题，体现了属地负责的高度自觉。

这些成绩的取得，是自治区及各市县党委、政府坚强领导的结果，凝聚着各位分管领导同志的智慧，倾注了全区药监干部的心血与汗水，也得益于自治区市场监管厅的及时督促指导，得益于各级宣传、编制、公安、环保、卫健、工信、医保、行政审批服务等有关部门和各类新闻媒体的大力支持。在此，我代表自治区药监局，向对全区药监工作倾注大量心血的各级领导，向关心支持全区药监工作的各部门和新闻媒体，表示诚挚的敬意和衷心的感谢！

二、关于2020年工作

2020年是我区与全国同步全面建成小康社会和"十三五"规划收官之年，也是应对疫情冲击的大考之年。3月25日，区局已印发了《2020年全区药品监管工作要点》，要深入贯彻习近平总书记在统筹推进新冠肺炎疫情防控和经济社会发展工作部署会议上"狠抓工作落实、增强忧患意识、提高工作本领"的指示精神，把"四个最严"要求贯穿始终，按照自治区党委、政府和国家药监局部署安排，围绕落实企业主体责任，以示范创建和监管信息化为抓手，统筹推进防风险、建制度、强能力等各项工作，加快我区药品安全治理体系和治理能力现代化步伐。

一要围绕落实企业主体责任这条主线，着力转变监管理念。药品、医疗器械、化妆品是企业生产出来的，只有企业把自己的主体责任落实到位，严格按照相关标准、规范进行生产经营，质量安全风险才能有效防范。监管部门的责任是监督企业把这些制度、规范、标准落实好、执行好，而不是代替企业承担质量安全责任。把今年确定为药监领域"企业主体责任落实年"，目的就是要转变监管理念，通过普法明责、执法查责、办案追责和示范引导、宣传倡导、检查指导等办法，切实把企业落实主体责任的积极性、主动性激发出来、调动起来，变"要我尽责"为"我要负责"，真正让监管"跑"在风险的前面。

二要牢牢把握示范创建和监管信息化"两个抓手"，着力提高治理水平。坚持示范引领与问题整治并重，把创建药品安全区、安全市、安全县作为落实属地药品安全党政同责的重要抓手，以"阳光药店"建设和追溯体系建设为核心，科学谋划、统筹推进。年内要在全区建成300家左右符合标准的"阳光药店"，通过2—3年的努力，力争全区80%以上零售药店达到"阳光药店"标准；要加快我区疫苗信息化追溯系统建设，完成疫苗国家监管体系评估任务；拓展完善宁夏药品"智慧监管"平台功能，依托信息化、升级网格化，落实执法监管全程纪实制度，实现"机器换人"，推动我区药品安全治理水平整体上台阶。

三要集中抓好八项重点工作，着力夯实"十四五"发展基础。一是抓风险管控。结合扫黑除恶专项斗争和"双打"工作，建立常态化隐患排查治理机制，重点抓好国家药监局部署的中药饮片、网络销售等专项整治。完成国家和自治区本级2800批次抽检任务。对区内药物临床试验机构实施全覆盖检查，加强监测哨点建设和风险研判，完善"两品一械"全生命周期风险发现、评估、处置和交流机制。二是抓制度建设。落实疫苗管理厅际联席会议制度。制定、修订我区《药品监督管理行政处罚裁量基准》《网络销售"两品一械"监督管理办法》《"双随机、一公开"管理制度》等监管制度。推动各级政府建立药品（疫苗）安全事件应急预案。三是抓能力建设。落实国办《关于建立职业化专业化药品检查员队伍的意见》精神，加快建设我区职业化专业化药品检查员队伍。启动中药质量控制重点实验室建设，推进水杨酸、医用口罩、防护服等检验方法和检测项目扩项，完成药检院实验室Lims系统建设和CNAS认证。四是抓优化服务。落实《优化营商环境条例》，深化"放管服"改革，推进进口非特殊用途化妆品备案能力建设。结合审评查验中心划转重组，认真总结疫情防控期间网上办事、"互联网+政务服务"等做法，健全完善监管部门与企业之间的沟通服务机制，推进"战时"机制常态化，提高"一窗受理、一网通办"质量和效率。五是抓普法宣传。依托"药安早知道"宣传品牌，强化政务公开、信息发布、舆情监测和舆论引导。持续推进新法新规宣贯、解读，对各级监管干部和企业关键岗位从业人员实施全覆盖培训。抓好安全用药月、医疗器械宣传周和化妆品安全科普宣传周等活动，着力营造浓厚的社会共治氛围。六是抓执法办案。开展案卷评查工作，对"零办案"市县局实施重点督导。落实行政执法"三项制度"，推行"黑名单"制度，加强信用联合惩戒，严格执行处罚到人、从业禁止、从重处罚等有关规定，以"最严厉的处罚"倒逼企业把主体责任落实到位。七是抓规划编制。以推进药品安全治理体系和治理能力现代化为目标，开展"十三五"规划终期评估，启动药品安全"十四五"规划编制工作，切实为未来五年我区药监事业发展提供指引。八是抓队伍建设。深入推进全面从严治党，落实党风廉政建设主体责任和"一岗双责"，抓好巡视反馈问题整改，深化形式主义官僚主义突出问题和药品安全领域损害群众利益问题集中整治，加强对市县党政同责落实情况的督查考核和干部绩效考核，推动建立一支忠诚干净担当的高素质专业化干部队伍，为药监事业高质量发展提供有力保障。

同志们，2020年注定是一个不平凡的年份。我们一定要深入学习贯彻习近平新时代中国特色社会主义思想，在自治区党委、政府的坚强领导下，不忘初心、牢记使命，扎实做好药品监管各项工作，努力为实现我区与全国同步全面建成小康社会、"十三五"规划圆满收官作出积极贡献！

把握新发展阶段　贯彻新发展理念
着力构建新时代全区药品监管事业新发展格局

——在 2021 年全区药品监督管理暨党风廉政建设
工作会议上的讲话

王生礼

（2021 年 2 月 26 日）

这次会议的主要任务是：认真学习习近平新时代中国特色社会主义思想，深入贯彻党的十九大及十九届二中、三中、四中、五中全会和自治区党委十二届八次、九次、十次、十一次、十二次全会精神，深入贯彻中纪委十九届五次、自治区纪委十二届五次全会精神，按照自治区党委和政府及国家药监局总体安排部署，总结 2020 年工作，收官"十三五"，谋篇"十四五"，部署 2021 年任务。会前，赖蛟副主席专门听取了会议筹备情况的汇报，并作出专门批示指出：过去一年，药监工作成效明显！新的一年，望以"四个最严"要求为根本，继续做好药品监管工作，为全域创建食品药品安全示范区作出新的贡献！刚才，耀松书记、智峰组长对今年全区药品监管工作和药监系统党风廉政建设工作提出了总体要求，赖蛟副主席的批示和 2 位领导的讲话站位高、指向明、要求严，我们要认真学习领会，深入贯彻落实。下面，我再强调几点意见。

一、极不平凡的 2020 年，全区药品监管工作砥砺奋进、成效明显

2020 年，陈润儿书记、咸辉主席多次调研指导，围绕全域创建食品药品安全区、枸杞等道地药材团体标准制定发布等作出专门批示，赖蛟副主席先后 6 次调研听取药监工作情况汇报，肯定成绩、提出要求。面对新冠肺炎疫情冲击，全区药监系统齐心协力、尽锐出战，全员投入疫情防控斗争，攻坚破解各种困难问题，全面推进党建党风廉政建设、机构改革、监管创新和社会共治，各项工作取得了一系列新的发展和进步，高质量实现了"十三五"规划的圆满收官。

这一年，我们始终坚持人民至上，在疫情防控大考中守初心、担使命。按照党中央和自治区党委、政府决策部署，全系统除夕夜闻令而动，以最快速度深入药厂药店、医院诊所等最前沿、第一线，深入开展执法检查，严厉查处违法违规行为，协同推进各类防控物资的市场保供和专业查验，全面加强质量管控，确保了抗疫用药械产品的质量安全。我们急群众之所急、想企业之所想，安排专人下沉一线对转产医用口罩企业实施"保姆式"帮扶，合并产品注册和生产许可现场检查，并与苏银产业园签订《合作备忘录》，出台《关于加强宁夏枸杞等道地药材科学研究的意见》《增补品种中药饮片炮制规范制定工作程序》，尽心竭力帮助企业复工复产、复商复市，扎实做好"六稳""六保"工作。疫情防控最吃劲时期，我们急事急办，特事特办，先后为企业减免产品注册等费用190余万元，1周内完成4个医院制剂的应急备案审查并特许配送给抗疫一线人员服用，1个月内完成7个品种8批次抗疫药品全项目抽检，2个月内推动第一批"宁字号"医用口罩下线上市，3个月内完成了药品国抽任务，用实际行动诠释了共产党人的忠诚担当，展示了新时期药监部门、药监队伍、药监干部的新形象，先后有2个先进集体和2名先进个人受到国家市场监管总局、国家药监局和区直机关工委的表彰奖励。银川市局主动联合公安机关严肃查处假冒口罩案件，以强有力的执法震慑回应了特殊时期的社会关切。

这一年，我们着眼提升专业水平，在推动体系建设中防风险、守底线。我们积极争取编制部门支持，整合组建了药品审评查验和不良反应监测中心，优化调整了药品安全技术查验中心职能职责，推动药检院建成实验室LIMS系统，高质量通过CNAS认证，启动中药质量控制重点实验室建设，提前超额完成2836批次"两品一械"抽检任务并受到国家药监局的表扬，有力提升了专业监管能力，进一步健全了技术支撑体系。我们对标世卫组织全球基准工具等国际标准，完成了疫苗质量管理体系手册和44个程序文件的编制；及时提请自治区印发了《关于改革和完善疫苗管理体制的实施意见》，建立了疫苗管理厅际联席会议制度，起草完成并报批印发了我区《疫苗安全事件应急预案》，进一步完善了疫苗管理体系。我们着眼于解决药品安全领域损害群众切身利益的突出问题，深入开展落实"四个最严"要求专项行动，被确定为2020年全区法治为民5件实事之一，成为统领我区药品监管工作的重要抓手和品牌，全年累计查办各类违法案件341起，进一步拓展了打击违法行为的广度和深度。平罗县局连续3年在全区县级局中办案数量排名第一。我们持续加强麻精药品和易制毒化学品、无菌和植入性医疗器械、婴幼儿化妆品和特殊用途化妆品等高风险产品监管，扎实开展网络销售"两品一械"专项整治、中药饮片专项整治、"美妆行动"，对全区农村地区和城乡结合部涉药单位开展了飞行检查，及时发现问题、整治隐患，守住了不发生药害事件的底线。吴忠市局打击微信、抖音等互联网信息平台违法销售药品行为效果明显。

这一年，我们大力推进监管创新，在深化体制改革中抓服务、提效能。我们大力推行"互联网+"服务模式，全年累计办结各类审批服务事项3248件，全程网办率达76.8%；结合实际制定了我区"两品一械"行政处罚自由裁量权适用规则及裁量基准、案卷评查办法、"双随机、一公开"监管实施细则等制度办法，推动完成行刑衔接实施办法的修订，进一步完善了执法监管制度体系。中卫市局创新建立市局与分局组队执法的工作机制，有效强化了药监工作的专业性。我们狠抓"智慧监管"平台推广应用，采取全员实操培训、县县见面督导等方式，点对点解决移动终端配备、企业数据录入等问题，有力提升了信息化监管效能。盐池县局、西吉县局、隆德县局主动加强与区局沟通，为完善系统功能提出了许多很好的意见建议。我们把实施"阳光药店"工程作为全域创建食品药品安全区的切入点，开发建设了"阳光药店"信息系统及手机APP，为解决零售药店落实GSP不严格、不到位等问题探索了新路子，被评为2020年全国药品"智慧监管"典型案例。固原市局、吴忠市局、青铜峡市局、灵武市局"阳光药店"试点工作推进有力，年度任务完成率均超过了120%。

这一年，我们持续强化社会共治，在推进普法宣传中创品牌、树形象。我们及时提请自治区党委、政府研究出台了《关于建立自治区级职业化专业化药品检查员队伍的实施意见》等文件，以自治区政府名义召开年度工作会议，并将药品安全党政同责纳入2020年全区督查检查计划，将药品监管工作纳入全区效能目标考核和平安建设考核，将国抽任务纳入政府定期督查内容，推动形成了齐抓共管的工作合力。我们积极回应人民群众关切，认真办理人大代表建议和政协委员提案，其中2件提案办理被评为优秀并受到通报表扬。我们持续加强与公安、检察机关的协作配合，推动行刑衔接、公益诉讼等机制落实落地，主动联合自治区检察院开展案卷评查工作,有力强化了对市县的执法监督。我们以集中打造"药安早知道"宣传品牌为抓手,持续加强微信公众号等政务新媒体运维管理,荣获2020年全国药监系统政务新媒体科普贡献奖,并在《宁夏日报》《新消息报》以及宁夏电视台、宁夏新闻广播电台等开设了"药安早知道"专栏专刊专题,推动形成了报、网、端立体化宣传格局。我们结合"两法两条例"宣贯培训和各类主题宣传周、宣传月活动,动员全区监管人员100%参与全国"两法"知识竞赛并荣获优秀组织奖,设计制作了系列科普图文和音视频作品,开展了大学生主题辩论会、科普讲解大赛、"媒体问药安"记者走基层等特色活动,受到社会广泛关注。

这一年,我们始终满怀向党丹心,在全面从严治党中守纪律、转作风。我们满怀崇敬之情深入学习贯彻习近平总书记视察宁夏重要讲话精神,深切感悟总书记和党中央对宁夏的亲切关怀和特殊厚爱;及时学习贯彻总书记关于疫情防控、关于药品安全、关于经济社会发展、关于党和国家长远发展等各方面的重要论述,不断增强"四个意识"、坚定"四个自信"、做到"两个维护",有力保证了药监工作始终沿着正确政治方向推进。我们坚定不移落实自治区党委和政府各项决策部署,专门制定《关于深入学习贯彻习近平总书记重要指示批示精神分工负责抓好自治区党委和政府重大决策部署落实工作的通知》等文件,逐项列清单、定举措、限时间、明责任,认真落实脱贫攻坚驻村帮扶政治任务,着力在"守好三条生命线、走出一条高质量发展新路子"的具体实践中向党和人民交出了一份高质量答卷。我们坚决扛起管党治党政治责任,以"刀刃向内"的勇气扎实做好巡视整改工作,专门召开党建党风廉政建设暨意识形态工作会、全面从严治党推进会、支部书记述职评议会,不断压实全面从严治党主体责任、第一责任和一岗双责,并创新开展"党员公开课、业务人人讲"活动,有力推动了党建与业务的深度融合。我们严格执行中央八项规定及实施细则和自治区若干规定精神,坚决整治形式主义官僚主义,深入开展"领导干部党风廉政教育周"和"六廉"等活动,探索对2个直属单位开展了巡察,保持了全面从严治党严、紧、硬常态。我们扎实推进模范机关、法治政府建设示范单位、文明机关、节约型机关、无烟机关等创建工作,进一步营造了风清气正的政治生态。群团组织建设、老干部工作、机关后勤保障等方面也都取得了新的成绩。

总结过去一年,我们迎难而上、砥砺奋进,为"十三五"药品监管改革发展画上圆满句号。回顾"十三五",我们高举习近平新时代中国特色社会主义思想伟大旗帜,以"四个最严"要求为根本遵循,深入贯彻落实党中央、国务院和自治区党委、政府关于药品监管工作的决策部署,有力推动了全区药品安全形势的持续向好,有力推动了全区医药产业和发展环境的持续优化,有力推动了药品安全治理体系的持续完善和治理能力的持续提升。这些成绩,是在习近平新时代中国特色社会主义思想的科学引领下,在自治区党委、政府及国家药监局的坚强领导和各相关厅局及各市县的大力支持下,在全系统广大干部职工的努力奋斗下取得的。实践证明,社会主义是干出来的,幸福是奋斗出来的。只要我们凝心聚力,真抓实干,担当作为,拼搏进取,就一定能够战胜前进道路上的任何困难!借此机会,我代表自治区药监局党组,向长期以来关心支持药品监管事业发展的各级领导、有关部门、广大干部职工和各级各类新闻媒体机构及记者朋友表示崇高的敬意和衷心的感谢!

二、迈入新发展阶段,要准确把握面临的新机遇新挑战

"十四五"时期,是我国全面建成小康社会、实现第一个百年奋斗目标之后,乘势而上开启全面建设社会主义现代化国家新征程、向第二个百年奋斗目标进军的第一个五年;也是我区深入贯彻落实习近平总书记视察宁夏重要讲话,努力建设黄河流域生态保护和高质量发展先行区的关键时期,全区药品监管工作要坚持以习近平新时代中国特色社会主义思想为指导,以"四个最严"要求为根本遵循,坚持以人民为中心的发展思想,立足新发展阶段、贯彻新发展理念、构建新发展格局,以全域创建食品药品安全区为抓手,牢牢守住"两品一械"质量安全底线,不断提高监管能力水平,持续推动我区药械产业高质量发展,更好维护人民群众生命安全和身体健康。力争通过五年的努力,全区"两品一械"监管的权责体系更加健全、监管制度更加完善、监管服务更加优化;监管队伍更加专业,技术支撑更加有力、监管手段更加先进;智慧监管更加精准,共治氛围更加浓厚,人民群众更加满意,基本构建起符合我区高质量发展要求、科学高效权威的药品监管体系。

但我们必须清醒地看到,"十四五"时期,全区药品监管工作和监管事业发展既面临前所未有的机遇,也面临严峻复杂的挑战,而且机遇和挑战都有了新的发展变化,必须紧密结合我区实际,找准药监工作的新定位、新方位,既要抓住机遇、用好机遇,又要应对挑战、战胜挑战,不断固根基、扬优势、补短板、强弱项,推动药品监管事业取得新发展。

从新的要求看,党的十八大以来,习近平总书记围绕药品安全作出了一系列重要指示批示,十九届五中全会擘画"十四五"蓝图中提出,要强化生物安全保护,提高食品药品等关系人民健康产品和服务的安全保障水平,这既为我们指明了方向、也对加强监管提出了更高的政治要求;自治区党委、政府把全域创建"食品药品安全区"作为贯彻落实"四个最严"要求的具体实践和重要抓手,要求用3年时间全面提升我区药品安全保障水平,这为我们乘势而上加快监管能力建设、监管制度建设、监管队伍建设提出了实践要求;随着信息技术的快速发展,数字产业化、产业数字化将深度融入药品研发、生产、经营、使用全过程,必须加强监管数据开发和新技术应用,不断探索新手段、新方法、新工具,这对推进智慧监管、实现药品安全治理体系和治理能力现代化提出了专业要求;步入新发展阶段,人民群众"两品一械"消费需求持续增长,药械产业持续发展壮大,亟须有一个安全放心的消费环境和公平公正的市场环境,这对我们提高依法治理水平和安全保障水平提出了法治要求。

从发展机遇看,药品安全既是民生工程、民心工程,也是政治问题、经济问题。党中央赋予我区努力建设黄河流域生态保护和高质量发展先行区的时代重任,这既是全区各级各部门的政治责任,也为推动我区药监事业高质量发展提供了历史机遇;2月19日,中央深改委第18次会议审议通过《关于全面加强药品监管能力建设的实施意见》,要求我们坚持人民至上、生命至上,深化审评审批制度改革,推进监管创新,加强监管队伍建设,建立健全科学高效权威的药品监管体系,坚决守住药品安全底线,这为我们在新的起点上实现更好更快发展提供了政策机遇;新冠肺炎疫情是全球百年不遇的重大公共卫生事件,但从危中见机的角度来看,也加速了国际国内对医疗卫生领域的投入,必将极大刺激医药科技和相关产品的开发创新,强大的市场推力必然需要强大的监管实力,这为我们准确识变、科学应变、主动求变带来了新的时代机遇;自治区党委、政府为推进基层治理出台了"1+6"政策文件,围绕先行区建设确定了9大重点产业，药监工作围绕中心、服务大局，必须正确处理监管与发展、创新与安全、守底线与追高线之间的关系，以有为之举更好服务全区经济社会高质量发展，这为我们扎实推进监管质量变革、监管效率变革、监管动力变革提供了改革机遇。

从面临挑战看，当前药品安全领域依然呈现新、旧风险隐患交织叠加的状态，中药配方颗粒试点已经结束，"两品一械"生产经营和使用方式日益多样化、网络化也将带来一些新的风险；公众不合理用药、滥用药物等现象依然存在，人口老龄化加剧了疾病谱的持续变化和慢性病发病率的上升，"一老一少"等特殊人群用药需求的持续增长，也存在一些潜在的用药安全风险；随着国办印发《关于加快中医药特色发展的若干政策措施》深入实施，我区枸杞、甘草等道地药材产业加快发展也对监管工作提出了新要求；全区药品监管系统专业人才缺乏、基层监管任务繁重，农村药品安全监管依然比较薄弱，加之近几年药品监管各类法律法规、监管制度、标准规范密集出台实施，加强普法、推进各类标准规范落实落地的任务依然很重。这些都是我们必须面对并且必须解决好的重大现实挑战。加强监管工作、推进药监事业高质量发展，必须以人民健康为中心，突出问题导向，不断压实党政同责、企业主责、监管职责，推动风险管理、全程管控、社会共治"三管齐下"，确保"两品一械"安全、有效、可及。

艰难方显勇毅，磨砺始得玉成。面对新要求，我们一定要切实提高政治站位，善于从政治上观察、分析和谋划药品监管工作，不断增强运用马克思主义立场观点方法看待问题、评估情况、预测趋势的政治判断力；面对新机遇，我们一定要切实强化政治修养，学深悟透习近平新时代中国特色社会主义思想，不断增强准确领会、把握党中央精神和自治区党委要求的政治领悟力，确保在贯彻落实过程中不偏倚、不出错；面对新挑战，我们一定要切实强化政治担当，透过现象看本质、透过外在抓内涵，科学把握事物发展的普遍性和特殊性，不断增强政治执行力，坚定不移把党中央和自治区党委的各项决策部署创造性地贯彻好、落实好，不断开创药监事业发展的新局面。

具体来讲，就是要坚持系统观念，强化"全区一盘棋"思想，进一步落实区市县各级监管事权，理顺工作衔接机制，着力构建优化、协同、高效的监管体系，形成更加严密的监管闭环；就是要坚持精准理念，牢牢扭住企业主体责任这个"牛鼻子",针对具体企业、具体问题,坚持正面引导与惩戒警示并重,强化监管执法的靶向性、实效性,提高整治问题的质量和效率,切实做到精准施策、精准见效;就是要坚持底线思维,深入总结疫情防控的经验和教训,以"问题发生了怎么办"的忧患意识去排查化解安全隐患,去推动落实"四个最严",不断提高日常检查尤其是基层一线的执法检查质量,做到关口前移、应急常备,切实把风险化解在萌芽状态;就是要坚持创新驱动,树立药监部门专业自信、发挥药监部门专业优势、展现药监部门专业担当,加快"智慧监管"等新方式、新方法、新工具推广应用,通过政策引导、科学监管和优化服务,以强大、高效的专业监管更好引导医药产业高质量发展;就是要坚持共治共享,压实党政同责,加强与卫健、医保以及公检法司等多部门协同治理,发挥好媒体监督、行业自律、投诉举报等各方作用,切实让监管无处不在,推动形成共建共治共享"两品一械"安全的浓厚社会氛围。

三、开局之年至关重要,要精准施策、破解难题

2021年是实施"十四五"规划的第一年。习近平总书记在多个场合都强调要迈好第一步、见到新气象。关于今年具体工作,区局已经制发了工作要点。这里,我就转变监管理念,实施精准监管,着重强调几点。实施精准监管,主要是从习近平总书记关于实施精准扶贫战略的有关论述中受到的启发、启迪和启示。药品安全防大于治。过去我们年年搞整治,花了很大功夫,虽然也取得了一定成绩,但回头看看,成效不是很明显、进步也不是很快。局党组经过多次研究讨论,形成了实施精准监管的思路,就是要把"精准"的理念和方法贯穿到审评审批、监督检查、检验监测、执法办案等执法活动全过程、各方面,做到识别风险要精准、整治措施要精准、依法查处要精准、整治成果要精准,每年集中解决一个或几个问题,绵绵用力、久久为功,逐步把事后查处、被动救火式监管转变为提前排查、对症施治的主动预防式监管,真正让"监管跑在风险的前面"。这既是攻坚战、也是持久战,今年要重点抓好"六个精准":

一要精准实施从严监管,着力强化"四个最严"落实效果。要从严整治突出问题。继续深入开展落实"四个最严"要求专项行动,集中抓好网络销售"两品一械"专项整治,突出抓好疫苗、口罩、检测试剂、退烧药物等防疫用药械

产品，医保集采中选产品，特殊药品、含兴奋剂类药品、无菌和植入性医疗器械、儿童及特殊用途化妆品等重点产品的监督检查。要从严实施监督抽检，统筹推进国抽任务和自治区本级抽检任务，对国家集采药械产品、以往抽检多次出现不合格的企业和品种、防疫用和婴幼儿使用等高风险品种要增加抽检批次，及时发布抽检信息，回应社会关切。要从严查办违法违规，尤其对故意违法、造成严重后果的，要给予最严厉的处罚、顶格处罚，对涉刑案件要及时移送，强化惩处打击效果；要通过加大案卷评查力度强化对市县局的执法监督，对好的典型要通报表扬，对差的案卷要加强审查、及时纠错并通报批评。要加强日常检查与稽查执法的相互衔接，畅通群众投诉举报渠道，落实投诉举报奖励，拓宽案件线索来源，打破案件查办主要靠抽检的局限。

二要精准实施依法监管，着力提升从业人员法律素质。监管的最高境界就是推动企业自治自律。企业主体责任有没有落实到位，质量负责人很重要，但更为关键的是企业法定代表人。精准实施依法监管，就是要依法推动企业法定代表人、质量负责人增强法治意识、责任意识，落实好自己的法律责任，真正做到依法生产、依法经营。今年，要重点抓好2个全覆盖培训，推动企业法定代表人、企业负责人、质量负责人切实把各自的法律责任落到实处。要依法抓好企业关键人员的全覆盖培训。由各级监管部门负责，按照"谁监管、谁培训"的原则，采取适当方式，对企业法定代表人、企业负责人、质量负责人实施法律法规培训全覆盖，实行实名制积分管理，尤其对那些大企业，必须培训那些管事的、做主的人，严禁代替参训，不能"老板得病、员工吃药"。要依法督促企业抓好企业员工的全覆盖培训，切实让每位员工都明白自己的岗位职责、岗位要求，既当好生产线上的操作员，又当好质量安全的监督员，也可以培养成监管部门的信息员。要依法督促企业关键人员知责明责、守责担责。在药品、医疗器械生产、经营、使用和化妆品生产等环节建立企业法定代表人（企业负责人）主体责任落实清单和企业质量安全风险防范清单，并列入日常监督检查、重点抽查、评价考核、案件调查必查必检项目，及时录入药品智慧监管平台，对责任落实不力的企业法定代表人、企业负责人、质量负责人，要综合运用行政处罚、信用公示、联合惩戒等法律手段和指导、告诫、约谈等行政措施，形成倒逼机制，切实让监管立威信、让企业长记性。

三要精准实施智慧监管，着力提升监管效能。实施智慧监管是顺应信息化发展新形势的需要，是提升监管效能的需要，是畅通群众参与渠道、推进社会共治的需要，是大趋势、大方向、大潮流，必须坚定不移地推进、坚定不移地落实，坚定不移地考核。要继续狠抓宁夏药品"智慧监管"平台推广应用，努力实现监管事项录入率100%，案件查处录入率100%，监督抽样录入率100%的"三个100%"目标。各市县局是平台推广应用的主体，要坚决落实相关工作要求，有好的意见建议要及时反映，但在推广应用上绝不能打折扣。要扎实推进中药饮片信息化追溯体系建设。这是一项全新工作，今年要争取国家药监局中药饮片编码规则在宁夏开展试点，努力为中药饮片科学监管提供宁夏思路、宁夏做法。在实施过程中要深入分析生产、技术、监管、群众需求等方面的问题，结合实际加以解决，力求做到科学、方便、简洁、快速，综合成本低，使用效率高。

四要精准实施专业监管，着力提升监管能力。要加快推进自治区级职业化专业化药品检查员队伍建设，按照自治区出台的实施意见，加强与机构编制、财政、人社等部门协调沟通，建立健全检查员招录、培训、管理、职称评定、薪资报酬等相关配套制度，为推进药监事业科学发展夯实基础。各市县局要进一步强化责任意识，从监管实际出发，从专业角度出发，合理搭配监管力量，切实把专业人员放到专业岗位上去锻炼、去培养，不断增强监管的专业性、保持队伍的稳定性。要加快推进检验检测等专业能力提升。药检院要积极推进国家枸杞质量监督检验中心（宁夏）申报工作，充分利用中药质量控制重点实验室这一平台，加大科研课题申报力度，推动提升检验人员科研能力和检验技术水平。审评中心要深入推动机构整合后的业务融合，发挥好前端审评准入、终端监测反馈的职能作用；查验中心要强化用信息化手段推进专业查验的组织实施，着力提高发现问题的能力。要加快推进业务培训质量提升，积极回应基层需求和关切，进一步创新培训方式和培训形式，有针对性地多安排一些实操性培训、以查带训，着力解决培训对象不精准、培训内容不精准、培训效果不精准的问题。

五要精准实施信用监管，着力推动企业履责尽责。"信用中国"网站2015年6月上线后，国办印发了相关配套文件，搭建了褒扬诚信、惩戒失信的总窗口。

2020年12月7日，国办又印发了《关于进一步完善失信约束制度构建诚信长效机制的指导意见》，为进一步规范和健全失信行为认定、记录、归集、共享、公开、惩戒和信用修复等机制提供了政策依据。过去，我们对企业的检查和处罚等信息，也都上传到了信用中国（宁夏）平台，但总体上突破不大、效果不明显，诚信惩戒的作用和威力还没有完全显现出来。精准实施信用监管，就是要进一步规范和完善失信约束和信用信息公示制度，对市场主体按照信用状况和信用等级实施差异化监管措施，对守信者实施信用激励，对失信者加大联合惩戒，倒逼企业自觉、主动地把主体责任落实到位。今年重点要完成"两品一械"生产经营信用分级分类管理办法的制定，落实好修订后的"黑名单"信息共享和联合惩戒办法，力争实现"处罚到人"案件"零的突破"。

六要精准实施阳光监管，着力凝聚监管合力。要深入推进"阳光药店"工程建设，确保90%纳入、60%达标。要继续深化"放管服"改革，实行"阳光审批"，推进高频事项跨省通办、全程网办、一网通办，进一步优化营商环境。要认真做好监管制度的清理和"废改立释"工作，修订完善事权划分规定和权责清单，切实解决基层审批与监管衔接不畅问题，让权力在阳光下运行。要抓好"两法两条例"等法律法规、标准规范、制度政策的宣传、解读和普及，结合2个全覆盖培训，扩大参与面，力争在全国"两条例"知识竞赛中取得更好成绩。要继续打造"药安早知道"宣传品牌，结合全域创建"食品药品安全区"，围绕重点工作，强化主动公开，加强舆情监测，不断增强新闻舆论工作的传播力、引导力、影响力、公信力，着力构建人人参与、人人尽责、人人共享的更高水平社会共治格局。

必须强调，这"六个精准"既是今年工作的重点，也是年底考核的重点。能不能迈好第一步、见到新气象，就要在这"六个精准"上求突破、见真章。各分管领导、各处室、各单位要对号入座，强化整体设计，抓好总体统筹；各市县局要结合实际，创新推进，既要抓好落实，又要抓出特色，只要有成效、有亮点，就可以通报表扬、大会交流。

四、扎实推进全面从严治党，为推动药监事业高质量发展提供坚强保证

党的领导是做好药品监管工作、推进药监事业发展的根本保证。各级监管部门要深入学习贯彻习近平总书记重要讲话和中纪委、自治区纪委全会精神，牢牢把握正确政治方向，严格落实党要管党、全面从严治党的政治责任，一体推进不敢腐、不能腐、不想腐，一体防范质量风险、廉政风险、舆情风险，切实为药品监管事业高质量发展提供坚强保证。

要聚焦政治建设，持续提升各级党组织政治能力。始终把讲政治作为第一遵循、第一标准、第一要求，进一步提高政治站位，强化政治担当，增强政治定力，在增强"四个意识"、坚定"四个自信"、做到"两个维护"上重行重效。要深入学习贯彻习近平总书记视察宁夏重要讲话、关于药品监管重要指示批示精神，坚持用习近平新时代中国特色社会主义思想武装头脑、指导实践、推动工作，让思想伟力在工作实践中充分释放，形成引领药品监管事业发展的磅礴力量。要不断提高政治判断力、政治领悟力、政治执行力，对标对表党的政治路线来确定工作思路、举措，努力在贯彻落实党中央和自治区党委、政府各项决策部署的"最后一公里"上跑出"加速度"。

要聚焦思想建设，持续提升党员干部党性意识。要按照党中央关于在全党开展党史学习教育的安排部署，坚持把不忘初心、牢记使命作为加强党的建设的永恒课题和党员干部终身课题常抓不懈，深入组织开展党史、新中国史、改革开放史、社会主义发展史教育，做到学史明理、学史增信、学史崇德、学史力行，学党史、悟思想、办实事、开新局。要扎实组织好庆祝建党100周年相关工作，加强社会主义核心价值观和意识形态教育，强化党员干部党性意识和党的意识，加强意识形态阵地建设和管理，激励党支部打造党建工作特色品牌。要进一步抓好政治理论学习，强化理想信念教育，持续推进传承红色基因教育，坚定不移走好新时代长征路。

要聚焦组织建设，持续提升党建工作水平。各级党组织在推进监管工作中要充分发挥党支部战斗堡垒作用和党员先锋模范作用，切实让党旗在执法监管第一线高高飘扬。要以党组织星级评定为抓手，强化党支部标准化规范化建设，落实"不进则退"要求，压实支部书记责任，持续深化"三强九严"工程。要坚持和规范重温入党誓词、入党志愿书以及党员过"政治生日"等政治仪式，探索"互联网+党建"工作模式，努力将党支部建设得更加坚强有力，实现党建与业务融合发展、齐头并进，推动"让党中央放心、让人民群众满意"模范机关等创建工作取得新成效。要加强干部队伍和人才队伍建设，努力打造一支政治坚定、业务精湛、作风务实、廉洁清正的专业化干部队伍。

要聚焦作风建设，持续提升党员干部精气神。各级监管部门要按照管行业必须管行风的要求，严格执行中央八项规定及其实施细则和自治区若干规定精神，深入抓好干部作风建设，引导干部敢于创新、求真务实、百折不挠，以一抓到底的狠劲、一以贯之的韧劲、一鼓作气的拼劲把各项工作落到实处。要持续整治形式主义、官僚主义，加强督查考评、跟踪问效，对下级请示、群众诉求推诿扯皮、不作为、慢作为、乱作为、假作为的，对重点工作落实不力、进度缓慢的，要点名通报、严肃问责，切实以作风攻坚推动工作落实落地。各级领导干部要以身作则、率先垂范，做良好风气的模范实践者、积极推动者，用好的作风营造良好氛围，提升全区药监干部精气神。

要聚焦纪律建设，持续提升权力运行规范化水平。要持续整治损害群众利益的突出问题，深入梳理排查监督检查、抽样检验、审评审批、技术查验、执法办案等环节以及组织人事、财务管理等方面权力运行中的风险，有针对性地加强对各环节、各岗位的纪律教育和廉政监督，用身边发生的事、近年来查办的腐败案件等典型案例开展警示教育，切实让各级党员干部知敬畏、存戒惧、守底线，让纪律约束始终伴随权力运行全过程。要完善机关内部及直属单位管理措施，对市县局的中央专项资金使用情况开展绩效评价，加强内部审计、内部巡察，用好内控体系建设成果，完善机关纪委管理机制，加强纪检监督，突出政治监督，做实日常监督，强化专项监督，推动全区药品监管工作规范有序，依法监管水平不断提升。

同志们，奋进新时代、启航新征程，需要我们高扬理想的风帆、荡起奋发的双桨，沿着总书记、党中央指引的方向坚定前行；迈好第一步、见到新气象，需要我们仰望星空有梦想、脚踏实地有担当，聚焦人民群众所盼所愿的问题精准攻坚。让我们更加紧密地团结在以习近平同志为核心的党中央周围，不忘初心、牢记使命，锐意进取、接续奋斗，不断谱写新发展阶段药品监管工作新篇章，以优异成绩庆祝伟大的中国共产党成立100周年！

坚持稳中求进总基调　牢记初心使命显担当努力为党的二十大召开营造良好药品安全环境

——在2022年全区药品监管暨党风廉政建设
工作会议上的工作报告

王生礼

（2022年2月22日）

经请示自治区人民政府同意，今天召开2022年全区药品监管暨党风廉政建设工作会议。刚才，耀松书记、银虎副组长对去年以来全区药品监管工作和党风廉政建设工作给予了充分肯定，并就做好今年工作提出了明确要求，我们要深入学习领会，全面抓好贯彻落实。下面，我再讲几点意见。

一、深入实施"六个精准"监管，我区药品监管工作在建党百年之际实现了"十四五"时期高质量发展的良好开局

2021年是中国共产党成立100周年。一年来，全区各级药品监管部门坚持以习近平新时代中国特色社会主义思想为指导，深入学习贯彻习近平总书记视察宁夏重要讲话和关于药品安全重要指示批示精神，深入开展党史学习教育，紧紧围绕先行区建设大局，按照全域创建食品药品安全区总体部署和国家药监局有关工作要求，统筹推进常态化疫情防控和"六个精准"监管，着力在学史明理、学史增信、学史崇德、学史力行中坚定理想信念，强化责任担当，奋力开拓前进，用心用情用力书写了我区药品监管事业高质量发展新篇章。

一是精准实施依法监管，有力推动了企业知责尽责。局党组提出，要依法抓好企业关键人员的全覆盖培训，依法督促企业抓好企业员工的全覆盖培训，督促企业关键岗位人员知责明责、守责担责。一年来，按照区局印发的《关于推动药品监管领域企业质量安全主体责任落实工作的指导意见》，各处室、各单位和各市县局先后完成企业关键岗位人员培训13033人次，督促指导全区

87.8%的"两品一械"生产经营企业共建立主体责任清单、质量安全风险防范清单8864份,基本达到了让企业知道主体责任是什么、要干什么、怎么干的目的。同时,自治区本级组织对直管企业依法实施了全覆盖监督检查,并成立5个调研组深入各市县城乡结合部、偏远乡镇和农村115家涉药单位进行了飞行检查,现场录像、视频通报,固原市等有关市县局针对反馈情况狠抓整改,取得了积极成效。结合疫情联防联控,区局开辟"绿色通道",快速备案2款应用传统工艺配制的中药制剂,指导各市县局持续加强关键药品销售监测和核酸检测试剂、医用口罩等重点产品监管,并部署开展了新冠病毒疫苗流通环节专项检查,对各级疾控机构和疫苗接种点每季度检查1轮,有效服务了全区疫情防控大局。中卫市局针对零售药店药品销售监测工作中出现的问题,及时整改、专题报告,体现了严谨高效的务实作风。

二是精准实施从严监管,有力打击了违法违规行为。坚持人民至上,聚焦"两品一械"领域损害群众利益突出问题,组织对放射性药品、医疗机构制剂、药物临床试验机构进行了专项检查,部署开展了中药饮片、集中带量采购中选药品、网络销售"两品一械"、高风险医疗器械、儿童化妆品等领域突出问题专项治理。统筹分析研判质量抽检、监督检查、风险监测、投诉举报、舆情动态等各类信息,不断扩大违法案件线索来源,重点加强对群众投诉举报线索的核查处置。全区先后组织查处"两品一械"一般程序行政处罚案件462起,简易程序案件395件,罚没款1342.31万元,案件数量较上年增长了36%,向公安机关移送涉刑案件9起,有力打击了违法犯罪。筛选典型案例参加全区食品药品安全"以案说法"大会宣讲,我区2个行政处罚案例入围全国药械网络销售典型案例。中卫市局、中宁县局强化与公安部门行刑衔接,查办多起涉刑假药案件;平罗县局综合运用交叉执法、包片执法、随机抽查、警示约谈等形式,切实加大了案件查办力度。

三是精准实施智慧监管,有力提升了执法监管效能。在全国6个试点省区中率先完成药品智慧监管一体化平台试点任务,进一步完善宁夏药品智慧监管平台功能,实现了同自治区"互联网+监管"平台、免疫规划综合信息平台、药检院LIMS系统的数据互联互通,行政审批模块已录入监管对象12016家,日常监管模块已录入检查信息17944条,检验检测模块录入率已达100%,金凤区分局、永宁县局、大武口区分局、惠农区分局、利通区分局、红寺堡区分局、盐池县局、固原市局、西吉县局、泾源县局、彭阳县局、海原县局等12家单位案件查办信息录入率达到了100%。深入推进"阳光药店"工程建设，提前1年完成3600台温湿度监测终端设备购置和安装调试，全区已有4064家零售药店在"阳光药店"信息系统注册账号并上报数据，占零售药店总数的98.7%，其中3519家零售药店已被评定为"阳光药店"，评定率达到了84.9%，提前实现到2022年底"阳光药店"建成率达到80%的目标要求。同时，根据"阳光药店"系统数据提示，及时制发《案件线索移交函》，智慧监管功能已经开始发挥作用。银川市局积极克服面广量大等实际困难，采取有力措施推进"阳光药店"工程建设，大武口区、利通区、原州区、沙坡头区、青铜峡市、中宁县、盐池县、彭阳县、海原县全面完成了"阳光药店"工程年度建设任务。

四是精准实施信用监管，有效强化了部门执法协作。经报请自治区人民政府同意，与自治区发改委联合印发《宁夏药品生产经营信用分级分类管理办法（试行）》，创新提出"记分制"信用监管模式，细化完善"守信、基本守信、失信、严重失信"4个信用等级的评定标准，有关做法引起人民网等央媒广泛关注，在2022年全国药监工作会议上受到焦红局长的点名表扬。同时，启动了药品信用监管信息化模块的研发升级，结合政府信息公开，在局门户网站及时主动公开监督抽检信息6期，行政许可信息33期，行政处罚案件信息6期，执法检查信息13期，在信用中国（宁夏）平台先后录入公示行政许可、行政处罚信息234条，修复行政处罚信息6条，有效发挥了褒奖诚信、惩戒失信的作用。主动联合自治区卫健委印发我区医疗机构药械使用质量管理规范；联合公安机关加强行刑衔接、执法联动；制定《宁夏重大药品违法案件督查督办办法》，联合自治区检察院开展了执法案卷评查；召开了疫苗管理厅际联席会议，有效增强了药品监管执法的工作合力。

五是精准实施专业监管，有效发挥了技术支撑作用。及时提请自治区人民政府办公厅印发我区《关于全面加强药品监管能力建设的实施意见》，推动成立自治区食品药品安全委员会，为监管事业高质量发展提供了有力保障。制定发布《宁夏药品安全及高质量发展"十四五"规划》。获批筹建枸杞国检中心（宁夏）。完成"两品一械"监督抽检2368批次。发布了中药饮片枸杞子（冻干）

地方标准，审评通过104个中药配方颗粒质量标准。完成化妆品检验检测能力扩项141项。推动上海华源药业（宁夏）沙赛制药有限公司盐酸帕洛诺司琼注射液通过仿制药一致性评价。深入推进自治区法治政府建设示范单位创建工作，认真落实行政执法"三项制度"，配发行政执法记录仪30部并制定了使用管理规范，修订制定了我区药品监督管理事权划分规定、中药配方颗粒管理细则、药品医疗器械化妆品行政处罚裁量基准及其适用规则等规范性文件；举办了全区药监系统学习贯彻习近平法治思想及信息宣传、应急管理、政务公开和"学党史、强党性、提能力"等各类培训班18期，培训各级监管执法人员、专业技术人员等1800余人次；组织开展了网络安全、消防安全等应急演练活动。石嘴山市局主动对接、积极协调，承办了区局与石嘴山市人民政府联合开展的疫苗药品突发事件Ⅳ级升Ⅲ级应急演练，进一步提升了各级监管干部的专业素质和能力。

六是精准实施阳光监管，有效构建了社会共治格局。深入贯彻深化"放管服"改革、优化营商环境部署要求，及时修订权责清单，公布年度重大行政决策事项目录清单，全面落实24项"证照分离"改革任务。依托药品智慧监管平台、宁夏政务服务网、"我的宁夏"政务APP等平台，进一步精简规范办事流程，推动"两品一械"各类许可、备案全面实现"网上办、掌上办、预约办"。自治区本级全年累计受理办结"两品一械"审批服务事项4206件，全程网办率达89.4%，为企业和群众实际节省2072个工作日。认真贯彻"六稳""六保"相关政策要求，减免企业药械产品注册费30.7万余元。围绕提升群众知晓率、参与率、满意度，及时举办新闻发布会，发布全域创建及案件查办、质量抽检、监督检查等各类信息。依托"药安早知道"宣传品牌，加强媒体合作，精心策划开展安全用药月、药品安全科技活动周、化妆品安全科普宣传周、医疗器械安全宣传周以及"政府开放日"、普法科普"五进"等宣传活动，推动我区药品安全群众满意度在公共服务质量监测中得80.19分，超过全域创建确定的75%的目标，化妆品安全科普宣传活动受到国家药监局通报表扬。

一年来，全区药品监管系统党的领导和党的建设全面加强，党风廉政建设和反腐败工作深入推进。党史学习教育扎实开展，区局党组确定的15个"我为群众办实事"项目全面落实，乡村振兴定点帮扶力度持续加大，"两个确立"深入人心,"两个维护"见行见效。银川市局药品科、自治区药检院马玲同志被评为全国先进。坚持公道正派选用干部,建立完善全面从严治党"三个清单",自觉接受驻厅纪检监察组监督,坚持每半年召开1次全面从严治党专题会议,有效压实"一岗双责"和支部主体责任。严格执行中央八项规定精神和自治区"八条禁令""十个严禁",坚决整治形式主义官僚主义、为基层减负,扎实开展违规吃喝隐形变异问题、巡视巡察反馈问题整改落实"回头看"、损害群众切身利益突出问题、工程建设政府采购等重点领域突出问题专项治理和党风廉政警示教育、酒驾警示教育、"以案示警"教育,严肃监督执纪问责,统筹推进模范机关、文明机关、无烟机关、节约型机关、健康促进机关等群众性精神文明创建工作,切实培塑了风清气正、团结和谐、积极向上的良好政治生态,为推动全区药品监管事业高质量发展提供了有力的政治保证。

总体上看,通过"六个精准"监管的深入实施,全域创建确定的15项涉药创建指标中有10项已经提前达标或稳中有进,特别是通过明确"四项关键性工作""十项重点建设任务",建立区局领导包抓重点工作机制,有力推动了18大项、28小项创建任务的全面展开,全区药品监管各项工作整体向前迈进了一大步。这些成绩的取得,是习近平新时代中国特色社会主义思想科学指引的结果,是自治区党委政府和国家药监局领导指导的结果,是各有关部门、社会各界及新闻媒体朋友鼎力支持、协同努力的结果,是全区各级药品监管干部特别是基层一线同志负重拼搏的结果。在此,我代表区局党组,向同志们表示衷心的感谢!

在肯定成绩的同时,我们也要清醒地看到,区局党组提出并实施"六个精准"监管,思路是对的、措施也是有力的,但受各方面因素影响,有些工作在处室之间、市县之间推进还不够平衡,个别任务完成的质量还不是很高,尚未实现预期目标。主要是:一是企业主责压得还不够紧实。尤其是"两个培训"中"依法督促企业抓好企业员工的全覆盖培训"落实情况不够理想,没有建立相应的统计评价机制;"两个清单"的建立没有达到100%的预期目标,一些单位在指导企业建立"两个清单"过程中越俎代庖,给监管对象提供"统一模板",把"指导"变成了"代办"甚至"包办"。二是从严监管还不够到位。案件查办线索来源单一的局面没有得到有效扭转,执法检查与稽查办案衔接不够紧密，群众投诉举报线索的立案查办率依然较低，个别市县局还有全年"零办案"的情况。三是智慧监管还不够高效。已建成投用的信息化模块在使用过程中各种"状况"频发，日常监管、稽查办案系统还存在全流程线上办案提取证据时无法实现当事人现场签字等问题，后续手工录入反而增加了基层负担，给推广应用造成了很大阻力。药品信息化追溯体系建设总体进度不够理想。四是信用监管还不够有力。仅仅完成了制度的制定，"处罚到人"的案例不多、联合惩戒的效果不明显。五是专业监管突破不大。职业化专业化检查员队伍建设推进困难多、难度大，稳定基层专业队伍、统筹使用专业力量的体制机制还不够健全完善。六是阳光监管的氛围还不够浓厚。"药安早知道"宣传品牌影响力有限，群众喜闻乐见的宣传形式还比较少，政策解读还不够深入和充分，审评审批事项全程网办率有待进一步提升。这些问题，需要引起高度重视，采取有力措施，坚决扫除影响我区药品监管事业高质量发展的"拦路虎""绊脚石"。

二、准确研判和把握发展面临的新形势新任务，深化精准监管理念，持续推动新时代药品监管事业再上新台阶

党的十九届六中全会审议通过《中共中央关于党的百年奋斗重大成就和历史经验的决议》，发出大力弘扬伟大建党精神，为实现第二个百年奋斗目标、实现中华民族伟大复兴的中国梦而不懈奋斗的伟大号召。中央和自治区党委经济工作会议、自治区两会、全国药品监管暨党风廉政建设工作会议深刻分析当前和今后一个时期发展面临的形势，提出了做好今年各项工作的总体要求和政策取向。我们一定要深入学习领会，进一步提高政治判断力、政治领悟力、政治执行力，准确理解和把握党中央重大决策部署精神，按照自治区党委政府及国家药监局的工作安排，紧密结合我区药品监管工作实际，立足新发展阶段、贯彻新发展理念、构建新发展格局，毫不动摇地坚持精准监管，毫不动摇地推进全域创建食品药品安全区，毫不动摇地开展药品安全专项整治行动，坚决守好不发生重大药械质量安全事件、不发生重大涉药负面舆情事件的底线，努力为党的二十大和自治区第十三次党代会的胜利召开创造良好的药品安全环境。

要清醒认识到，新冠肺炎疫情依然起伏不定，联防联控责任不容丝毫松懈。今年是疫情防控第三个年头了，但全球大流行仍处于发展阶段，病毒不断变异进一步增加了疫情的不确定性，国内、区内"外防输入、内防反弹"压力持续增大，疫情对我们的考验还远没有结束。尤其在常态化防控状态下，必须坚决克服各种盲目乐观、消极厌战情绪，做好打持久战、遭遇战的思想准备、物质准备、工作准备，严格落实关键品种药品销售监测和登记制度，切实加强疫苗、新冠病毒核酸检测试剂、防护服、医用口罩等涉疫药械产品质量安全监管，以行百里者半九十的坚韧慎终如始，全力服务保障好疫情防控大局。

要清醒认识到，稳字当头是一个标准很高的政治要求，确保药品安全形势稳定不容丝毫马虎。今年要召开党的二十大和自治区第十三次党代会，保持社会大局稳定的重要性不言而喻。药械产品是治病救命的特殊民生产品，社会关注度高、敏感性强，一旦发生质量安全问题，极易由一个单纯的专业技术问题演化为社会问题、政治问题。近年来，我们认真落实习近平总书记"四个最严"要求，严防严管严控质量安全风险，深入推进全域创建食品药品安全区，保持了稳中向好发展态势，我区连续多年没有发生重大药品安全事件。但越是这样，一些深层次问题就越容易被掩盖，比如农村地区、网络销售领域、低价中选的集采药械等等，这些领域的"雷"如果不能及时排除，就有可能引发"黑天鹅""灰犀牛"事件，对社会大局稳定造成冲击。国家药监局和市场监管总局决定在全国范围内开展为期一年的药品安全专项整治行动，主要目的就是为党的二十大胜利召开营造良好的药品安全环境。我们决不能因为目前的风平浪静就掉以轻心，决不能因为形势向好就麻痹大意，必须牢固树立底线思维、强化忧患意识，时刻绷紧质量安全这根弦，以一失万无的清醒确保万无一失。

要清醒认识到，全域创建食品药品安全区年内收官在即，完成创建目标任务不容丝毫懈怠。春节前，自治区组织对各市县创建工作进行了中期评估，既发现了各市县的好经验好做法，也发现了不少问题和不足。创建工作越到后期，任务越艰巨。如期完成创建工作各项目标任务，必须严格按照实施方案的部署要求，聚焦局党组明确的药品安全领域"四项关键性工作"和"十项重点建设任务"，进一步健全完善区局领导包抓重点工作机制，逐条逐项对表对标、查漏补缺、巩固提升，确保创建工作成色足、效果好、群众认可。需要强调的是，这项工作是自治区党委和政府作出的一项重大决策部署，也是先行区建设的重要内容。从今天会议上看，很多市、县局的主要负责同志都换了新面孔。希望新到任的"一把手"局长高度重视，尽快上手，切实把全域创建各项工作抓紧抓实抓好，决不能辜负组织的信任与重托。

基于这些考虑，春节前，区局安排由5位局领导带队，结合"两节"期间有关工作，深入各市县进行了督查调研，进一步明确了今年的工作思路和重点。做好今年全区药品监管工作，总体要求是：坚持以习近平新时代中国特色社会主义思想为指导，深入学习贯彻党的十九大和十九届历次全会精神，按照自治区党委政府和国家药监局部署要求，把党的政治建设摆在首位，大力弘扬伟大建党精神，坚持稳中求进工作总基调，落实"四个最严"要求，以全域创建"食品药品安全区"为抓手，以深入开展药品安全专项整治行动为载体，深化精准监管理念，统筹推进常态化疫情防控和药品监管各项工作，深入实施企业主体责任筑基、智慧监管增效、信用监管赋能、监管能力提升、制度和标准体系创新、宣传共治聚力"六项工程"，坚决守住"两品一械"质量安全和执法监管廉政安全"两条底线"，以优异成绩迎接党的二十大和自治区第十三次党代会胜利召开。关于今年全区药品监管整体工作，在区局印发的全年工作要点中已经进行了全面安排部署。在这里，我着重强调六个方面：

（一）要深入实施企业主责筑基工程，进一步夯实源头严防的工作基础。源清则流清，源浊则流浊。企业是产品的源头、市场的源头，也是质量安全的源头。只有企业把自己的主体责任落实好，才能从源头上把风险降下来、控制住。去年，我们围绕落实企业主体责任，狠抓"两个培训"的实施和"两个清单"的建立，目的就是要让企业知道主体责任是什么、要干什么、怎么干，产生了明显效果。但这种效果还只是初步的，必须绵绵用力，方能久久为功。今年，重点要在提升"两个培训"和"两个清单"质量上下功夫。一要有效推进"两个培训"覆盖到位。要逐个企业建立关键岗位人员名录，对照名录抓培训，确保监管部门对关键岗位人员的培训实现100%覆盖；对企业内部培训，也要建立统计评价机制，各处室、各单位和各市县局要按照"谁监管、谁负责"的要求督促企业建立员工名册，确保培训不漏一人、不漏一岗。要围绕提升培训质量和效果，重点建立并严格落实培训考核制度，确保培训对象法规知识考核抽查率和合格率达到98%以上。同时，要积极探索建立以各级监管干部为主体的培训师资库，针对不同企业科学设置培训内容，提高培训对象的学习积极性、主动性。二要有效推进"两个清单"真实管用。全域创建工作要求生产经营者履行主体责任自查报告率达到95%以上。建立"两个清单"是落实自查报告制度的重要基础和具体内容，也是对"两个培训"质量和效果的直接检验，目的是要让企业通过对法律法规、规范标准的学习，建立完善全生命周期的质量管理体系，真正把自己的责任、企业的风险时刻扛在肩上、记在心上、抓在手上。所以，建立"两个清单"，关键是要让企业"自己动手"去梳理、去建立，各级监管部门要加强指导和监督，但不能越俎代庖、代办包办，开展常规检查时，也要有意识对企业"两个清单"建立情况进行检查，推动企业及其从业人员不断增强法治意识、责任意识、诚信意识、风险意识、自律意识。三要有效推进"公诺"活动形成常态。区局年内将择机举办"两品一械"生产经营企业"集中公诺活动"。各处室、各单位、各市县局要把公诺活动作为开展"两个培训"开班式或结业式的重要内容常态化推进，并做好"集中公诺活动"相关基础工作。要通过坚持不懈地开展公诺活动，进一步强化企业主体责任意识，规范内部管理，健全质量控制体系，从源头上有效防控质量安全风险。

（二）要深入实施智慧监管增效工程，进一步提升过程严管的效率效能。信息化是监管效能的倍增器，是实现监管现代化的动力源。要按照国家和自治区关于"数字政府"建设的有关规划和部署要求，依托宁夏药品智慧监管平台，把推广应用摆在首位，进一步完善功能、畅通连接，着力提升监管信息化、智能化水平。一要在提高现场使用率上下功夫。要认真研究解决好智慧监管平台系统在现场使用中出现的各种"闹心"技术问题，优化使用体验，推动各级监管干部真正把宁夏药品智慧监管平台作为开展常规检查、监督抽检、稽查执法等公务活动的首选工具，像用微信、支付宝一样把智慧监管平台中的各个系统用起来，切实在使用中不断优化性能、积累数据，在优化中不断提高使用率、便捷性。年内，智慧监管平台的11个子系统中，稽查执法数据、常规监管数据、许可备案数据、监督抽样数据的现场即时录入率要分别达到70%、80%、90%、100%。这4个指标要纳入年度考核。药品安全技术查验中心要对技术问题负总责，区局各处室、单位要在使用上走在前、做表率，各市县局局长、分管副局长要亲自抓、带头用，切实推动提升全区"互联网+药品监管"应用服务水平迈上一个新台阶。二要在完善药品信息化追溯体系上下功夫。这是全域创建确定的一项重要任务,要根据《国家药监局关于药品信息化追溯体系建设的指导意见》(国药监药管〔2018〕35号)和《药品追溯法规与标准规范》等相关文件和技术标准要求,从生产环节入手,健全完善地产药品特别是高风险品种档案,推动与国家药品追溯协同平台及监管系统连通对接,与区内各药品批发及零售连锁企业内部计算机系统实现数据交换,在初步实现疫苗、地产药品、特殊管理药品"区内全程可追溯"的基础上,逐步实现"一物一码、物码同追",推动形成信息化监管闭环。三要在拓展"阳光药店"功能和影响上下功夫。去年,各市县局在推进"阳光药店"工程上下了很大功夫,提前1年实现了全域创建确定的目标。今年,重点要抓好"阳光药店"信息系统企业端、监管端的使用和公众端的推广。目前,零售药店注册率已经达到了98.7%,但执业药师打卡率只有41%,有1072家药店执业药师打卡率为零。年内,要进一步完善系统功能,推动升级、改造、扩容,确保温湿度监测系统使用率达到100%,执业药师打卡率达到80%以上。要加强对"阳光药店"的常态化监管,推动监管端和企业端的现场应用,对执业药师长期不打卡、温湿度监测系统运行异常的零售药店,属地监管部门要加大现场检查指导力度,避免通过评定后降低标准,出现滑坡现象,切实发挥好信息化优势,提升工作效率。要结合各类宣传、培训活动,大力加强对"阳光药店"小程序的推介,不断提高公众知晓率、使用率,真正让"阳光药店"成为药品流通环节监管者的抓手、经营者的助手、消费者的帮手,形成特色品牌、打造宁夏模式。

(三)要深入实施信用监管赋能工程,进一步强化违法严惩的警示震慑。信用是现代社会的基石和灵魂。推进实施信用分级分类管理,是深化"放管服"改革、优化营商环境的重要举措,是构建以信用为基础的新型监管机制的重要内容,是提升"两品一械"监管效能的迫切需要,是国家市场监管总局、全国市场监管系统今年重中之重的创新举措之一,对于优化监管资源配置,营造诚实守信、公平竞争的市场环境具有重要作用。去年,区局联合自治区发改委印发了管理办法,走在了全国药监系统的前列。但推动办法落实落地、真正让信用赋能监管还有很长的路要走,决不能虎头蛇尾、半途而废。一要扎实抓好信用信息档案建设。要尽快完成信用监管信息化模块的开发建设,将日常检查信息同信用评价记分同步关联起来,及时组织对各级监管人员进行专题培训,进一步明确记分标准、程序，推动相关基础数据及时录入。年内，要确保对各类监管对象进行信用评价记分和信用等级评定的覆盖率达到95%以上，其中通过信用监管信息化系统实现自动赋分和等级评定的比例要达到60%以上，为实施差异化监管措施奠定基础。二要扎实抓好药品安全专项整治。要坚决贯彻国家药监局总体部署，按照"覆盖药品、医疗器械、化妆品全部监管对象，覆盖线上线下全领域、各环节"的"两个全覆盖"要求，加大对各类风险隐患的排查化解，通过关联监督抽检、常规检查、不良反应监测等监管信息，及时敏锐发现趋向性、普遍性安全隐患问题，精准施策、标本兼治，重拳出击、务求实效，集中力量严惩重处一批违法违规案件，尤其对触碰信用监管红线的，要在相关法律文书中明确作出从业限制等诚信惩戒的行政处罚决定，切实形成有力的执法震慑。这项工作，国家药监局2月11日专门开会进行安排部署，区局也已召开了动员部署会议，近期将下发整治方案，各市县局要高度重视，精心组织实施，确保专项整治在宁夏取得扎扎实实的成效。三要扎实抓好案件查办。要结合药品安全专项整治行动，高度重视、认真对待群众投诉举报信息，落实举报奖励政策，不断扩大案件线索来源，切实解决好"两品一械"领域损害群众利益的突出问题。要进一步建立健全日常检查与稽查办案的衔接机制，对常规检查发现问题的立案率要提出明确比例要求。年内，全区一般程序违法案件查办数量要较去年增长10%以上。

（四）要深入实施监管能力提升工程，进一步发挥专业严谨的技术优势。要以自治区出台全面加强药品监管能力建设的实施意见为契机，纵深推进18条政策措施落地见效。一要集中抓好枸杞国检中心（宁夏）建设。要对标B级国检中心标准，成立工作专班，明确细化建设任务，规范建设管理，全面完成年度建设任务，为迎接国家验收作好充分准备，进一步提升检验检测机构、药品监管部门服务保障枸杞等"九大重点产业"发展的能力。二要突出抓好重点实验室建设。要以宁夏药物创制与仿制药研究重点实验室为依托，完成至少1个品种的仿制药一致性评价注册检验，有效发挥帮扶企业的技术支撑作用。要以中药质量控制重点实验室为依托，切实加强道地药材相关研究，着力提升重点实验室建设和管理水平。要加强院校合作，积极对接并推动在自治区药检院建立沈阳药科大学研究生实训基地，不断为专业队伍发展注入新活力。三要持续抓好检验检测能力建设。要继续组织快检人员全面系统学习和掌握药品外观勘验、中药饮片农残与重金属超标、化妆品非法添加等快检分析技术，有效提升快检技术人员业务水平。要全面高质量完成国家下达和自治区本级安排的监督抽检任务，完成化妆品9个检验方法扩项认证工作，推动实验室信息化管理系统（LIMS）与国家药审中心平台实现注册检验数据对接和上传，进一步提高检验检测服务执法监管的能力。四要扎实抓好技术审评和风险监测能力建设。要顺应职业化专业化药品检查员队伍建设要求，从现有企业中遴选确定2家药品检查员实训基地，着力提升各级检查员业务实操能力。要加快推进药品审评查验和不良反应监测分析平台建设，抓好《药物警戒质量管理规范》的培训，强化持有人主体责任，扩充"两品一械"风险监测专家队伍，加强监测人员培训，强化严重不良反应监测数据分析利用，提高监测报告质量，促进监测评价与检查抽检等其他监管手段的有效互动，有效发挥监测预警作用。

（五）要深入实施监管制度创新工程，进一步涵养规范严格的监管生态。法治是保障药品安全最有力的武器，也是促进医药产业发展最好的营商环境。各级监管部门、监管干部要深入学习习近平法治思想，牢固树立法治思维，增强法治意识，提高法治能力，不断提高监管执法规范化水平。一要进一步完善符合宁夏实际的"两品一械"监管制度体系。要紧盯国家层面《药品管理法实施条例》《药品经营和使用质量监督管理办法》《药品网络销售监督管理办法》以及医疗器械生产、经营监督管理办法等法规规章的修订情况，加强对我区有关情况的调查研究，及时启动我区《药品流通监督管理办法》《药品检查管理办法实施细则》《药品监管风险分级管理办法》等地方性法规规章和配套制度的制定、修订工作，不断构建完善从宏观到微观、覆盖"两品一械"全生命周期，系统完备、运行有效、科学规范的监管制度体系，切实发挥法治固根本、稳预期、利长远的保障作用。二要进一步完善具有宁夏特色的"两品一械"地方标准体系。要围绕"先行区建设所需、药品监管部门所能"，紧盯自治区"九大重点产业""十大工程项目"和"四大提升行动"，进一步完善中药饮片炮制规范，推进制定更多中药配方颗粒质量标准并力争部分地方标准上升为国家标准。要加强对有关企业开展仿制药质量和疗效一致性评价的技术服务和管理，扎实推进区内第二类医疗器械生产企业唯一标识试点工作，深化医药、医疗、医保管理过程中唯一标识的关联应用，努力以试点创新提升我区"两品一械"监管工作在全国层面的影响力。三要进一步完善展现药监形象的"两品一械"执法规范体系。要扎实抓好自治区法治政府建设示范单位创建工作，严格落实行政执法"三项制度"，制定出台我区药品领域《行政处罚程序实施办法》和《普通化妆品备案检查工作规程》，完善医疗器械风险会商机制，进一步规范各类具体行政行为和各级监管干部的执法行为。近期，全系统执法服装将很快配备到位，各级监管部门要加强管理，督促各级监管人员规范着装、文明执法，切实树立和维护药品监管干部的良好形象。

（六）要深入实施宣传共治聚力工程，进一步打造高效严密的阳光政务。根据自治区市场监管厅发布的《宁夏回族自治区全域创建食品药品安全区评价验收细则》地方标准，"当地群众食品药品安全满意度未达到75%以上"是2个否决项之一。提高群众满意度，抓宣传引导和抓工作落实同等重要。去年区局召开飞行检查发现问题反馈通报会后，各市县局结合安全用药月活动，普遍加大了宣传工作力度，取得了积极成效，今年要继续保持力度不减、温度不降，严格落实意识形态工作责任制各项要求，努力为创建收官营造良好的社会舆论氛围。一要继续在社会宣传上发力。要学习借鉴文明城市、卫生城市创建的有效做法，充分利用村居卫生室、社区橱窗、药店商铺门头牌匾、公交站牌、户外电子屏、路灯广告牌、夜间霓虹灯等各类宣传载体，采取刷标语、挂条幅、贴画报、建主题宣传街区广场等各种方式，把"全域创建食品药品安全区"的主题内容布满城镇的大街小巷、乡村的角角落落，不断提高创建宣传覆盖面、曝光率。二要继续在媒体宣传上发力。要积极争取各级宣传部门的工作支持，协调市县融媒体中心、电视台、日报晚报社等媒体机构，通过开辟专栏、专刊、专版等方式，切实加大对创建工作、创建成效的采访、宣传、报道，动员各级监管干部、企业负责人和群众代表走进直播间，讲好创建故事，引导更多群众感受创建变化，增强获得感、幸福感、安全感。尤其要注重加强同新华网、人民网等中央媒体和中国医药报、食品药品监管杂志社等行业媒体的宣传合作，扩大传播面、提高影响力。三要继续在品牌宣传上发力。要以做大做强"药安早知道"宣传品牌为重点，推动构建药品监管政务新媒体矩阵，及时主动转载刊发各市县创建工作动态和亮点，努力把区局"药安早知道"微信公众号打造成发布药监动态、解读药监政策的"第一频道"。各市县局要高度重视对本级"四套班子"和党政机关干部的信息宣传,发挥好食品安全委员会办公室的作用,推动创建工作、药监工作在各级党政机关和党员干部中形成共识、凝聚合力。四要继续在活动宣传上发力。要借助安全用药月、药品科技活动周、化妆品安全科普宣传周、医疗器械安全宣传周等全国统一开展的集中宣传活动,精心策划组织、强化宣传效果。同时,要适时开展记者走基层、媒体看药安、以案说法、广场文艺演出等活动,切实增强药品安全普法科普宣传的影响力、吸引力。五要继续在政务宣传上发力。要持续深化"放管服"改革,编制药品监管部门行政许可事项清单,进一步优化许可备案程序,提高全程网办、一网通办等政务服务水平,切实让企业和群众通过窗口办事体验到药监部门的优质服务,通过口口相传,增强宣传的亲和力、群众的满意度。

必须强调,这六项工程,是对"六个精准"监管的细化延续和深化拓展,各处室、各单位、各市县局要一以贯之,持之以恒,针对去年工作推进过程中出现的新情况、新问题,进一步创新举措、完善提高,不达目的不罢休、不见成效不收兵。

三、深入推进党建和党风廉政建设,切实为推动新时代药品监管事业高质量发展涵养风清气正的政治生态

加强党的领导和党的建设是我们想干事、能干事、干成事、不出事的根本保证。刚才,银虎同志传达了习近平总书记重要讲话和中纪委、自治区纪委六次全会精神,就深入推进药品监管系统全面从严治党工作提出了明确要求。我们要深入学习贯彻习近平总书记重要讲话精神,把落实全面从严治党主体责任和推进药品监管工作紧密结合起来,坚持不敢腐、不能腐、不想腐一体推进,惩治震慑、制度约束、提高觉悟一体发力,着力培育涵养清清爽爽、干干净净的药品监管政治生态。

一要始终保持"忠"的风骨。对党忠诚、对国家忠诚、对人民忠诚、对事业忠诚是共产党人首要的政治品质。唯有忠诚,方能坚定。党的十九届六中全会作出"两个确立"的重大政治论断,是深刻总结党的百年奋斗、深刻总结党的十八大以来伟大实践得出的重大历史结论,是党的十八大以来最重要的政治

成果。保持"忠"的风骨，首先要深刻领悟党确立习近平同志党中央的核心、全党的核心地位，确立习近平新时代中国特色社会主义思想的指导地位，对于新时代党和国家事业发展、对于推进中华民族伟大复兴历史进程具有的决定性意义，不断增强"四个意识"、坚定"四个自信"，坚定不移把"两个确立"转化为坚决做到"两个维护"的思想自觉、政治自觉、行动自觉，转化为对习近平新时代中国特色社会主义思想的坚贞信仰、对中国特色社会主义的坚定信念、对中华民族伟大复兴的坚强信心，切实把习近平总书记的重要讲话、重要指示批示精神和党中央决策部署贯彻落实到药品监管工作的全过程、各方面、各环节，确保药品监管事业始终沿着总书记指引的方向开拓前进。各级监管部门、监管干部尤其是党员领导干部，要带头弘扬伟大建党精神，加强意识形态工作，推进政治机关建设，持之以恒学懂弄通做实党的创新理论，巩固拓展党史学习教育成果，不断增强从政治上把握和推动药品监管工作的能力，坚持以政治方向引领业务方向、以业务成绩彰显政治效果，不忘初心、牢记使命，始终做药品安全的矢志捍卫者、人民健康的忠诚守护者，努力在建设美丽新宁夏、共圆伟大中国梦的火热实践中忠诚为党分忧，忠心为国奉献，忠实为民服务。

二要始终保持"廉"的本色。习近平总书记讲，为政清廉才能取信于民，秉公用权才能赢得人心。清正廉洁，是融入中国共产党人血脉之中的不变本色，也是中国共产党人代代传承的红色基因。药品监管工作专业性强，各级监管干部被围猎的风险也比较高。要始终把纪律规矩挺在前面，时刻牢记党纪政纪法纪，常修为政之德，常思贪欲之害，常怀律己之心，自觉抵制拜金主义、享乐主义、个人主义等不良思想的侵蚀，始终做到不为私欲所扰、不为名利所累、不为物欲所惑。要加强廉政警示教育。用好近年来自治区和全国药监系统查处的反面典型案例，以案示警、以案明纪，促进各级监管干部知敬畏、存戒惧、守底线，牢固树立正确的权力观、利益观、政绩观，老老实实做人，踏踏实实干事。要压实党风廉政责任。各级党员领导干部尤其是各位"一把手"局长要自觉扛起党风廉政建设第一责任，坚持严的主基调，从严要求自己、从严管好干部、从严压实班子成员"一岗双责"，始终做到从严执法、从严执纪两手抓、两手硬。尤其对年轻干部、新入职干部、新提拔干部，要切实加强教育管理监督，引导他们始终对党忠诚老实，坚定理想信念，牢记初心使命，正确对待权力，时刻自重自省,严守纪法规矩,不断为新时代药品监管事业高质量发展培养储备更为充足、可靠的新生力量、接续力量。要自觉接受廉政监督。深入学习贯彻落实《中国共产党纪律检查委员会工作条例》,统筹发挥派驻纪检监察组、机关纪委、支部纪检委员等监督执纪人力资源,强化对关键岗位、关键环节的廉政风险排查防治,及时采取有效措施警醒警示、纠偏纠错。

要始终保持"实"的追求。习近平总书记讲,实事求是,是马克思主义的根本观点,是中国共产党人认识世界、改造世界的根本要求,是我们党的基本思想方法、工作方法、领导方法。推动药品监管事业高质量发展,必须始终坚持实事求是、求真务实的价值追求和作风导向,自觉做到严以修身、严以用权、严于律己,谋事要实、创业要实、做人要实。要把作风抓实,严格执行中央八项规定精神和自治区"八条禁令""十个严禁",持之以恒纠治"四风"尤其是形式主义、官僚主义突出问题,严防违规吃喝隐形变异问题和文山会海反弹回潮,教育引导各级监管干部切实把心思用在抓好工作上、把精力放在狠抓落实上,扎扎实实推动药品监管事业改革发展迈出坚实步伐。要把堡垒筑实,深入推进"三强九严"工程,认真落实民主集中制、组织生活会、民主评议党员、主题党日、"三会一课"等基本制度,继续巩固文明机关、无烟机关创建成果,扎实开展"喜迎党代会、献礼二十大——争做先行区建设的先行者"主题实践活动,深化"传承党的百年光辉史基因、铸牢中华民族共同体意识"教育,有效发挥党支部在创建模范机关等工作中的战斗堡垒作用,切实以实干展现新作为、靠实干交出新答卷。要把实事办实,巩固拓展"我为群众办实事"实践活动成果,常态化开展"服务进园区、监管有温度"、机关干部下基层、结对帮扶共建等活动,加大乡村振兴驻村帮扶力度,不断健全完善药品监管部门密切联系群众、真心帮助企业的长效机制,教育引导各级党员干部在解决群众急难愁盼问题中坚定人民立场、厚植为民情怀、始终为民服务。

要始终保持"干"的劲头。习近平总书记讲,道路不可能一帆风顺,蓝图不可能一蹴而就,梦想不可能一夜成真。唯有实干,才能取信于民;唯有实干,才能自强自立;唯有实干,才能梦想成真。要树导向、激励干。加强对先进模范的宣传,挖掘榜样故事、树立身边典型,塑造优秀药监干部兢兢业业、担当作为的正面形象,带动各级监管干部学榜样、争上游。要重关爱、加油干。扎实推进职业化专业化药品检查员队伍建设，加强业务能力培训，细化落实关心关爱干部各项措施，用足用活用好人才工作政策，结合枸杞国检中心（宁夏）建设等工作，积极争取有关部门支持，从岗位设置、职称评聘、薪资待遇等方面入手，更好保障监管人员权益、体现技术人才价值，切实为想干的人"鼓足劲"，为敢干的人"加满油"，为能干的人"把稳舵"。今年，区局将联合财政厅出台基层药品监管能力建设标准等政策指导文件，各市县局要结合自身实际和监管任务需要，合理配备专业监管力量，保持监管队伍相对稳定，配齐配强与监管事权相适应的专业监管人员、经费和设备，不断夯实基层基础。要抓考核、鼓劲干。围绕"六项工程"设置考核指标，简化优化考核程序，提高考核针对性、实效性，有效发挥"指挥棒"作用，不断激发各级监管部门、监管干部干事创业的内生动力。

同志们，征途漫漫，惟有奋斗。我们要更加紧密地团结在以习近平同志为核心的党中央周围，牢记初心使命、奋力担当作为，埋头苦干、勇毅前行，不断开创我区药品监管工作新局面，以优异成绩迎接党的二十大和自治区第十三次党代会胜利召开。